정신역학의 기초

방법과 활용

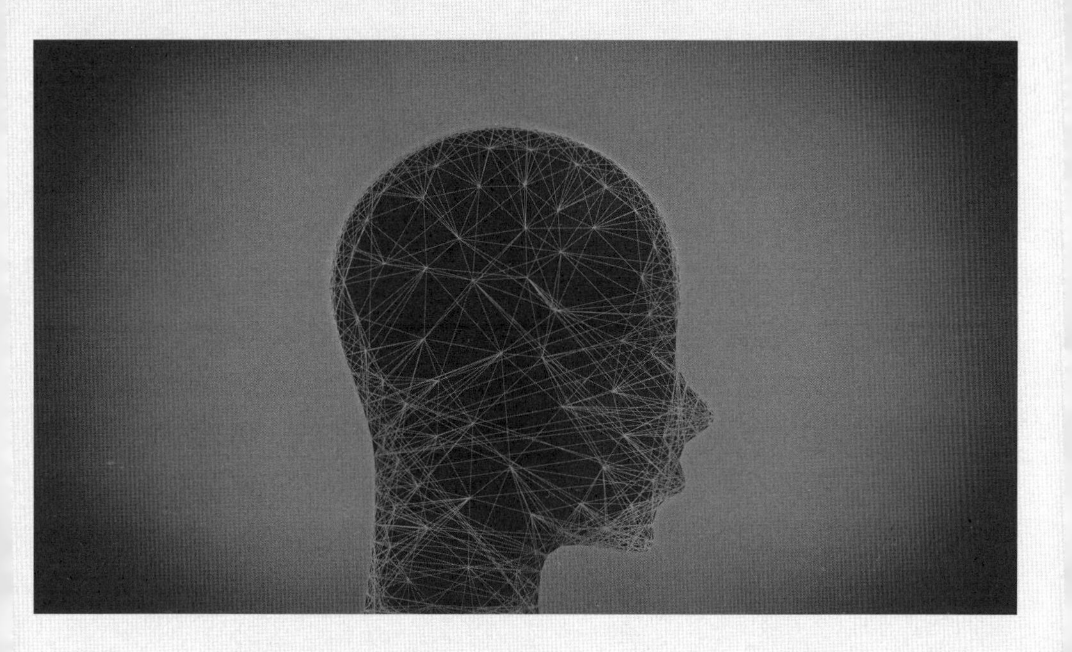

정신역학의 기초

방법과 활용

정선재 지음

An Introduction to Quantifying Mental Health: Psychiatric Epidemiology

한울
아카데미

차례

2부 • 정신역학의 발전

추천사

정신질환의 예방과 관리는 중요한 보건 문제이자 사회 문제이다. 주요 선진국에서는 성인 다섯 명 중 한 명 이상이 정신건강 문제를 경험하며, 그 규모는 날로 커지고 있다. 특히 한국은 매우 높은 자살률을 기록하고 있으며, 빠르게 증가하는 고령인구의 정신건강 문제, 미래 사회의 주역인 청소년의 정신건강 문제들에 대해 적절히 대처하지 못하고 있다.

정신역학은 정신건강 문제 해결의 첫 단계라고 할 수 있다. 이는 정신질환의 분포와 결정 요인을 이해하는 유일한 방법이며, 효과적인 자원 배분과 정책 수립에 필수적인 근거 자료를 제공한다. 정신질환의 고위험군을 찾고 맞춤형 중재 방법을 개발하고 평가하는 데에도 필요하다. 그럼에도, 정신건강 상태를 평가하고 정신질환 발생을 측정하는 것이 매우 어렵다는 내재적인 특성에 더하여, 정신건강에 대한 정보를 매우 철저히 보호해야 한다는 사회적 인식 때문에 정신역학 연구는 매우 제한되어 왔다.

정선재 교수가 집필한 이 『정신역학의 기초』는 한국의 정신역학 연구를 활성화하고 발전시키는 중요한 촉매제가 될 것이다. 이 책은 정신역학 연구자에게는 필독서일 뿐 아니라, 정신건강 문제를 다루는 모든 분야의 전문가들에게 중요한 참고서가 될 것이다. 또한 다른 만성질환의 역학 연구를 수행하는 연구자들에게도 권할 만큼 내용이 충실하다.

정신질환의 자연사적 특징과 한국의 사회문화적 특수성을 고려하면서, 정신건강 문제를 연구하는 데 필요한 역학적 연구 방법론을 깊게 다루었다. 정신건강 상태와 정신질환의 발생 및 진행을 측정하는 것이 왜 복잡하고 어려운 과정인지 설명하고, 이를 극복하기 위한 전략들을 소개하였다. 특히 이 책은 연구 설계부터 데이터 수집, 처리, 분석 및 해석에 이르는 역학 연구의 전 과정을 저자의 실제 경험과 사례를 통해 명료하게 설명하고 있어, 다른 연구자들에게 매우 실질적인 도움을 줄 것이다. 이는 정 교수가 그동안 서울대학교, 연세대학교, 하버드대학교에서 쌓은 깊은 학문적 지식과 실무 경험 그리고 국제적인 연구 네트워크가 있었기 때문에 가능했을 것이다.

정선재 교수는 정신역학 분야에서 국내는 물론 국제적으로도 인정받는 연구자이다. 회복탄력성 연구, 정신질환과 신체적 질환의 관계, 생물학적 요인과 사회환경적 요인의 상호작용, 코로나19 팬데믹이 가져온 새로운 정신보건 이슈 등에서 독보적인 연구 성과를 보였다. 그뿐만 아니라 정 교수는 동료 연구자들과의 지식 공유에 대한 남다른 열정을 가지고 있다. 후학과 동료들에게 자신의 지식과 경험을 아낌없이 전달하고 싶은 바람 때문에 이 책을 썼을 것이다. 책을 쓰는 동안 얼마나 힘들었을지 가늠하기 어렵지만, 정선재 교수의 노력과 헌신에 깊은 감사와 존경을 표한다.

김현창

연세대학교 의과대학 예방의학교실 교수

《Epidemiology and Health》 편집장

추천사

쉼 없이 달려온 우리 사회 곳곳에 위기가 감지된다. 그중 하나는 정신건강의 문제이다. 넘어지지 않고 나아가려면 이젠 마음도 챙겨야 한다.

마음의 창을 보는 데에는 한 사람의 개인사를 깊이 있게 보는 시각과 함께 사회를 빅 데이터를 통해 이해하는 관점이 요구된다. 그 중요한 방법론이 '정신역학'이다.

고도산업사회의 문제를 우리보다 일찍 겪은 나라들은 정신역학 연구를 통해 사회가 나아갈 희망의 근거를 발견해 왔다. 정책의 결정의 뿌리가 근거가 되어야 한다. 우리도 이제 제대로 하려면 정신역학적 연구는 두 발로 걸어가는 사회를 위한 한쪽 축으로 자리매김되어야 한다.

방향은 그렇다고 치고 그럼 누가 할까? 지속 가능한 발전을 누가 이끌어갈 수 있을까? 이런 의문이 생길 무렵 정선재 교수는 이 분야 사람들에게 '선물'처럼 왔다. 오늘은 그가 이 책으로 우리에게 '선물'을 준다.

예방의학은 물론 뇌과학, 심리학, 유전학, 생물학, 통계학, 정신의학 등 각자 여러 학문에 기반해 인간의 마음을 객관적으로 측정하면서 원인을 찾고 그 사회적 해결에 기여하려는 다양한 분야의 전문가들과 이 책을 함께 읽고 싶다. 역사와 논리와 근거를 성장하면서 마음에 희망이 차오르는 순간을 이 책으로 공유하고 싶다.

백종우

경희대학교 의과대학 정신건강의학교실 주임교수
대한신경정신의학회 신경정신의학 정책연구소장

머리말

경쟁과 능력을 중심으로 짜여 있는 현대사회에서는 수많은 사람들이 스트레스와 불안과 초조감을 느낀다. 우울증을 겪는 사람이나 트라우마에 시달리는 사람이 날로 증가하고 있다. 정신건강은 국내뿐 아니라 세계적으로도 중요한 문제로 부상하고 있다. 국내 자살률은 10만 명당 25.2명으로 OECD 국가 평균 11.1명을 넘어 국가 중 1위에 해당하며, 성인 네 명 중 한 명이 평생 한 번 이상 정신건강 문제를 경험하고 있다. 여기에 더하여 전 세계는 코로나19 팬데믹을 겪으면서 큰 충격을 받았고, 정신건강 문제가 더욱 중요해지고 있다. 경제, 보건, 기후, 안보 등의 위기가 지속되면서 유럽연합 시민의 46%가 지난 1년 동안 우울, 불안 등의 정신적인 문제를 겪은 것으로 나타났다. 아프리카의 경우 청소년의 정신건강 문제가 큰 문제로 떠오르고 있으며, 자살률 세계 상위 10개국 가운데 6개국이 아프리카 국가라고 세계보건기구는 밝혔다.

이러한 정신건강 문제를 해결하기 위해 첫 번째로 필요한 것이 인구집단에서 문제의 범위와 정도를 파악하는 일이고, 이는 역학적 지식의 도움을 받아야 한다. 정신역학은 근거 중심 정신의학의 첫 번째 도구이다. 정신질환을 예방하기 위해서는 현재의 상태를 정확히 기술할 수 있어야 하며, 또한 그 원인이 무엇인지를 검정해 내야 한다. 이러한 노력 가운데 각 인구집단의 특성을 고려하여 생물학적·환경적·사회적 요인을 아우르는 통합적인 접근이 필요하다.

정신역학(Psychiatric Epidemiology, Mental Health Epidemiology)은 국내에서 아직 생소한 분야이다. 역학은 특정 인구집단에서의 건강과 관련된 사건의 분포와 결정요인을 다루는 학문이다. 역학의 한 종류인 정신역학은 다른 역학의 주요 분야였던 암 역학이나 심혈관 역학에 비해 발전이 느렸다. 이는 아직 정신질환에 대한 주요 메커니즘이 밝혀지지 않았으며 질병의 유무를 명확하게 진단할 수 있는 바이오마커의 부재에 기인할 수 있다. 그러나 국내에는 정신역학 연구를 위한 적절한 길잡이를 할 수 있는 책이 별로 없다.

필자는 지난 2020년 연세대학교 대학원에서 '신경정신역학 연구방법론'을 강의하였다. 이 강좌는 주로 밍 T. 츠앙(Ming T. Tsuang) 등의 『Textbook of Psychiatric Epidemiology』(3rd ed.), 마틴 프린스(Martin Prince) 등의 『Practical Psychiatric Epidemiology』(2nd ed.), 캐러스탠 C. 코넌(Karestan C. Koenen) 등의 『A Life Course Approch to Mental Disorders』를 교재로 사용했는데, 많은 학생들이 흥미를 가지고 여러 가지 질문을 제기하였다. 이러한 경험에 기초하여 내용을 정리한 것이 이 책이다.

1부에서는 정신역학의 큰 틀을 기술하였는데, 1장에서는 정신역학의 발달 과정을, 2장에서는 정신병리현상의 자연사에 대해 기술하였다. 3장에서는 정신현상을 측정하는 방법에 대해 초점을 맞추었으며, 4장에서는 통계적 접근과 역학적 접근에서 보는 정신역학 연구의 방법론적 측면에 대해 기술하였다. 5장에서는 인과성을 강조하여 정신역학에서의 인과적 추론에 대해서 논하였다.

2부에서는 조금 더 심화된 내용 및 사례를 검토하였다. 6장에서는 생애주기적 관점에서의 정신역학 연구를, 7장에서는 연령, 기간, 코호트 효과가 적용된 정신질환 연구들을, 8장에서는 유전역학적인 측면에서의 정신역학 사례를 논의하였다.

3부는 각론으로서, 9장과 10장에서는 우울증(9장)과 외상 후 스트레스 장애(10장)의 역학과 그 활용에 대해 다루었고 11장에서는 노인성 정신질환의 역학에 대해 논하였다. 12장에서는 한국과 북유럽에서 인구집단 등록 자료의 연구 사례들을 들었다. 마지막으로 13장에서는 정신역학의 연구 윤리를 다루었다.

이 책을 통하여 의학 및 보건학에서 중요한 주제인 정신의학을 인구집단 데이터를 통해 연구할 때 고려해야 할 방법론적인 기틀을 제시하고자 하였다. 정신현상의 측정에서부터 분석과 해석 시에 주의해야 할 주제들을 제시하고, 인과적 추론 및 연령-기간-출생 코호트 분석에 관한 내용을 포괄하고, 인구집단에서 흔한 정신질환인 주요우울장애와 치매에 대한 역학적 접근을 소개하여 정신역학에 대한 개괄을 하고자 하였다.

나에게 예방의학의 기초를 가르쳐주신 서울대학교 예방의학교실의 선생님들은 물론이고, 정신역학이라는 세계를 처음 알려주신 가톨릭대학교 임현우 교수님과 그 세계를 더욱 깊게 연구하도록 격려해 주신 하버드대학교 캐러스탠 코넌 교수님께 감사를 드린다. 이 책의 원고를 정리하는 과정에서 정신과 전문의이자 역학을 연구하고 있는 강성혁 선생이 보다 적절한 전문용어를 사용할 수 있도록 도움을 주었다. 또한 정신역학 분야에서 함께 연구하고 있는 이유진, 전예진, 양지수, 박민서, 김혜진, 김지민, 김광현, 이영롱, 이동규 선생은 각각의 주제에 관한 질문과 응답을 정리하는 데 도움을 주었다. 마지막으로 이 책을 추천해 주신 연세대학교 김현창 교수님, 경희대학교 백종우 교수님께도 감사의 말씀을 전한다. 이 책에서 다루지 못한 방법론적 쟁점과 각론들은 앞으로 수정/증보를 통하여 보충할 예정이다. 부족한 원고를 잘 정리하여 편집해 주신 한울엠플러스 관계자들의 수고를 잊지 않을 것이다.

2024년 4월

정 선 재

1부

정신역학의 기초

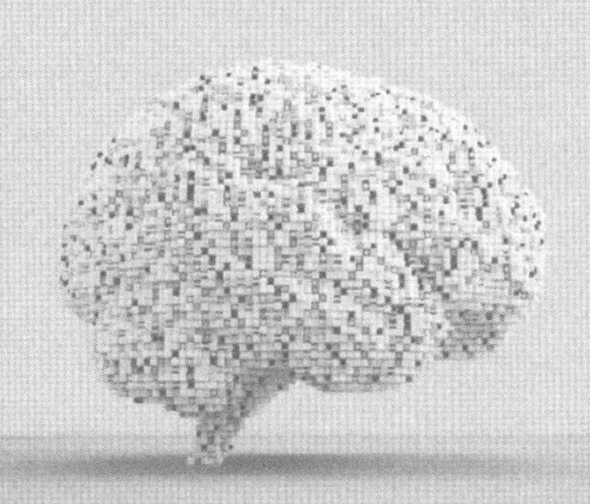

1장

정신역학의 발달 과정

1. 역학의 역사

역학(疫學, epidemiology)의 역사는 17세기 영국의 존 그런트(J. Graunt, 1620~1674)로부터 시작된다(Murray et al., 2020). 1662년, 존 그런트는 체계적인 통계 방법을 활용해 런던 시민의 출생과 사망률을 분석했다. 그의 분석을 통해 당시 남성의 출생률과 사망률이 모두 여성보다 높다는 것이 확인되었다. 그런트는 사망조사서를 기반으로 한 정치적이며 자연사적인 접근 방식을 도입하여 역학이라는 학문의 기초를 마련했다. 또한 사망률의 계절적 변화와 질병 연구에 필요한 일상 정보의 중요성을 강조했다.

1801년에 미국에서는 오하이오강 북서쪽에서부터 미시시피강 영역까지 10년 단위로 인구조사(Decennial census)를 실시하기 시작했다. 주기적인 인구조사는 역학 발전에 토대가 되었다. 19세기 역학의 발전을 영국에서 진행된 구빈법을 둘러싼 논쟁에 힘입은 바 크다. 1834년에 채드윅(E. Chadwick, 1800~1890)이 구빈법 수정안(Poor Law Amendment Act)을 제정한 이후로 1850년에는 런던

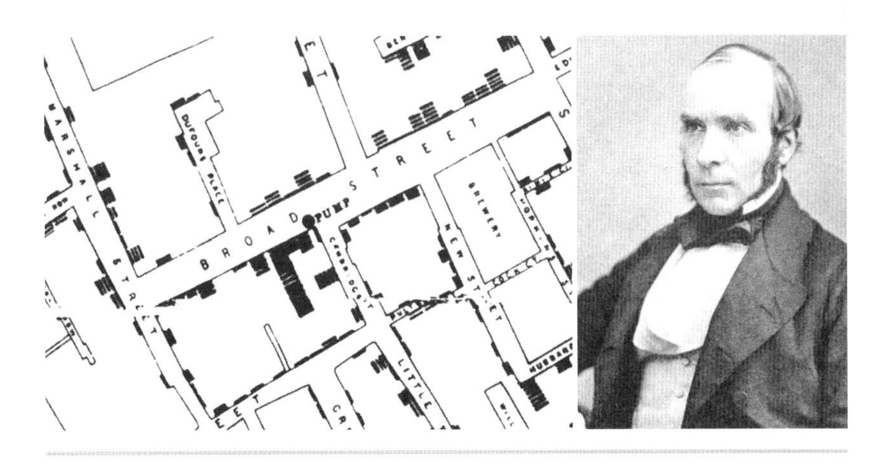

그림 1-1 런던에서 발생한 콜레라(1846~1860)가 오염된 수도 때문임을 발견할 수 있었던 스노(J. Snow)의 지도
자료: 위키피디아(https://en.wikipedia.org/wiki/John_Snow).

에 역학회(Epidemiological Society)가 처음 만들어졌다. 런던 역학회의 초기 멤버였던 스노(J. Snow, 1813~1858)는 파(W. Farr, 1807~1883)의 자료를 바탕으로 런던의 콜레라 발생 시 지도상에 각 가구별 콜레라 사망자를 표시하였고, 이를 통해 수도시스템을 통한 콜레라 전파 가설을 제안하였다(Koch and Denike, 2010). 1873년에는 파가 영국 시민의 출생, 결혼 및 사망 등록 자료(registry)를 출판하였다.

1873년에 '역학(epidemiology)'이라는 단어가 옥스퍼드 영어사전에 처음으로 등재되었다. 역학의 출현 배경에는 다음과 같은 요인들이 있었다.

① 일반적인 감염병을 '치료'할 수 없다고 판단하게 된 임상의사들이 '예방'의 중요성을 재인식한 것.

② 통계학의 새로운 발전과 그 응용의 확장.

③ 질병 예방에 대한 정치적 분위기의 형성.

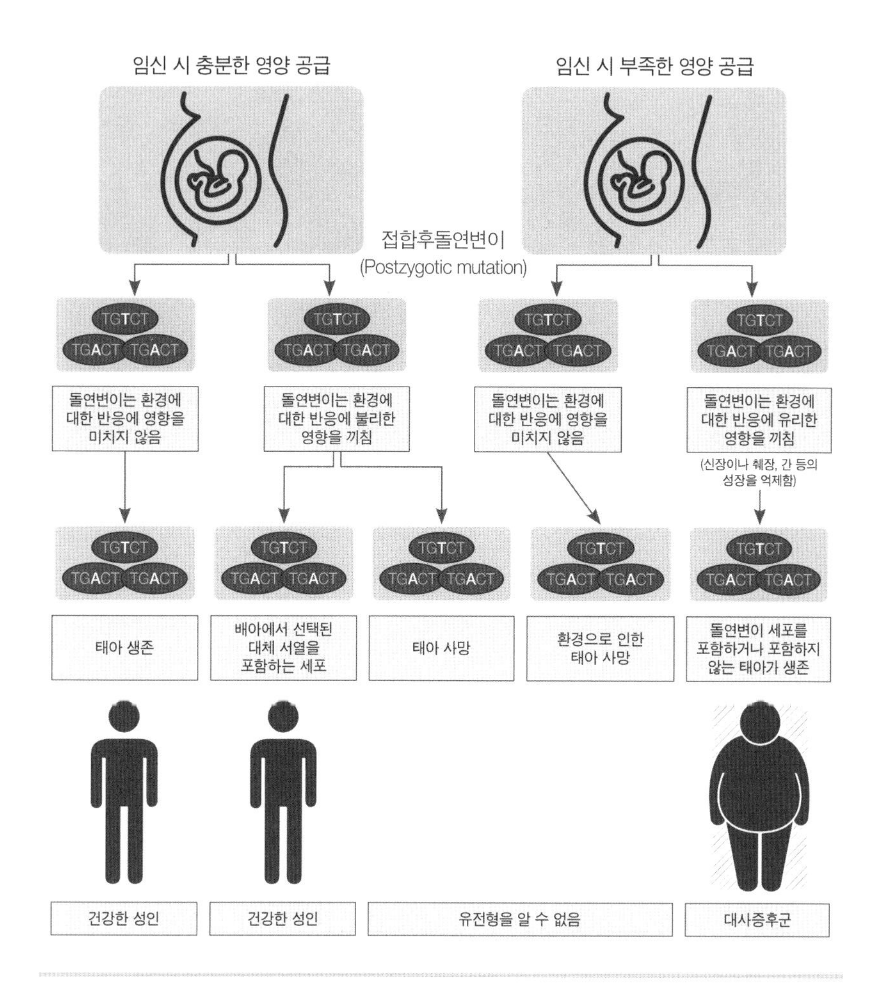

그림 1-2 태내 영양환경이 태아의 출생 이후 건강에 영향을 끼친다는 바커 가설의 모식도

제1차 세계대전은 역학 연구에 큰 영향을 미쳤다. 이후 역학 연구의 발전은 여러 분야에서 이루어졌다. 바커(D. Barker)는 전쟁 이후의 1930년대 초, 영국에서 가장 빈곤한 지역이었던 웨일스에서 심장질환 발병률이 높은 것에 주목한다. 그곳에서의 심장질환 원인이 전통적으로 알려진 비만이나 운동부족과

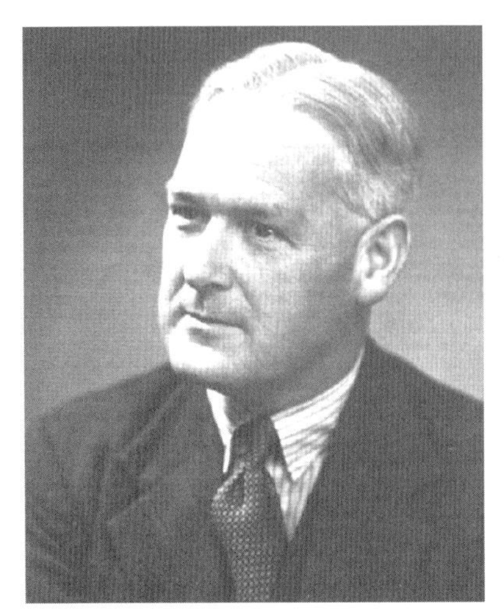
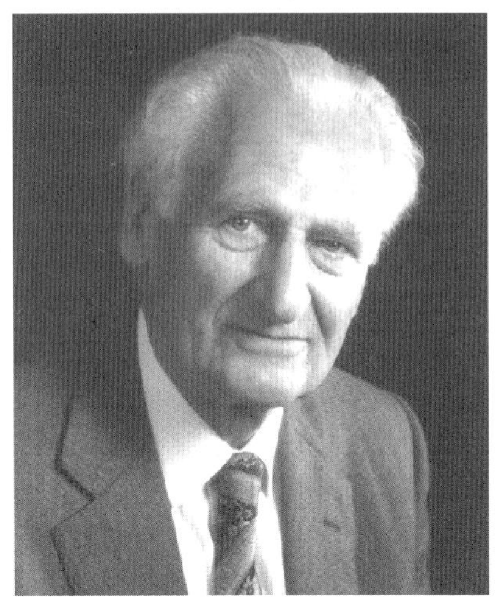

그림 1-3 담배와 폐암의 역학적 연구를 수행한 돌(R. Doll, 왼쪽)과 힐(B. Hill)
자료: Farewell and Johnson(2021).

는 연관성이 낮아 보였다. 이 현상에 근거하여, 20세기 초 세계대전 중 임산부와 출생아 약 1만 3000여 명을 대상으로 한 역학 연구와 추적 관찰을 시작하였다. 그 결과, 임신 초기 태내에서 영양이 부족하면 성인기에 이르러 비만, 당뇨병, 인슐린 저항성, 고혈압, 고지혈증 등 대사 증후군과 관상동맥질환, 뇌졸중, 심장질환 등이 더 잦게 발생한다는 바커 가설(The Barker Hypothesis)을 제시하게 된다. 이 가설은 생애주기 역학 연구의 중요성을 강조하며, 초기 태아기부터 성인기까지의 전 과정을 역학의 관찰 영역에 포함시켰다는 점에서 큰 의미가 있다. 1950년에 돌(R. Doll, 1912~2005)과 힐(B. Hill, 1897~1991)은 병원 기반 환자-대조군 연구(case-control study)를 통해 담배와 폐암과의 연관성을 밝혔다. 돌은 이 연구를 계속해서, 1994년에 영국 의사 코호트(British Doctors' Cohort)를 사용하여 담배가 폐암의 원인일 수 있다는 것을 전향적으로 보여주었다. 또한, 1994년부터 2000년대까지 프레이밍엄 심장 연구(Framingham

Heart Study)를 통해 심혈관 질환의 위험요인에 대한 연구가 진행되었으며, 2001년에는 환자 사례군 연구(case-series study)를 통해 인유두종 바이러스(Human Papilloma Virus)가 자궁경부암의 원인일 수 있다는 사실을 밝혔다. 이러한 연구 결과들은 사회 변화와 공중 보건 개입을 통한 새로운 치료법 개발 및 건강 개선의 중요성을 강조하였으며, 새로운 전염병의 등장에 대응하기 위한 연구 설계 방법론(환자-대조군 연구, 전향적 및 역사적 코호트 연구)을 탄생시켰다. 이 시기를 거치면서, 타우베스(G. Taubes, 1956~)는 "암 및 혈관 질환의 주요 위험 요인은 대부분 이미 밝혀져 있다. 앞으로 밝혀질 요인들은 단지 작은 영향만을 주는 것들일 것이다"라고 주장하였다.

2. 정신질환에 대한 역학 연구

역학은 의학의 한 분야로, 연구 중인 질병의 병태생리학적 근거가 존재한다는 것이 가장 중요한 전제이다. 그러나 정신의학에서 이 전제는 다른 의학 영역에 비해 상대적으로 약하다. 정신질환은 명확한 생물 병리학적 원인이 없이 정의되는 경우가 많기 때문이다. ADHD, PTSD, 게임 이용 장애와 같이 상대적으로 최근에 개념이 정립된 질환들에 대해서도 '실제로 존재'하는지에 대한 논란이 계속되고 있다. 반면, 암 역학이나 심혈관 역학에서는 병리학적 근거를 바탕으로 질병의 유무가 명확하게 구분된다.

이러한 질환의 존재에 대하여 두 가지 지표가 중요하다고 할 수 있겠다. 먼저 현재 시점에서 현존하는 질병에 대한 지표는 '유병률(prevalence)'이라고 지칭한다. 이는 시간을 한 시점으로 고정했을 때 파악할 수 있는 지표이다. 이에 비해 '발생률(incidence)'은 시간이 흐르는 상황에서 없던 질환이 새로 발생하는 것을 포착하는 지표이다. 두 지표 모두 근거가 되는 기저 인구집단(baseline population)의 정의가 중요한데, 특히 이러한 지표를 산출할 당시에 기저 인구 집단의 이탈 혹은 다른 나라로의 이민 등이 없는지 확인해야 한다.

이러한 접근은 정신질환을 개인의 문제로만 보는 것이 아니라, 사회 및 공동체의 문제로 인식한다는 점을 반영한다. 저명한 사회학자 에밀 뒤르켐(Emile Durkheim)은 자살론에서 "자살은 개인의 성격만을 기반으로 이해되는 것이 아니라, 사회적 현상으로도 볼 필요가 있다"라고 주장했다. 정신역학에서도 유전, 개인의 성격, 부모와의 관계 외에도 사회적 환경, 사건, 의료환경 및 이용과 같은 요소들을 함께 고려하여 분석한다.

컬럼비아대학교의 정신역학 전문가인 도렌벤트 부부(Dohrenwend and Dohrenwend, 1982)는 정신역학 연구 방법의 발달 단계를 세 가지 시기로 구분하였다(표 1-1). 1930년대부터 약 1960년대까지는 임상의사가 일상 업무상 적용하는 진단기준을 사용하여 사례(case)를 판별하였다. 이때의 가정은 정신과 의사의 진단은 타당도와 신뢰도가 보장되어 있다는 것이다. 이는 비구조화되고 비표준화된 임상 진단으로 결정한 것과 같다. 이때의 사례는 치료를 위해 병원을 방문하는 사람만으로 제한되었다. 시간이 지나 1950년대가 되자, 미국 스털링 카운티(Sterling County) 연구가 기반이 되어 자가보고로 사례를 결정하는 방식이 채택된다. 이는 정신질환을 연속변수로 측정하게 된 것이다. 이는 질환의 다중유전체(polygene) 방식을 파악하기 위해 효율적인 접근이었으며, 영향이 작거나 중간 정도인 유전자들이 어떻게 불안장애나 우울장애에 영향을 미치는지 파악하는 데서 기인하였다. 정신약리학이 발전한 1970년대에는 완전히 구조화된 인터뷰가 사례를 정의하는 방법으로 채택되었다. 조현병과 우울증이 주된 연구의 다수이었던 1970년대부터 정신질환의 측정의 기준은 DSM-III 혹은 ICD-8이었고, 이때부터 타당도와 신뢰도가 높은 도구를 사용하게 되었다.

표 1-1 도렌벤트 부부가 구별한 각 시기별 정신역학의 발전

시기	1930~1960s	1950~1960	1970
사례정의 방법	비구조화, 비표준화 임상 진단으로 결정 : 사례는 치료를 위해 병원을 방문하는 사람만으로 제한	자가 보고로 결정 (미국 스털링 카운티(Sterling Country) 연구가 기반이 됨)	완전히 구조화된 인터뷰 수행 (미국-영국 공동 진단 프로젝트 수행이 기반이 됨)
시대적 특성	(-)	(-)	정신약리학의 발전
정신질환 측정의 기준	임상의사가 일상 업무상 적용하는 진단기준 사용	연속변수로 측정	DSM-III/ICD-8
주된 연구 타겟	조현병	(-)	조현병, 우울증
특성	가정: 정신과 의사의 진단은 타당도와 신뢰도가 보장되어 있음	질환의 다중유전체(polygene)를 확인하기 위해 효율적인 접근임(영향이 작거나 중간 정도인 유전자들이 어떻게 불안과 우울에 영향을 미치는지를 파악함)	높은 타당도와 신뢰도를 가진 도구 사용

3. 연구 디자인의 발전

초기 정신역학 연구는 대부분 기술적 접근(descriptive approach)에 중점을 두었다. 이 단계의 연구에서는 주로 각 국가나 지역의 정신질환에 대한 유병률과 발생률을 중점적으로 조사하였다. 이 연구들은 지역사회 성인 역학조사, 임상 성인 역학조사, 지역사회 아동 및 청소년 역학조사로 분류할 수 있다. 이에 더하여 2000년에 하버드대학교 의과대학의 정신역학자 케슬러(R. Kessler, 1947~)는 정신질환에 대한 역학 연구가 다른 만성병 역학 연구보다 발전이 느린 것을 지적하였다. 이는 아직 정신질환에 대한 주요 메커니즘이 밝혀지지 않았으며, 효과적인 중재 방법이 크게 부족하기 때문이라고 설명하였다. 그런데 2000년

표 1-2 정신역학에서 기술연구과 분석연구의 대표적 예시

기술연구	분석연구
성인 지역사회 역학조사 • ECA 연구, 미국(Bourdon et al., 1992) : 사회인구학적 요인으로 계층화된 유병률 산출 : 성인 지역사회 역학 조사 : Diagnostic Interview Schedule(DIS)을 써서 조사되었으며 이는 이후에 WHO와 미국 ADMHA에서 CIDI로 확장시킴 • ICPE, WHO(WHO International Consortium in Psychiatric Epidemiology, 2000) : 이 조사를 바탕으로 WHO 세계 정신건강 2000(World mental health 2000)이 발간됨 • 정신건강실태조사, 한국(Rim et al., 2023) : 지역사회 거주 성인대상 : 5년마다 실시	**정신질환의 발병에 영향을 주는 요인 조사** • NCS/NCS-R 연구(National Comorbidity Survey/Replication), 미국(Kessler and Merikangas, 2004) : DSM-III-R에 기반하여 조사 • 전국 정신질환 이환율 조사(National Psychiatric Morbidity Survey), 영국(Jenkins et al., 1997) • 산과 합병증과 소아기 조현병 발생 연구, 미국(Nicolson et al., 1999) • 아동기 기아 경험과 반사회적 인격장애 연구, 미국(Neugebauer Hoek and Susser, 1999) • 유년기 납 노출과 알츠하이머 치매 발생 연구, 영국(Prince, 1998)
임상(clinical) 역학 연구조사 • 의학적 결과 연구(Medical Outcomes Study: MOS) • WHO 1차의료 협력 연구(WHO Primary Care Collaborative Study)	**유전역학** • PGC 컨소시엄(Psychiatric Genetic Consortium) (Sullivan et al., 2018) • 쌍둥이/가족 연구를 통한 유전자와 정신질환에 대한 연구, 미국(Kendler et al.,1995)

대에 접어들어 유전역학과 사회역학의 발전에 따라, 정신질환의 원인을 찾기 위한 인구집단 연구가 활발히 진행되었다. 이러한 분석적 연구들은 대부분 대규모로 수행되었다. 특히, 한 시점에서의 조사를 기반으로 한 추적 관찰 형태의 전향적 연구는 임상 경과나 결과, 그리고 질병의 빈도와 관련된 시간적 변화의 파악에 중요한 자료로 여겨졌다. 대표적인 기술연구와 분석연구는 표 1-2와 같다.

대표적인 기술연구로서, 미국에서 행해진 ECA(Epidemiologic Catchment

Theme Papers

Cross-national comparisons of the prevalences and correlates of mental disorders

WHO International Consortium in Psychiatric Epidemiology[1]

The International Consortium in Psychiatric Epidemiology (ICPE) was established in 1998 by WHO to carry out cross-national comparative studies of the prevalences and correlates of mental disorders. This article describes the findings of ICPE surveys in seven countries in North America (Canada and USA), Latin America (Brazil and Mexico), and Europe (Germany, Netherlands, and Turkey), using a version of the WHO Composite International Diagnostic Interview (CIDI) to generate diagnoses. The results are reported using DSM-III-R and DSM-IV criteria without diagnostic hierarchy rules for mental disorders and with hierarchy rules for substance-use disorders.

Prevalence estimates varied widely — from >40% lifetime prevalence of any mental disorder in Netherlands and the USA to levels of 12% in Turkey and 20% in Mexico. Comparisons of lifetime versus recent prevalence estimates show that mental disorders were often chronic, although chronicity was consistently higher for anxiety disorders than for mood or substance-use disorders. Retrospective reports suggest that mental disorders typically had early ages of onset, with estimated medians of 15 years for anxiety disorders, 26 years for mood disorders, and 21 years for substance-use disorders. All three classes of disorder were positively related to a number of socioeconomic measures of disadvantage (such as low income and education, unemployed, unmarried). Analysis of retrospective age-of-onset reports suggest that lifetime prevalences had increased in recent cohorts, but the increase was less for anxiety disorders than for mood or substance-use disorders. Delays in seeking professional treatment were widespread, especially among early-onset cases, and only a minority of people with prevailing disorders received any treatment.

Mental disorders are among the most burdensome of all classes of disease because of their high prevalence and chronicity, early age of onset, and resulting serious impairment. There is a need for demonstration projects of early outreach and intervention programmes for people with early-onset mental disorders, as well as quality assurance programmes to look into the widespread problem of inadequate treatment.

Keywords: mental disorders, epidemiology; psychiatric status rating scales; cross-cultural comparison; cross-sectional studies; North America; Latin America; Europe.

Voir page 423 le résumé en français. En la página 424 figura un resumen en español.

그림 1-4 국제 정신역학 컨소시엄(ICPE)에서 발간한 국가 간 정신질환 비교 논문
자료: WHO International Consortium in Psychiatric Epidemiology(2000).

Area) 연구를 들 수 있다. 이는 성인 지역사회 역학조사였으며, 사회인구학적 요인으로 계층화된 정신질환의 유병률을 DIS(Diagnostic Interview Schedule)을 활용해 조사하였다. 또한 세계보건기구(World Health Organization: WHO)에서 수행한 국제 정신역학 컨소시엄(International Consortium in Psychiatric Epidemiology: ICPE)은 범국가 간 정신질환 비교논문(그림 1-4)을 출판하였고, 세계정신건강 2000(World Mental Health 2000)의 근간이 되었다. 한국에서도 1995년 정신보건법이 제정된 것을 계기로 2001년 정신질환실태 역학조사가 실시되었고

이는 정신건강실태조사로 발전하여 지역사회 성인을 대상으로 5년마다 조사가 실시되었다. 의학적 결과 연구(Medical Outcome Study: MOS)와 WHO 1차의료 협력연구는 임상분야에서 시행된 역학 연구조사라고 할 수 있다.

분석역학 중 정신질환의 발병에 영향을 미치는 요인에 초점을 둔 연구로는 미국의 NCS(National Comorbidity Survey) 연구를 들 수 있으며, 이는 DSM-III-R에 기반하여 조사되었다. 이와 유사한 연구로서 영국의 전국 정신질환 이환율 조사(National Psychiatry Morbidity Survey)를 들 수 있다. 이처럼 발병에 영향을 주는 요인에 관련된 연구로서 산과 합병증과 소아기 조현병 발생연구, 아동기 기아 경험과 반사회적 인격장애 연구, 유년기 납 노출과 알츠하이머 치매 발생연구를 예로 들 수 있다. 또한 유전역학과 관련하여 PGC (Psychiatric Genetic Consortium)가 설립되는 등 많은 연구가 이루어졌다.

특히 ECA(Epidemiologic Catchment Area)와 국제 정신역학 컨소시엄(ICPE) 같은 지역사회 역학조사에서는 정신질환이 일반 인구에서 가장 흔한 만성질환임을 확인했으며, 사람들 중 약 50%가 일생에서 최소 한 번은 정신질환을 겪게 된다는 사실을 밝혔다. 더불어 정신질환은 다른 만성질환보다 훨씬 더 일찍 발병한다는 것도 확인되었다. 특히, 불안장애(예 공황장애, 공포증, 범불안장애, 사회공포증)는 10대 초반부터, 기분 장애나 물질 사용 장애는 20대 초반부터 시작된다는 연구 결과가 나왔다. 그러나 문제는 이런 정신질환을 가진 사람들 중 실제로 치료를 받는 경우는 매우 적다는 점이다.

또한 WHO에서 시행한 '세계 정신건강 2000 조사(World Mental Health 2000 Survey)'는 전 세계적인 정신질환의 중증도를 다양한 영역에서 조사하는 목적으로 진행되었다. 표준화된 조사 방법을 도입하여, 기능적 저하(functional impairment)와 장애(disability)를 함께 파악하였다. 이를 통해 정신질환에 대한 전 세계적인 비교 연구가 가능해졌다.

앞서 언급한 지역사회를 벗어나 임상 영역에서의 성인 역학 연구로는 의학적 결과 연구(Medical Outcomes Study: MOS)와 WHO 1차진료 협력 연구(WHO Primary Care Collaborative Study)가 있다. 원래 정신질환 측정의 황금 기준(gold standard)은 정신과 의사의 완전 구조화된 인터뷰를 통한 진단이다. 그러나 1차 진료 영역에서는 정신과 전문의의 부재 때문에 문제가 생길 수 있다. 이 문제를 해결하기 위해 MOS가 진행되었고, 다양한 만성병이 기능적 저하(functional impairment)를 유발할 수 있으며, 우울증도 동반될 수 있다는 사실이 밝혀졌다.

WHO 1차진료 협력 연구에서는 1차 진료를 받는 사람 중에서 다른 인구에 비해 높은 비율로 발견되지 않는 정신질환을 가진 사례가 있었고, 이러한 치료되지 않은 정신질환이 다른 신체질환의 치료와 관리를 복잡하게 만들었다는 연구 결과가 있었다.

지역사회에서의 소아 청소년 역학 연구도 유사한 결과를 보였다. 하지만 소아 청소년의 정신질환은 정형화되지 않아 측정이 어려울뿐더러, 특히 어린 아이들에게는 직접적인 인터뷰가 어렵다. 따라서 소아 청소년의 정신질환 연구는 성인보다 복잡하다고 볼 수 있다.

분석 역학에서 수행한 연구들은 정신질환의 발병과 경과에 대한 위험 요인을 파악하며, 유전 역학을 통해 해당 유전적 위험 요인을 조명했다. 정신질환은 어린 나이에 비전형적(atypical) 증상으로 시작되곤 한다. 이에 따라 지금까지 개입(intervention)의 목표는 조기에 광범위하게(universal) 개입하는 것으로 설정되어 왔다. 이는 어릴 때 스트레스를 줄이는 것을 포함한다.

특히 질병의 결과 변수를 정량화하여 측정하기 어려웠던 정신 역학에서 유전 역학의 등장은 큰 변화를 가져왔다. 연결 분석(linkage analysis)을 통해 특정 유전자와 정신질환 발병 간의 연관성을 찾는 연구가 증가하였다. 특히 쌍둥이 연구로 유전과 환경 요인을 구분하는 작업이 진행되었다. 또한 IQ와 성격 연구가 주요하게 이루어졌다. 그러나 최근에는 단일 유전자 대신 행동 유전학 방법이 주로 사용되고 있다. 많은 연구가 축적되어, 우리는 정신질환 발생의 원인

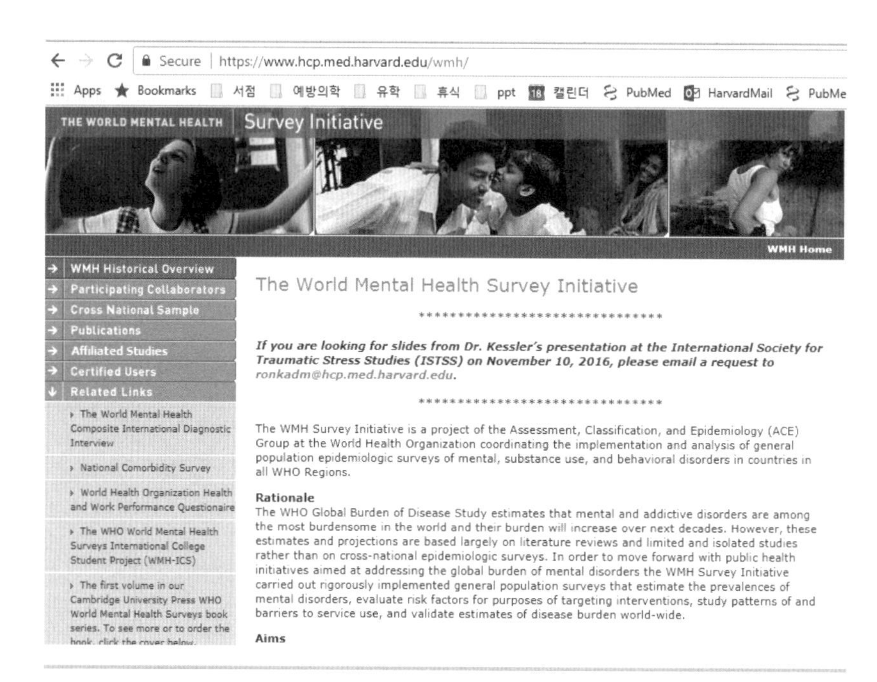

그림 1-5 WHO에서 수행한 세계 정신건강 2000 조사(World Mental Health Survey 2000) 홈페이지(https://www.hcp.med.harvard.edu/wmh)

이 다양하며, 강한 가족적 성향이 있고, 유전적 요인(예 APOE 유전자)과 환경적 요인(예 대기오염)의 상호작용에 의해 발생한다는 것을 알게 되었고, 또한 이 연관성은 연령이나 인종에 따라 다를 수 있음을 발견하였다.

정신역학에서 주요 문제점 중 하나는 체계적인 과소보고(systematic under-reporting)이다. 정신질환은 스티그마(stigma) 때문에 연구 참여자들이 자신의 질환에 대해 말하기를 꺼리는 경우가 많다. 따라서 연구자가 인터뷰를 어떻게 진행하느냐에 따라 결과가 크게 달라질 수 있다. 특히 우울증이나 조울증과 같은 기분장애는 역학 연구에서의 보고 비율이 매우 낮다. 이는 정신과 의사의 인터뷰에서도 유사한 경향을 보인다. 따라서 정신역학에서 사례를 정의할 때는 항상 바이어스가 있을 수 있다는 점을 유의해야 한다.

더 읽을 거리

정신질환에 대한 역학 연구

- Grob, G. N. "The Origins of American Psychiatric Epidemiology." *Am J Public Health.* 1985 Mar; 75(3): 229~236. doi: 10.2105/ajph.75.3.229. PMID: 3883818; PMCID: PMC 1646163.
- Lovell, A.M, and E. Susser. "What Might Be a History of Psychiatric Epidemiology? Towards a Social History and Conceptual Account." *Int J Epidemiol.* 2014 Aug; 43 Suppl 1: i1~5. doi: 10.1093/ije/dyu147. PMID: 25080541.
- Demazeux, S. "Psychiatric epidemiology, or the story of a divided discipline," *International Journal of Epidemiology*, Volume 43, Issue suppl_1, August 2014, Pages i53~i66, https://doi.org/10.1093/ije/dyu106

연구 디자인의 발전

- Susser, Ezra, and others, *'Study Designs', Psychiatric Epidemiology: Searching for the Causes of Mental Disorders.* New York, 2006; online edn, Oxford Academic, 1 Sept. 2009, https://doi.org/10.1093/acprof:oso/9780195101812.003.06, accessed 5 Nov. 2023.
- Plana-Ripoll, O., M. Lasgaard, Z.N, Mneimneh and J.J. McGrath. "The Evolution of Psychiatric Epidemiology: Where to Next?" *Can J Psychiatry.* 2021 Sep; 66(9): 774~777. doi: 10. 1177/0706743721996110. Epub 2021 Feb 19. PMID: 33601902; PMCID: PMC8504286.

2장

정신병리현상의 자연사

정신병리학을 자연사적으로 접근한다는 것은 인구 수준에서 정신병리의 초기 발생부터 최종 결과까지의 여러 과정(증상이 심할 때부터 경미할 때까지의 변동)의 흐름을 다루는 것이다. 자연사의 세 가지 주요 측면이 발병(onset), 과정(course), 결과(outcome)이다. 많은 정신질환 환자들은 자신의 질환을 치료받지 않는다. 치료를 받는 환자 중에는 질환의 정도가 자신이 생각한 것보다 더 심한 경우가 많다. 정신병리학의 자연사는 이러한 인구집단에서 가장 잘 드러나며, 이는 치료 여부와 관계없이 질환을 가진 모든 사람들의 경과를 포함한다. 이턴(W.Eaton)은 이런 연구에서는 버크슨 바이어스(Berkson's bias)*를 주의해야 하며, 이는 정신병리의 발병과 경과를 생애주기적인 관점에서 접근해야 함을 시사한다고 주장하였다(Tsuang, Tohen and Zahner, 1995).

* 병원 입원 환자를 대상으로 환자 - 대조군 연구를 할 때 생기는 선택 바이어스의 일종. 질병을 가진 사람과 건강한 사람의 병원 입원 확률이 다르기 때문에 나타나는 바이어스이다.

1. 발병

어떤 사회에서나 정신과적 장애와 관련될 수 있는 증상(symptom)과 징후(sign)가 다양한 빈도로 존재한다. 이러한 증상이나 징후 자체가 반드시 정신질환을 의미하는 것은 아니다. 이는 정상과 병리적 현상 사이에 다양한 스펙트럼이 있다는 것을 의미하며, 단순히 정상과 비정상으로 구분하기가 어렵다. 정신질환의 정의가 다른 질병군(예 암, 심장질환)보다 불명확하기 때문에, 정신역학을 연구할 때는 질병의 발병(onset)에 대한 정확한 정의가 필요하다. 정신건강 관련 측정 도구의 컷오프(임계점)를 정하는 것 역시 복잡한 문제다. 임상적 관점에서는 각 임상의사의 접근 방식에 따라 미묘한 차이가 있을 수 있으며, 이것이 대규모 인구집단의 연구에서는 유병률 변화에 큰 영향을 줄 수 있다.

발병을 정의할 때 가장 일반적이고 간단한 기준은 '치료가 처음 시작되는 시점'이다. 그러나 개인이 처음으로 증상을 인지하는 시점이나 해당 질병이 처음으로 미국 정신의학회의 진단 및 통계 매뉴얼(DSM) 기준을 충족하는 시점을 발병으로 볼 수도 있다. 발병이라는 용어는 병의 원인이나 과정이 되돌릴 수 없게 된 시점을 의미한다. 이 시점에서는 장애에 대한 병리학적 기준이 모두 충족되어야 한다. 그러나 이런 정신병리학의 개념을 인구집단 연구에 바로 적용하기는 쉽지 않다. 그 대신, 정규분포를 기반으로 한 발달적 틀을 도입하는 것이 발병의 정의에 바람직하다.

질병의 발달을 이해하는 한 가지 방법으로, 증상의 심각성이나 강도의 변화에 주목하는 것이 있다. 많은 만성 장애, 특히 정신질환의 경우, 기존에 없던 증상이 새로 발생하는 것보다는 지속적으로 있던 특성이 강화되어 되돌릴 수 없게 되는 시점을 장애로 판단한다(예 DSM의 축 II에 있는 일탈 성격 특성).

그러므로 단순히 '질병이 있다/없다'로 판단하는 것은 문제가 될 수 있다. 정신질환의 중증도는 인구집단에서의 이환율을 반영할 수 있다는 것을 명심해야 한다.

반면, 전조 증상(prodrome)은 완전한 장애 기준을 충족하기 이전의 시기를 의미한다. 그럼에도 이 시기에도 일부 징후나 증상이 나타난다. 전조 증상은 결국 질병으로 진단된 사람들에게만 해당되며, 대개 후향적으로만 확인할 수 있다. 발병 속도는 전조 기간의 길이에 영향을 미치며, 이는 시간 단위로 측정될 수 있다(예 월 또는 연). 일반 인구집단에서는 정신질환의 개별 징후와 증상이 상대적으로 흔하지만, 이들 모든 증상이 장애의 전체 기준을 충족하지는 않는다. 이러한 전조 증상을 모두 위험요인으로 간주하는 것은 옳지 않을 수 있다. 즉, 장애에 선행하는 것이지만, 장애의 발병을 확실히 예측할 수 없는 진단의 징후나 증상을 '전조 증상'이라 부른다.

예를 들어, DSM-5의 조현병 진단 기준은 최소 1개월 이상 나타나는 망상, 환청, 와해된 언어, 와해된 행동, 음성 증상 중 두 개 이상의 조건을 만족해야 한다. 하지만 상당수의 조현병 환자들은 첫 발병 시 면담에서 짧게는 몇 개월에서 길게는 몇 년의 전조기를 보고한다. 조현병의 전조 증상은 두통, 근육통, 전신무력감, 소화불량과 같은 신체적 증상뿐만 아니라 추상적 개념 및 철학에 대한 추구, 오컬트나 종교적 관념에 빠져듦을 포함한다. 이 시기에 환자의 가족과 지인들은 이러한 문제 때문에 직장에서나 대인관계 면에서 기능이 떨어졌다는 느낌을 받는다.

ECA(Epidemiologic Catchment Area) 조사에서도 질병 진단을 받기 전에 문제가 발생한다는 것이 확인되었으며, 이것은 전조 증상이 정신질환에 존재한다는 것을 의미한다. 예를 들어, DSM-5의 주요우울장애 진단 기준은 최소 2주 동안

① 거의 종일 우울하거나

② 거의 매일 모든 활동에서 흥미가 현저히 감소하는 등의 조건을 만족하고, 추가적으로 체중 감소, 불면증, 정신운동성의 변화 등 일곱 가지 중에서 네 가지 이상의 증상을 만족해야 한다.

표 2-1 우울장애의 비교위험도 및 기여위험도(ECA에서 산출)

요인	요인의 비교위험도 (relative risk)	요인의 유병률(%)	요인의 기여위험도 (attributable risk)(%)
2주 동안 슬픈 기분	7.0	6.6	28.0
체중 문제	3.0	10.4	17.0
수면 문제	7.6	13.6	47.0
피로	4.0	7.9	19.0
죽음에 대한 생각	6.8	12.1	41.0
우울 신드롬	5.7	0.5	2.0

자료: Horwath et al.(1992a).

그러나 모든 증상이 진단 기준에는 미치지 못하더라도, 이러한 것들은 전조 증상으로 간주될 수 있다. 표 2-1은 각 증상이 전조 증상으로 어느 정도 나타나는지와 주요우울증에 어떠한 영향을 미치는지를 잘 보여주고 있다.

1) 발생률(incidence)에 대한 인구학적 측정

발생률은 인구집단 내에서 새롭게 질병이 발생하는 비율을 나타낸다. 첫 발생률(first incidence)과 전체 발생률(total incidence)을 구별하는 것이 중요하다. 질병의 재발 빈도나 원인 요인의 강도가 시간의 경과와 함께 변화할 경우, 첫 발생률만이 아닌 후속 발생률을 전체 발생률로서 연구하는 것이 필요하다. 그러나 치매와 같이 명확한 시작점을 가지고 일관된 진행이 예상되는 질병의 경우 첫 번째 발생률에 주목하는 것이 바람직하다. 이렇게 구별된 두 유형의 발생률은 두 가지 유병률 측정 방법(평생 유병률, 시점 유병률)과 관련이 있다. 평생 유병률은 질병을 가진 인구와 건강한 인구 간의 첫 번째 발병률과 사망률을 기반으로 한다. 시점 유병률은 $P=I \times D$ 공식을 통해 전체 발생률과 연관된다.

$$P(\text{Prevalence, 유병률}) = I(\text{Incidence, 발생률}) \times D(\text{Duration, 질병 지속 기간})$$

즉, 시점 유병률은 전체 발생률에 질병의 평균 지속 시간을 곱한 것과 동일하다.

2. 질병의 진행 과정(course)

정신역학에서는 정신질환과 신경질환의 변화하는 특성을 개념화하고 측정하는 것이 필요하다. 이는 질병의 기간과 발생률을 시간 단위로 측정하는 방식과 같이 재발에 대한 정의 및 측정이 필요하다는 것을 의미한다. 특히, 관해(remission)는 발병 이후 증상 및 징후가 크게 감소하는 시점을 지칭하는데, 이를 정의하는 데는 최소 기간의 임계값 설정이 요구된다.

제안되는 관해의 수준은 다음과 같다(Tsuang, Tohen and Zahner, 2011).

수준 1: 증상 및 징후가 전혀 없음.

수준 2: 하나 이상의 증상 및 징후가 있지만, 설정된 임계값을 초과하지 않음.

수준 3: 임계값을 초과하는 증상 또는 징후가 하나 나타남.

수준 4: 임계값을 초과하는 증상 또는 징후가 여러 개 나타남.

수준 5: 질병 상태에 대한 전체 기준이 지속적으로(3개월 이상) 만족되는 상태임.

관해 속도는 발병 속도나 전조 증상의 속도와 유사하게 정의된다. 이는 질병의 증상이 최고점에 도달한 후 관해의 시작점까지의 시간을 의미한다. 증상의 최고점은 가장 많은 증상 및 징후가 임계값을 초과하는 시점을 지칭한다. 이러한 관해 속도는 표준 시간 단위로 측정될 수 있다. 재발은 이러한 관해 기준을 다시 충족하지 못할 때 발생한다. 재발의 속도는 관해 후 다시 증상의 최고점에 이르는 시간을 의미한다. 관해율은 발생률과 유사한 방식으로 추정될 수 있고, 위험 세트(risk set)는 아직 질병의 기준을 만족하지 않는 모든 사람을 포함한다. 각 위험 요인은 발생률, 발생 기간, 재발에 영향을 주며, 위 세 가지 변수는 위험 요인을 파악하는 연구에 포함돼야 한다.

3. 결과로서의 질병

정신병리학에서 나타나는 결과(outcome)에는 손상, 장애 등과 같은 급성(immediate) 결과도 포함될 수 있다. 또한, 이러한 결과로 인해 후유증과 같은 다른 종류의 신체질환, 기능 저하 또는 사망이 발생할 수 있다.

(1) 동반질환

동반질환(comorbidity)은 한 개인에게 두 가지 이상의 질병 또는 장애가 동시에 발생하는 것을 의미한다. DSM-III 도입 이후 협의로(narrowly) 정의된 질환에 대한 관심이 증가하였다. 그러나 정신병리학의 질환 분류가 항상 DSM의 범주에 완전히 들어맞는 것은 아니며, 서로 중복되는 경우도 있다. 이런 상황에서 한 개인에 두 가지 이상의 정신질환이 동시 발생하는 것을 정신과적 동반질환(psychiatric comorbidity)이라고 한다. 이러한 동반질환의 원인으로는 유전적 요인, 생애 초기에 노출된 요인, 그리고 장기간의 환경적 영향이 있을 것으로 보인다. 동반질환에 관한 단면 연구는 주로 하나의 질병이 있을 때 다른 질병의 유병률을 조사하는 데 초점을 맞춘다. 반면 정신질환의 자연사 연구에서는 후향적 회상이나 전향적 기록을 통해 위험요인을 분석한다. 주요우울장애나 공황장애처럼 청소년기나 젊은 나이에 발병하는 정신질환과 달리 많은 만성질환(㉾ 심혈관질환, 암)은 중년기에 발생한다. 정신과 환자의 등록 레지스터는 치료 시스템 구조를 반영하므로, 옥스퍼드 기록 연계 연구(Oxford Record Linkage Study)와 같은 특수한 등록 시스템이나 덴마크의 정신과 및 암 등록 시스템처럼 여러 질병을 기반으로 한 등록 자료 사용이 효과적이다.

(2) 기능

기능은 일상생활에서 정상적인 활동을 수행하기 위한 능력을 의미한다. 정신질환을 가진 사람들은 일반인들보다 그 기능이 떨어질 수 있다. 조현병 같은 질환으로 인한 장애는 다양한데, 그 대부분의 비용은 질환의 증상 및 징후로 인한 기능 저하 때문에 발생한다.

(3) 사망률

특정 인구집단에서 일정 기간에 사망하는 비율을 의미하며, 정신질환을 가진 사람들 사이에서는 이 비율이 더 높다. 정신보건 연구에 따르면, 정신질환을 가진 사람들의 기대수명은 일반 인구보다 약 25세가 더 짧다. 일부 질병에서는 증상과 징후 때문에 사망률이 증가하며, 특히 우울증에 따른 자살률이 그렇다. 질병과 사망 사이의 연관성이 명확하지 않은 다른 정신질환에서도 사망 위험이 높다. 이는 정신질환을 가진 사람들이 질병의 증상, 징후, 혹은 기능 저하로 인해 건강증진 활동에 충분히 참여하지 못하기 때문일 수 있다.

4. 정신병리의 자연사 이해를 위한 방법론

주로 전향적 접근을 통해 발병, 과정과 결과 변수를 알 수 있다. 예를 들어, 정신병리의 발생 및 자연사를 파악하기 위해서는 첫 번째 조사에서 이미 해당 정신질환을 가진 사람들을 제외해야 한다. 그다음, 두 번째 조사에서 새로 해당 질환을 겪게 된 사람들을 발생률의 분자로 놓고, 첫 번째 조사에서 질환에 걸리지 않은 사람(: 위험세트, risk set)을 분모로 사용하여 계산할 수 있다.

(1) 탈락률

코호트 연구에서 큰 문제점은 높은 탈락률, 중도절단과 회상 때문에 발생한다.

탈락은 주로 연구 지역을 벗어나거나, 사망하거나, 응답을 거부하는 것 때문에 발생한다. ECA 같은 현장조사에서는 1년이라는 짧은 기간에도 탈락이 있었고, 그 결과 연구의 타당성이 떨어졌다. 1년 동안의 추적 조사에서 ECA의 추적 실패는 대부분 응답 거부(약 15%)와 일부 참여자의 이동(약 5%) 때문이었다. 추적 조사 기간이 짧았기 때문에 사망으로 인한 탈락은 그다지 많지 않았다(1% 미만). 하지만 13년 후의 추적 조사에서는 거의 25%가 사망하였고, 12%는 이동으로 인해 찾을 수 없었으며, 8%는 응답 거부로 인한 탈락이었다. 이러한 탈락률(attrition)은 결과에 바이어스(bias)를 가져올 수 있다.

(2) 중도절단(censoring)

중도절단은 연구 관찰 기간이 제한되어 있기 때문에 발생한다. 예를 들면, 출생 후 시작되어 코호트의 모든 구성원이 사망하기 전에 종료되는 연구에서는 중도절단이 발생한다. 중도절단이 가장 큰 문제로 작용하는 연구는 단면 연구(cross-sectional studies)이다. 단면 연구에서는 회상이 정확하더라도 데이터 수집 이후에 발생하는 에피소드는 누락되어 발병 연령을 낮게 추정할 수 있다. 코호트 연구에서는 이런 문제가 상대적으로 적지만, 중도절단은 여전히 문제로 남아 있다.

(3) 유병 바이어스(prevalence bias)

대부분의 정신질환은 재발하지 않지만, 재발하는 사람 중에서는 증상이 장기적이고 심한 경우가 많다. 그래서 질병의 자연사에서는 일생 중 가장 첫 질병 발병 시점의 사람을 대상으로 한 전향적 연구가 필요하다. 만약 여러 번 재발하는 사람이 있을 경우(예를 들어 15차례 정도 재발했다면), 임상의사는 한 번만 질병이 발병한 사람보다 재발하는 사람을 더 자주 진료실에서 만나게 될 것이다. 그렇게 되면 일반 인구의 정신건강 상태와 달리, 해당 질환을 더 심각하게 인식하게 될 확률이 높다.

(4) 회상 바이어스(recall bias)

응답자가 과거의 사실을 부정확하게 기억할 때 발생하는 문제점을 말한다. 단면 연구에서는 질병의 발병 시점이 조사 시점보다 오래전이어서 응답자가 그 상황을 정확히 기억하지 못할 경우 바이어스가 생긴다. 특히 질병이 심각했던 경우는 잘 잊히지 않지만 경미했으면 쉽게 잊히므로, 질병의 중증도가 기억에 어떤 영향을 미치는지 파악하기 어렵다. 심각했던 질병은 일찍 발병하는 경향이 있어, 바이어스는 더 일찍 발병했다는 방향으로 나타날 수 있다. 그러나 이와 달리 전향적 연구에서는 회상 바이어스의 위험이 적다.

또한, 결과를 추정하는 과정에서 눈가림이 이루어지지 않는다면 큰 문제가 될 수 있다. 참여자나 조사자가 특정인의 첫 조사를 기억한다면, 그 이후의 측정 결과에 바이어스가 발생할 가능성이 있다. 따라서 눈가림 없이 초기의 정신병리 인자를 조사한다면, 그 결과는 그 이후의 연관성을 과대 추정할 위험이 있다.

이러한 오류의 방향성이 무작위적이라 할지라도 전향적 연구에서는 결과의 해석에 영향을 줄 수 있다. 만약 무작위 오류가 발생한다면, 측정 바이어스는 유병률을 일정 수준에서 높이거나 발생률을 크게 증가시킬 수 있다. 재발률 역시 실제보다 더 높게 나타날 것이다.

(5) 통계적 혁신

전향적 연구에 대한 통계 방법론은 최근 몇십 년 동안 크게 발전했다. 중도 절단 문제는 생존분석을 통해, 시간에 따른 공변량 문제는 일반화 추정 공식(generalized estimating equations)을 통해 해결할 수 있다. 질병의 단계별 위험 요인은 다른 임계 값 설정에 따라 달라질 수 있기 때문에, 이러한 임계 값에 대한 통계적 방법론도 개발되었다. 특히 잠재성장혼합 모델(latent growth mixture model)은 네 차례 이상의 측정 시점에서의 값을 연속적 혹은 범주형으로 구성할 수 있으며, 역확률 가중치 방법(inverse probability weighting technique)은 탈락이 있는 경우 추적 관찰되는 코호트 연구의 분석에 활용할 수 있다.

5. 결론

정신병리의 자연사를 연구하기 위해서는 인구 기반의 샘플링, 장기적인 추적 및 정확한 측정이 필요하다. 지금까지 대부분의 정신질환 자연사 연구 데이터는 병원을 기반으로 했는데, 이렇게 수집된 데이터는 전체 인구를 완벽하게 대표하지 않을 수 있다. 그동안 살펴본 대규모 연구들의 결과는 다양한 인구집단에서도 유사하게 나타났으며, 이를 통해 연구자들 사이에 공통된 결론을 도출할 수 있었다.

더 읽을 거리

- Acheson, E. D. et al., "The Oxford Record Linkage Study: A Review of the Method with some Preliminary Results," Preceedings of the Royal Society of Medicine, Vol.57, Apr. PMID: 14152943; PMCID: PMC1897939.
- Roth, M. "The Natural History of Mental Disorder in Old Age." *J Ment Sci.* 1955 Apr; 101(423):281-301. doi: 10.1192/bjp.101.423.281. PMID: 13243044.
- Pediaditakis, N. "An Emerging Natural History in the Development, Mechanisms and Worldwide Prevalence of Major Mental Disorders." *Open Neurol J.* 2016 Dec 30;10:149-154. doi: 10.2174/1874205X01610010149. PMID: 28217181; PMCID: PMC 5278548.

3장

정신현상의 측정

1. 정신현상 측정의 이론

정신현상을 측정하기 위한 도구로서의 사이코메트리(psychometry)는 정신의학 분야에서 정량적 연구의 핵심이라고 할 수 있다. 사이코메트리는 크게 ① 참가자가 스스로의 자가 보고를 통한 설문지 작성과 ② 면담자가 참가자에게 직접 질문하여 측정하는 두 가지 방법으로 나뉜다. 정신의학은 국제적으로 인정받는 표준화된 진단 도구를 개발한 최초의 의학 분야 중 하나이며, 이 분야에서는 고도화된 연구 인터뷰 방식과 표준화된 접근법을 추구하였다.

정신 관련 현상을 측정하려면 먼저 변수의 형태를 정확히 파악해야 한다. 변수들은 주로 범주형(categorical) 변수와 연속형(continuous) 변수로 구분할 수 있다. 범주형 변수는 성별, 민족, 결혼 여부와 같이 주로 유형을 기술한다. 여기에는 이분법적 변수가 존재하는데, 예를 들어 '현재 DSM 주요우울장애를 가지고 있는가?'와 같은 질문에 대해서 예/아니오로 구분될 수 있다. 또한 두 가지 항 이상의 다차항변수(Polychotomous variable)가 존재하는데, 이는 단순 또

표 3-1 정신 관련 현상을 측정할 때 쓰이는 범주형 변수와 연속형 변수의 구분

범주형 변수	연속형 변수
㉮ 성별, 민족, 결혼 여부—주로 유형을 기술함 ① **이분법 또는 이분법적 변수** ㉮ 성별, 아동 학대 피해자—예/아니요, 현재 DSM 주요우울장애—예/아니요 ② **다차항변수**(Polychomous variable) : 단순(simple) 또는 순서(ordered) 변수 순서변수의 예: 현재 흡연 상태(비흡연자/하루 1~10개비/10~20개비/20개 이상)	진정한 연속변수와 이산변수 포함 ㉮ CES-D 10포인트 대 20포인트는 정신과 및 심리학 연구에서 일반적으로 사용되는 많은 '척도'임. 이는 연속적이지 않고 산술적이지 않음. 즉, 순서가 있는 범주형 변수에 더 가까운 특성이 있음.

는 순서변수로 나눌 수 있다. 순서변수의 예로서 현재 흡연상태를 들 수 있는데, 이에 대한 응답으로 비흡연자, 하루 1~10개비, 10~20개비, 20개 이상 흡연자 이렇게 여러 개의 항목 중 하나를 선택하여 응답할 수 있다. 연속형 변수는 또한 진정한 연속변수와 이산변수가 포함되는데, 예를 들어 CES-D의 값은 0점부터 60점까지이며 CES-D 점수가 14점일 때와 15점일 때가 진정으로 연속적이라고는 할 수 없다. 이는 순서가 있는 범주형 변수에 더 가까우며 이산변수라고 할 수 있다. 이에 반해 온도가 변수라면 34.5도 이후에 34.6도는 연속이라고 할 수 있다. 이를 진정한 연속변수라고 할 수 있다(표 3-1).

정신역학 연구에서 정신질환의 모델링을 위하여 필요한 측정영역은 표 3-2에 기술된 것처럼 일반적으로 다섯 가지 영역이라고 할 수 있다. 인구학적 변수, 사회경제적 수준, 사회적 상황, 활동/생활 방식 및 행동, 건강상태 등이다. 이러한 변수들은 정신건강 및 질환과 밀접하게 연관된 현상들이므로, 정신질환 조사 시 함께 조사되어야 한다.

특정 영역이나 정신질환에 대한 측정 도구를 고려할 때 종종 새로운 도구 개발의 필요성을 느낀다. 그러나 대부분 이미 개발된 도구가 존재하거나, 기존의 도구를 약간 수정하여 사용하는 것이 더 효과적이라는 사실을 알 수 있다.

표 3-2 정신역학 연구에서 정신질환 모델링을 위하여 필요한 측정 영역

정신 역학의 다섯 가지 주요 영역	
① 인구학적 변수	나이, 성별, 주거지역, 결혼 여부, 직업
② 사회경제적 수준	사회 계층, 소득, 부, 부채, 소비수준
③ 사회적 상황	사회적 연결망, 사회적 지지
④ 활동, 생활 방식 및 행동	담배/알코올 소비, 물질 사용, 식생활, 운동, 최근의 긍정적/부정적 삶의 사건에 대한 노출
⑤ 건강상태	- 이분법적 진단(예 조현병) 또는 연속적으로 분포된 특성(혈압, 혈청 콜레스테롤, 기분, 불안, 신경증, 인지 상태) - 전반적 건강 측정: 주관적 또는 객관적인 전반적 건강 평가, 장애(장애의 정도, 활동, 사회 참여), 건강 관련 삶의 질 - 의료 서비스의 필요 및 이용

만약 관련된 타당한 도구가 없다면 새로운 측정 도구를 개발해야 한다. 그런데 이 경우에도 적절한 예비 연구(pilot study)와 검증 과정을 거치지 않고 도구를 만든다면, 설문지 작성 시 오류나 바이어스가 발생할 위험이 있다.

그림 3-1의 체크리스트는 특정 정신현상을 측정하려 할 때 고려해야 할 주요 항목을 나열한 것이다.

① 측정하려는 개념을 명확히 정의하고, 그것을 왜 측정하려 하는지 이유를 명확히 해야 한다.

② 해당 현상을 측정할 수 있는 도구가 있는지, 그리고 그 도구가 연구에 적합하며 심리계량학적 타당성이 있는지 검토한다.

③ 설문지의 대상 집단이 생태학적으로 적절한지 확인하며, 특정 설문지가 그 집단에서 타당성이 검증되었는지 확인한다. 예컨대, 미국에서 개발된 설문지 중 일부는 한국 인구집단에서 타당도가 확인되지 않았을 수 있다. 이런 경우 설문도구의 타당도를 검증한 후에 실제 연구에 사용해야 한다.

④ 번역의 정확성과 다른 인구집단에서도 개념적 타당성을 검토하고, 필요

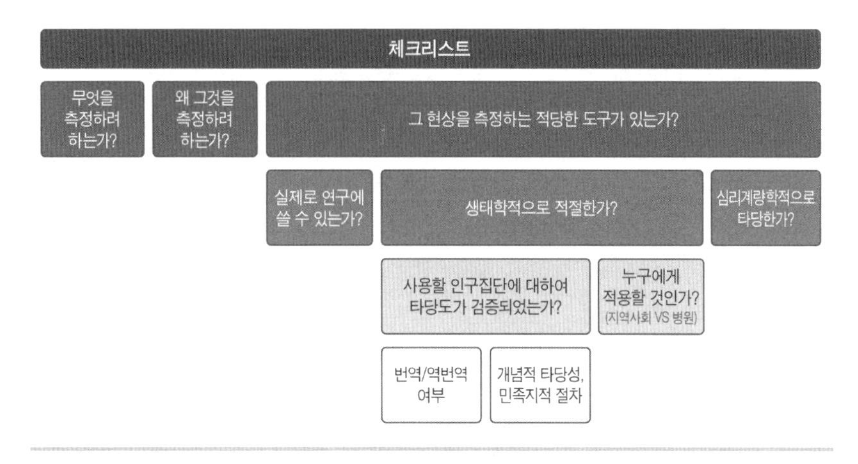

그림 3-1 정신질환 측정을 위한 설문도구 작성에 필요한 체크리스트 모식도

하면 민족적 특성을 고려하여 수정한다.

새로운 측정 도구의 개발을 고려한다고 가정해 보자. 프린스(M. Prince)는 영아와 부모 간의 상호작용 정도를 측정하는 척도(scale)를 개발한다고 할 때 고려해야 할 단계들을 다음과 같이 제시하였다(Das-Munshi et al., 2020).

그림 3-2와 같이, 먼저 측정하고자 하는 현상에 대해 조작적 정의를 명확히 하고, 전문가 및 해당 분야의 일반인들에게 의견을 구해 해당 항목이 타당한지 검토한다. 그다음, 측정하고자 하는 내용을 어떻게 질문 형태로 옮길 수 있을지 초안을 작성한다. 알파 테스팅을 진행해 검사-재검사 신뢰도, 천장 및 바닥 효과, 그리고 내부 일관성을 확인한다. 베타 테스팅을 통해 기준 타당성과 동시 타당성을 테스트한다. 마지막으로 개발된 도구가 다른 환경과 조사자에 의해 어떻게 측정되는지를 평가한다.

정신건강 현상을 측정하는 가장 기본적인 접근은 '사례(사건)'의 측정이라고 볼 수 있다. 여기서 '사례'는 측정의 기준이 되는 핵심 단위로, 질병의 유무를

개념 구성의 정의

측정하려고 하는 속성(trait)이 무엇인가?
포함조건/제외조건은 무엇인가?

개념 구성의 리뷰

전문가 및 해당 도구가 적용될 일반인 모두에게 해당되는가?
분명한가? 말이 되는가? 문화적으로 적절하게 물었는가?

항목에 대한 초안 잡기

구성을 해결하는 데 필요한 잠재적 항목은 무엇인가?

알파 테스팅(alpha testing)

테스트-재테스트 신뢰성, 천장 및 바닥 효과(ceiling and flow effect), 내부 규모 일관성(internal scale consistency)을 확인한다.
50~100명의 참여자가 필요하다

베타 테스팅(beta testing)

별도의 표본에서: 기준(criterion) 타당성 또는 동시(concurrent) 타당성에 대해 테스트된다.
내적 일관성 재검토, 요인 분석이 해당된다.

개발 후 테스팅

다른 환경에서 다른 조사자들에 의해 반복해서 테스팅된다.

그림 3-2 정신질환 측정을 위한 도구 개발의 단계

정의하는 기준이 된다. 예를 들어, 노년기 우울증의 유병률이 약 2%에서 13%로 보고되는 것처럼, 이런 큰 편차는 각 조사의 우울증 진단 기준의 차이에서 기인한다. 어떤 조사는 엄격한 DSM 기준을 사용했을 수 있고, 다른 조사는 다른 설문 도구의 더 유연한 기준을 사용했을 수 있다. 진단 기준은 그 정의에 따라 넓게 설정될 수도, 좁게 설정될 수도 있다. 넓은 기준은 다양하고 덜 심각한 질환도 포함되는 반면, 좁은 기준은 주로 명확하고 더 심각한 질환만 포함한

상자 3-1 DSM-5에서 주요우울장애 삽화의 진단 기준

> 한 개인이 2주 동안 아래의 증상 다섯 개 이상을 경험해야 하며, 이 중 증상 하나는 반드시 ① 혹은 ②가 포함되어야 한다:
>
> ① 거의 매일 종일 우울하다.
>
> ② 대부분의 활동에서 흥미가 현저하게 감소되어 있다(거의 매일 모든 것 또는 거의 모든 것에 대한 관심 감소) — 주관적이거나 타인에 의해 관찰됨
>
> ③ 체중의 감소나 증가, 혹은 식욕의 감퇴나 증가가 있음
>
> ④ 생각이나 신체 움직임의 감속이 발생한다(다른 사람들이 관찰할 수 있으며, 단순한 주관적 느낌의 안절부절못함이나 느려짐이 아님)
>
> ⑤ 쉽게 피로를 느끼거나 에너지가 상실됨
>
> ⑥ 거의 매일 삶에 대한 무가치감이나 부적절한 죄책감이 듦
>
> ⑦ 사고력, 기억력의 저하나 집중력 감소, 우유부단함이 거의 매일 발생함
>
> ⑧ 반복적으로 죽음에 대한 생각이 들거나, 자살사고나 자살 기도 및 계획을 세움
>
> 이 증상들은 개인에게 임상적으로 유의한 디스트레스(distress)를 줄 정도로 심각해야 하며, 사회적·직업적 또는 다른 중요한 기능 영역에서의 저하를 가져와야 한다. 또한, 이 증상들은 물질 남용이나 다른 의학적 상태 때문에 발생한 것이 아니어야 한다.

다. DSM-5나 ICD-11 기준으로 주요우울장애를 정의한다면, 두 기준 모두 엄격하게 운용된다는 것을 알 수 있다. 물론 DSM(미국 정신의학회의 진단 및 통계 매뉴얼)과 ICD(세계보건기구의 국제질병분류)는 완전히 일치하지 않는다. 하지만 DSM-5와 PHQ-9을 비교할 때, DSM-5는 주로 임상적으로 중요한 경우만 포함하는 반면, PHQ-9의 기준에 따른 사례는 경미한 우울증도 포함된다. 여기서 '임상적 중요성'이란 적극적인 치료 개입이 필요한 경우를 의미한다.

사례를 정의하는 방식에 따라 그 성격이 달라지므로, 측정 목적에 맞게 최적의 사례 기준을 결정해야 한다. 예를 들면, DSM과 같은 좁은 기준은 심한 형태의 우울장애를 선별하는 데 적합하며 높은 구성 타당도를 보일 것이다. 이러한

표 3-3 한글판 우울증 선별도구(Patient Health Questionnaire)

		전혀 아니다	2~3일 정도 그렇다	일주일의 절반 이상	거의 매일
1	매사에 흥미나 즐거움이 거의 없다	0	1	2	3
2	기분이 가라앉거나 우울하거나 희망이 없다고 느낀다	0	1	2	3
3	잠들기 어렵거나 자주 깬다/혹은 잠을 너무 많이 잔다	0	1	2	3
4	피곤하다고 느끼거나 기운이 거의 없다	0	1	2	3
5	식욕이 줄었다/혹은 너무 많이 먹는다	0	1	2	3
6	내 자신이 실패자로 여겨지거나 자신과 가족을 실망시켰다고 느낀다	0	1	2	3
7	신문을 읽거나 TV를 보는 것과 같은 일상적인 일에 집중하기 어렵다	0	1	2	3
8	다른 사람들이 눈치 챌 정도로 평소보다 말과 행동이 느리다/혹은 너무 안절부절 못해서 가만히 앉아 있을 수 없다	0	1	2	3
9	차라리 죽는 것이 낫겠다고 생각하거나 어떻게든 자해를 하려 생각한다	0	1	2	3

자료: 박승진·최혜라·최지혜·김건우·홍진표(2010), 「한글판 우울증선별도구(Patient Health Questionnaire-9, PHQ-9)의 신뢰도와 타당도」, 《대한불안의학회지 6》, 119~124쪽.

기준은 유전적 연관성 연구에 유리하다. 반면에, PHQ-9와 같은 광범위한 기준은 약물 효능 연구에 적합하다고 볼 수 있다.

우울증 증상의 개수를 측정하게 되면, 이는 삶의 질의 저하 정도, 의료 서비스 이용 빈도, 휴가 일수와 같은 변수와 상관관계를 가질 것이다. 좁은 기준을 적용하면 높은 구성 타당도와 같은 장점이 있겠지만, 우울증의 영향을 과소평가할 위험이 있다.

단순히 질병 유무를 이분형으로 판단하는 것 이외에도, 증상의 개수나 중증도와 같은 연속적인 변수로 측정할 수 있다. 예를 들어 우울증, 불안, 신경증,

인지 기능 등은 연속적인 특성으로 측정될 때 연속형 변수로 해석될 수 있다. 이러한 방식의 측정은 특히 희귀한 질병군에서 통계적 검정력의 강점을 보이며, 유전 연구의 표현형과의 연결 분석(예 linkage analysis)에 활용할 수 있다. 그 예시로는 ADHD와 정신증이 있다.

1) 측정에서의 기술적인 문제

(1) 측정(인터뷰)에서의 형태별 주의사항

인터뷰 방법에는 다음과 같은 여러 가지 형태가 있으며, 각 형태별로 주의할 사항이 있다.

① **대면 인터뷰** | 면담자는 예의 바른 태도를 유지하며, 단정한 복장을 해야 한다. 또한 신분증을 소지해야 하며 참가자의 집에서 인터뷰를 진행할 경우 손님으로서의 예의를 지켜야 한다.

② **우편 인터뷰** | 자가응답 형태이므로 간결하고 명확한 설문조사 문항이 필요하다. 시간 및 비용 효율성은 뛰어나나 응답률은 낮을 수 있으며(일반적으로 30~40%), 무응답자들은 종종 사회경제적·교육적 수준이 낮은 경향이 있어 바이어스가 발생할 수 있다.

③ **(유선) 전화 인터뷰** | 응답률이 우편 인터뷰보다 높으며, 실행이 용이하다. 무응답이 발생할 경우 반복적으로 연락을 시도해 응답을 얻을 수 있다. 그러나 휴대폰의 보급에 따라 유선전화 보유 비율이 감소하고 있어 이를 고려해야 한다.

(2) 측정 시 기타 고려사항

또한 질병을 측정할 때 고려해야 할 사항은 아래와 같다.

① **연구의 데이터 출처: 참여자 대(vs.) 면담자** | 참여자의 자가보고는 이상적

이나, 특정 영역에서는 면담자를 기반으로 한 측정이 필요하다. 예를 들면 치매, 조현병, 성격(personality) 평가 등은 면담자의 평가가 중요하다.

② **자가보고 대 면담자 조사** | 우울증, 불안증 등은 주로 자가보고로 평가되며, 개인적 민감 사항(마약 사용, 성경험, 범죄 행위 등)은 자가보고가 적절하다. 이 방법은 참가자가 복잡한 질문을 오해할 수 있으므로 주의가 필요하다.

면담자를 기반으로 조사를 진행할 경우, 참여자와 면담자 간의 높은 관계(rapport) 구축이 중요하다(예 CIS-R(Clinical Interview Schedule-Replication), CIDI (Composite International Diagnostic Interview)).

특히 면담자를 선정할 때, 어떤 인력을 동원할 것인지에 대한 고려가 필요하다. 이는 면담자의 배경과 교육 수준이 인터뷰의 질에 큰 영향을 미치기 때문이다. 수행할 인터뷰의 종류에 따라 선택할 수 있는 면담자가 달라질 수 있다.

설문이 비구조화 설문인지, 반(半)구조화 설문인지, 아니면 완전구조화 평가인지 판단해야 한다. 반구조화 인터뷰(예 GMS(Geriatric Mental State), PSE(Present State Examination), SCAN(Schedules for Clinical Assessment in Neuropsychiatry)의 경우, 임상의사가 수행하는 것이 적절하다. 이 방식은 질문하고 응답을 코딩하는 과정에서 임상적 판단을 할 수 있는 여지를 제공한다. 하지만 종종 이 방식은 기준 타당도가 낮게 나타나는 단점이 있다.

반면에 CIDI와 같은 완전구조화 인터뷰는 임상의사나 일반 면담자(lay interviewer) 모두가 수행할 수 있다. 이 방식은 면담자의 주관적 해석이 필요 없다. 특히 일반 면담자는 임상의사에 비해 비용이 저렴하며, 모집하기도 더 쉽다. 따라서 이들은 연구에 더 많이 활용되는 경향이 있다.

또한, 측정 시 질병에 대해 현상적으로 접근할 것인지, 아니면 분류적으로 접근할 것인지에 대한 선택도 필요하다. 현상적 접근은 CIS-R와 같은 일반적인 인터뷰 도구로 수행되며, DSM이나 ICD와는 완전히 일치하지 않을 수 있다. 반면에 DIS(Diagnostic Interview Schedule)나 CIDI와 같은 도구는 분류적 접근

표 3-4 정신질환 측정에서 두 가지 설문도구를 순차적으로(sequential) 적용하는 2단계 스크리닝 상황에 대한 예시

첫 번째 단계 조사			
GHQ(-)	900		
GHQ(+)	200		
합계	1100		

첫 번째 단계에서 걸리는 시간 = 1100 × 10분 = 10,000분 = 167시간

두 번째 단계 조사(앞 단계에서 GHQ(-)은 20%만 가져오고 GHQ(+)는 모두 가져옴)			
	SCAN(+)	SCAN(-)	
GHQ(-)	12	168	180
GHQ(+)	160	40	200
합계	172	208	380

두 번째 단계에서 걸리는 시간 = 380 × 1시간 = 380시간

방식으로 측정된다.

(3) 스크리닝과 확진 검사를 사용한 측정에서의 장점에 대한 예

GHQ(General Health Questionnaire)는 12개의 문항을 포함한 설문도구로, 검증된 임계치가 있으며, 짧은 검사 시간(5~10분), 질문하기 쉬운 항목들, 그리고 자가보고 방식의 척도가 그 장점으로 꼽힌다. 반면, SCAN은 단일 검사를 통해 최종 진단을 내릴 수 있는 도구이지만, 특별히 훈련받은 임상의사가 필요하고, 한 시간 이상이 걸리는 정밀한 검사이다.

표 3-4의 예에서는 첫 번째 단계로 GHQ를 이용하여 측정하고, 그 결과 양성으로 판정된 사람들 전체와 음성으로 판정된 사람들 중 20%를 무작위로 선택하여, 두 번째 단계인 SCAN 검사를 실시하였다.

이때 두 번째 단계에서 GHQ와 SCAN을 비교하는 표에서, GHQ에서 음성으

표 3-5 두 가지 도구(GHQ, SCAN)를 적용했을 경우 최종적으로 판별할 수 있는 정신질환의 예

	SCAN(+)	SCAN(-)	
GHQ(-)	12 (60)	168(840)	180 (900)
GHQ(+)	160	40	200
합계	172(220)	208(880)	380(1100)

로 판정된 인구에 대해 원래의 표본 추출 비율(0.2)의 역수로 가중치를 부여하면 계산 결과는 표 3-5와 같다.

즉, 가중치를 적용한 유병률은 220/1100이므로 20%임을 확인할 수 있다. 만약 스크리닝 단계(GHQ)에서 음성으로 판정된 사람들이 제외되었다면, 160/1100으로 유병률을 과소 추정하게 될 것이다.

따라서 2단계 검사를 진행할 때에도, 첫 번째 스크리닝 단계에서 음성으로 판정된 사람들을 포함시켜야 더 정확한 유병률을 계산할 수 있음을 알 수 있다.

2. 타당도와 신뢰도

도구가 과학적으로 유용하려면 타당도와 신뢰도가 높아야 한다. 타당도는 의도한 개념을 잘 표현하는 것을 뜻하며, 신뢰도는 반복 측정 시 일관된 결과를 도출하는 것을 뜻한다. 그림 3-3의 과녁을 상상해 보자. 정중앙이 정답이라고 가정할 때, 우리가 현실에서 얻는 측정 결과는 여러 곳에 퍼져 있는 오답처럼 나타날 수 있다. 이때 타당도와 신뢰도가 둘 다 높은 연구 도구는 과녁의 정중앙 주변에 밀집되어 있을 것이다(ⓓ). 만약 측정 결과가 과녁의 정중앙 주변에는 있지만 넓게 퍼져 있다면, 이는 타당도는 있지만 신뢰도가 부족하다고 볼 수 있다(ⓑ). 반대로 측정 결과가 과녁의 정중앙에서 멀리 떨어진 한 곳에 밀집되어 있다

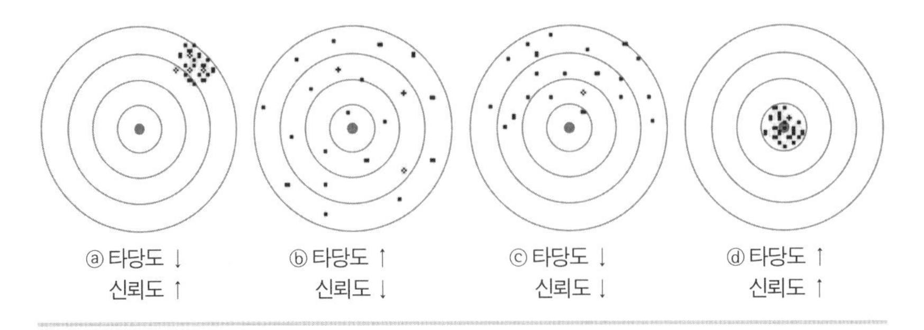

그림 3-3 연구의 타당도와 신뢰도를 과녁으로 표현한 모식도

면, 이는 신뢰도는 있지만 타당도가 부족한 도구라고 할 수 있다(ⓐ). 적절한 설문 도구나 심리계량학적(psychometry, 사이코메트리) 도구는 개발 이후에 그 타당도와 신뢰도가 검증되어 있어야 한다. 따라서 연구비 제안서나 연구 논문에서는 사용한 모든 측정 도구의 타당도와 신뢰도에 관한 연구를 반드시 인용해야 한다.

연구에서 소위 '현상의 측정'이라고 부르는 것은 관찰 불가능한 이론적 개념을 객관적인 지표와 연결하는 과정을 의미한다. 이 두 개념 사이의 연결에 있어 핵심적인 요소는 타당도와 신뢰도이다. 이 장에서 타당도를 자세히 다루기 전에, 신뢰도는 간단히 말해 객관적인 측정의 재현성으로 설명할 수 있다. 재현성은 다양한 분석자가 다른 장비를 사용하여 동일한 검사 항목에 대해 동일한 분석 방법으로 얻은 결과의 일관성을 의미한다. 객관적인 지표가 유효하려면, 먼저 그것이 신뢰될 수 있어야 한다. 그러나 지표가 신뢰될 수 있다 하더라도 반드시 타당한 것은 아니다(ⓐ).

이번 장에서는 구성체의 측정에 관한 타당도를 논의하고, 구성체 간의 관계, 즉 추정된 인과 관계의 내적 타당도와 외적 타당도에 대해서도 논의할 예정이다. 또한, 최신의 유전 및 뇌 영상 기술을 통해 정신질환을 파악하는 방법에 대해서도 논의할 것이다.

1) 타당도

타당도(validity)는 개념의 객관적 지표가 해당 개념을 얼마나 잘 나타내는지의 정도로 정의한다. 타당도에는 다양한 측면이 있으며, 이 장에서는 측정 도구의 주요 타당도 유형에 대해 알아볼 것이다. 타당도는 관심 있는 개념의 본질을 최대한 정확하게 포착하기 위한 지속적인 노력이며, 이를 위해서는 해당 개념에 대한 깊은 이론적 이해가 필요하다.

특히 정신과학적 질환의 정의에서는 완전한 실험실 검사가 없기 때문에, 설문도구의 타당도에 대한 이해는 특히 중요하다. 이를 고려하여 로빈스와 구즈(Robins and Guze, 1970)는 1972년에 정신질환 진단의 다섯 가지 기준을 제시하였다.

① 장애에 대한 임상적 기술 확립(이는 내용 타당도 및 기준 타당도를 포함한다)
② 진단 측정법과 실험실 검사 간의 관계(동시 타당도)
③ 검증을 위해 가족력 활용(유전체 발견 이전의 시대를 고려하여, 많은 정신질환은 가족 내에서 발생한다는 사실)
④ 진단 후의 치료 반응과의 관계(이는 예측 타당도를 의미. 동일한 진단을 받은 사람들이 유사한 결과를 보일 것이라는 가정을 포함. 그러나 많은 정신과 질환의 결과가 다양하여, 결과를 검증의 기준으로 사용하는 것은 문제가 될 수 있음)
⑤ 특정 진단에 대한 다른 기준과의 구별 가능성 평가(판별 타당도; 특정 질환의 진단은 다른 장애와 명확하게 구분되어야 함)

여기서는 이들 중 구성 타당도, 동시 타당도, 예측 타당도에 대해 알아보기로 하자.

(1) 구성 타당도(construct validity)

이는 측정도구가 의도한 구성을 얼마나 정확하고 일관되게 나타내는지를 보여주는 개념이다. 이는 측정값이 이론적 정의와 얼마나 잘 연관되어 있는지를 나타낸다.

구성 타당도 평가는 주로 세 단계를 거친다. 첫째, 관련된 개념들 간의 이론적 관계를 이해하고, 둘째로 이 관계를 조작적 측정(operational measure)을 통해 추정한다. 마지막으로, 얻어진 결과는 관심 개념의 이론적 맥락 내에서 해석된다. 또한, 다른 연구의 결과와의 일관성도 확인해야 한다. 하나의 연구만으로는 개념의 타당성을 완전히 확인하기 어렵기 때문에 다양한 샘플과 설정에서의 연구 결과의 일관성이 필요하다. 내용 타당도(content validity)는 구성 타당도 평가 과정의 일부지만, 이것으로만 이론적 개념과 측정 도구 간의 관계를 완전히 이해하기는 어렵다.

구성 타당도는 추상적 개념을 정의할 때 필수적이다. 이는 완전한 기준이나 내용 없이도 관심 개념을 정의할 수 있다는 전제하에 진행된다. 따라서 구성 타당도는 이론적 맥락에서만 평가될 수 있다.

예를 들어 주요우울장애를 측정하기 위해 특정 증상 체크리스트를 사용하는 경우, 타당도는 이 체크리스트가 주요우울장애의 진단을 얼마나 정확하게 반영하는지에 대한 것이다. 구성 타당도는 주로 개방형 인터뷰나 전문가의 포커스 그룹 토론을 통해 확인된다. 때로는 안면 타당도(face validity)나 내용 타당도(content validity)도 포함되며, 탐색적 요인 분석을 통해 내용의 일관성과 차원성을 평가한다.

내용 타당도는 항목 선택의 적절성을 반영한다. 이를 평가하는 두 가지 기준은 설문 구성에서 대표성과 사용된 검사 형식의 적절성이다. 항목 구성은 세 단계로 이루어진다. 먼저, 관심 개념을 반영하는 전체 항목을 정의하고, 그중에서 샘플링을 실시한다. 만약 특정 항목이 중요하다면 그 항목을 더욱 집중적으로 샘플링할 수 있다. 마지막으로, 선택된 항목을 검사 가능한 형식으로 구성한다.

내용 타당도를 직접적으로 평가하는 통계적 수단은 없다. 그러나 스트레이

표 3-6 내용 타당도 매트릭스 예시(심리적 회복탄력성을 기준으로)

<table>
<tr><th colspan="2">설문지 항목</th><th>1번 항목</th><th>2번 항목</th><th>3번 항목</th><th>4번 항목</th><th>…</th><th>N번 항목</th></tr>
<tr><td rowspan="6">(예시) 회복 탄력성의 내용 도메인</td><td>개인 역량, 높은 기준, 그리고 집념</td><td></td><td>✓</td><td></td><td></td><td></td><td></td></tr>
<tr><td>본능에 대한 신뢰, 부정적 정서에 대한 내성, 그리고 스트레스의 강화 효과</td><td>✓</td><td></td><td></td><td></td><td></td><td></td></tr>
<tr><td>변화에 대한 긍정적 수용 및 안정된 관계</td><td></td><td></td><td>✓</td><td></td><td></td><td></td></tr>
<tr><td>통제력</td><td></td><td></td><td></td><td></td><td></td><td>✓</td></tr>
<tr><td>영적 영향</td><td></td><td></td><td></td><td>✓</td><td></td><td></td></tr>
<tr><td>…</td><td></td><td></td><td></td><td></td><td></td><td></td></tr>
</table>

너(Streiner, 1993) 등의 연구자들은 **내용 타당도 매트릭스**(matrix)의 활용을 권장하였다. 이 매트릭스는 의도한 영역이 적절히 반영되었는지 확인하는 데 도움을 준다. 매트릭스의 각 행은 관심 영역 내의 특정 부분을, 각 열은 단일 항목을 나타낸다. 각 영역은 여러 항목으로 구성되어야 하므로 각 행에는 여러 체크 표시가 있어야 하며, 각 항목은 하나의 영역에만 속해야 하므로 각 열에는 체크 표시가 하나만 있어야 한다(표 3-6).

슈워츠 등(Schwartz, Myers and Astrachan, 1975)은 조현병의 결과를 파악하기 위한 사회적응 인터뷰 도구를 개발하였다. 이 연구는 1970년대 중반에 진행되었으나, 사회적응에 관한 연구로서는 현재까지도 타당성을 지니며, 내용 타당도와 관련하여 중요한 통찰력을 제공한다. 저자들은 사회적응의 주요 영역 중에서 개념적으로 역할 영역을 구분하고, 이러한 각 영역에 따라 다양한 항목을 설정하였다. 해당 항목들은 직장, 가사, 결혼, 사회 활동 및 여가 활동 등을 포함한다.

그중에 직업 영역의 대표적인 문항으로는 "현재 취업 상태는 어떻습니까?"와 "당신의 업무 능력에 대한 자신감은 어느 정도입니까?"가 있고, 결혼 영역에서는 "평소 귀하와 배우자의 관계 상태는 어떻습니까?"와 "배우자에게 감정이나 문제에 대해 이야기할 수 있습니까?"가 대표적인 문항이다. 대부분의 사람들은 이 네 가지 질문이 두 개의 항목 집합으로 나뉘며, 첫 두 항목은 직업과 관련, 후자의 두 항목은 결혼과 관련된 것으로 인식하며, 이들 항목의 내용이 겹치는 부분이 거의 없다고 판단할 것이다. 그러나 내용 타당도는 항상 간단히 적용되는 것이 아니며, 측정 대상이 추상적이거나 직접 관찰하기 어려운 경우에는 더욱 복잡해질 수 있다.

(2) 동시 타당도(concurrent validity)

이는 새로운 측정 도구의 결과와 다른 도구의 결과가 동시에 얼마나 관련이 있는지를 나타내는 정도이다. 여기에는 기준 타당도, 수렴 타당도, 발산 타당도, 그룹 타당도 등이 포함된다.

① **기준 타당도**(criterion validity) | 이는 '황금 기준(gold standard)'과 비교하여 어느 정도 타당도를 갖는지를 의미한다. 대체로 정신질환에는 생물학적 기준이 없다. 그동안의 연구에서 활용된 황금 기준은 주로 정신과 의사의 진단이었지만, 최근에는 표준화된 임상 인터뷰(SCID 등)를 황금 기준으로 사용하게 되었다.

내용 타당도가 전문가들의 합의에 의존하는 것과 달리, 기준 타당도는 실증적 결과에 근거한다. 이는 연구 중인 도구와 도구의 사용 전, 사용 중, 사용 후 등 세 가지 시점에서의 외부 사건이나 행동 간의 객관적 관계를 반영한다.

네 가지 평가 형태는 다음과 같다.

ⓐ **사후**(post-dictive) **평가**: 과거의 사건이나 행동과의 연관성을 평가한다(후향적, retrospective).

ⓑ **동시적**(concurrent) **평가**: 동일 시점에서의 측정값과 특정 기준과의 연관성

표 3-7 정신질환의 측정에서 타당도 지표(민감도, 특이도, 양성 예측도, 음성 예측도)를 나타내기 위한 예시

		질병의 황금기준(예 DSM-5)		계
		있음	없음	
검사 결과 (예 CES-D)	양성	a	b	$a+b$
	음성	c	d	$c+d$
계		$a+c$	$b+d$	$a+b+c+d$

을 평가한다.

ⓒ **전향적**(prospective) **평가**: 측정값과 미래의 기준과의 연관성을 평가한다.

ⓓ **판별적**(discriminant) **평가**: 예상된 사건 또는 행동과의 관계가 없는지를 평가한다(특이성).

동시 타당도의 판단 기준은 주로 측정 변수의 형태에 따라 다르다. 연속형 변수인 경우 피어슨(모수적(母數的) 방법)/스피어먼(비모수적 방법) 상관계수로 평가할 수 있다. 이분형 변수의 경우는 타당도 지표(민감도, 특이도, ROC 곡선 등)로 평가한다. 상관관계의 강도는 종종 타당도의 강도로 해석될 수 있다.

이분형 변수의 동시 타당도 평가 방법을 살펴보면, 예를 들어 우울증 조사도구인 CES - D(Center for Epidemiologic Studies Depression Scale)의 동시 타당도를 황금 기준인 DSM-5와 비교할 때, CES-D는 범주형 점수를 부여하므로 상관계수의 계산이 적절하지 않다. 사례 식별용 도구의 타당도는 민감도, 특이도, ROC 곡선 등으로 평가할 수 있다.

다음과 같이 실제 질병 유무와 검사 결과를 2 × 2 표로 정리하고, 각 칸에 해당하는 숫자를 a, b, c, d로 표기하면 된다(표 3-7).

이때 질병이 실제로 있을 때 이를 양성으로 판단하는 민감도와, 질병이 없을 때 이를 음성으로 판단하는 특이도를 계산할 수 있다. 이 두 지표는 유병률에 의한 영향을 받지 않으므로 검사의 고유한 특성을 반영한다는 것을 알 수 있다.

$$민감도 = a/a+c$$
$$특이도= d/(b+d)$$

로 계산할 수 있다. 또한, CES-D의 가장 이상적인 임계값을 결정하기 위해 ROC 곡선을 그릴 수 있다.

참고로, 검사 결과가 양성일 때 실제로 질병이 있을 확률인 양성 예측도와 검사 결과가 음성일 때 실제로 질병이 없을 확률인 음성 예측도를 계산할 수 있다. 양성 예측도는 $a/(a+b)$로, 음성 예측도는 $d/(c+d)$로 표기될 수 있다. 양성 예측도는 유병률에 영향을 받으며, 유병률이 낮아질수록 일반적으로 음성 예측도는 높아진다. 결론적으로, 도구를 민감도와 특이도를 사용하여 평가할 때 우수한 기준 타당도를 보일 수 있지만, 질병의 유병률이나 검증 샘플의 구성에 따라 실제 예측 성능은 달라질 수 있다. 이러한 이유로 한 사회에서 개발된 도구가 타당성을 입증받았다 해도, 다른 집단에 적용할 때는 그 도구의 타당도를 다시 검증해야 한다.

예를 들어 한 집단에서 CES-D를 조사했을 때, 황금 기준인 DSM-5 주요우울장애 진단과 비교하여 민감도는 100%였다. 이는 주요우울장애 진단을 받은 사람들 모두가 CES-D의 임계치 점수를 초과했음을 의미한다. 또한, CES-D의 특이도는 82%였는데, 이는 주요우울장애 진단을 받지 않은 사람 중 82%가 CES-D의 임계치 점수에 미치지 못했음을 나타낸다. 주요우울장애 외의 DSM-5 진단을 받았거나 진단이 없는 사람 중 18%는 CES-D 임계치를 초과한 점수를 보였으며, 해당 도구로 인해 우울증으로 분류되었을 것이다. 이것은 양성 예측도를 의미한다. CES-D의 임계치 값이 높아질수록 양성 예측도는 감소할 것이지만, 민감도도 함께 감소할 것이므로 임계치를 선정할 때는 균형 있게 고려해야 한다.

이렇게 특정 도구가 다른 대안보다 더 유효한지를 판단할 때 기준 타당도가 중요하게 고려되어야 한다.

• 알려진 기준 타당도 | 절대 기준이나 외부 판별 기준이 설정되지 않았을 때 이를 적용한다. 예로, 아동과의 긍정적인 공동 활동의 양을 비교할 때 부모 집단과 교사 집단의 응답을 비교하는 방식을 사용한다.

② **수렴 타당도**(convergent validity)와 **확산**(혹은 변별) **타당도**(divergent validity) | 이는 다른 측정도구를 통해 동일한(수렴) 혹은 다른(발산) 개념의 구성이 있는지를 비교하는 것을 말한다. 동일한 개념을 서로 다른 측정방법으로 평가할 때, 그 결과가 유사하게 나타나면 이를 수렴 타당도라고 한다. 예를 들어 PHQ-9와 CES-D로 측정했을 경우, 두 도구는 모두 우울 증상을 측정하기 때문에 높은 상관관계를 보여야 한다. 발산 타당도 혹은 변별 타당도는 서로 다른 개념을 측정할 때 그 결과가 구별되어 나타나야 함을 의미한다. 예컨대, GHQ-CES-D-CIS-R와 신체 기능 척도(Physical Functioning Scale: PFS)를 동일한 집단에서 측정했을 때, GHQ - CES - D - CIS-R 간에는 높은 상관관계가 나타나더라도 PFS와의 상관관계는 낮아야 한다. 이러한 수렴 타당도와 발산 타당도는 요인 분석을 통해 확인할 수 있다. 요인 분석에서는 상관관계가 높은 항목들이 하나의 요인으로 묶이며, 각 요인은 서로 독립적인 관계를 유지한다. 하나의 요인으로 묶인 항목들은 동일한 개념을 측정하는 것으로 간주되며, 요인 간에 낮은 상관관계가 나타나면 발산 타당도가 있다고 판단한다.

(3) 예측 타당도(Predictive validity)

측정 도구로 측정된 값이 미래의 질환 발생을 예측할 수 있는 정도를 나타낸다.

예로 들면, 우울증의 측정값이 미래의 휴가나 의료 서비스 이용을 예측하는 것이 있으며, 알코올 의존도의 측정이 미래의 알코올성 간질환 발생 가능성을 얼마나 예측할 수 있는지를 나타낸다.

이러한 타당도의 평가에는 ROC(Receiver Operating Characteristic) 곡선을 사

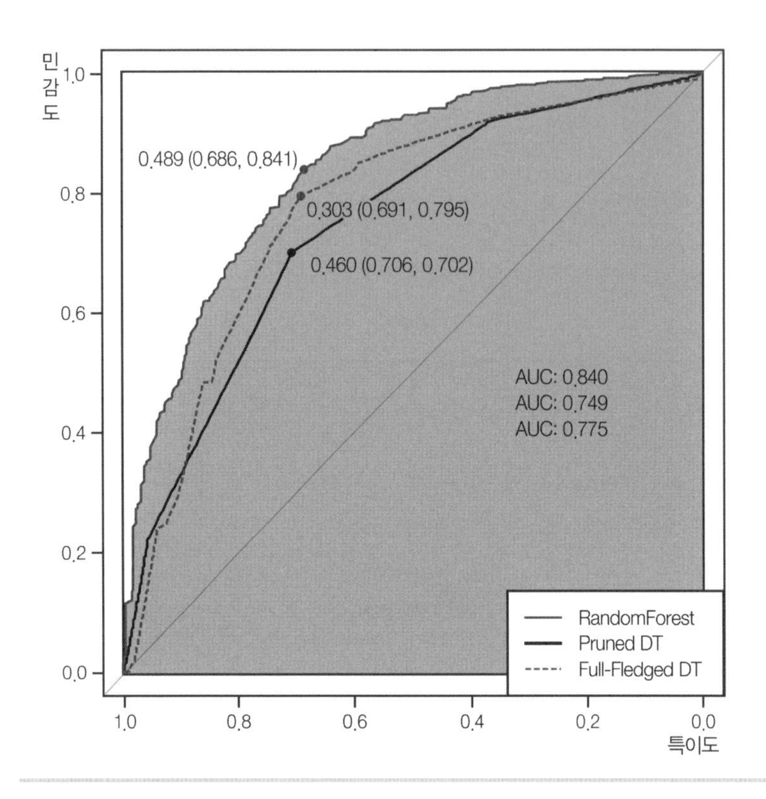

그림 3-4 타당도의 측정을 위한 ROC 곡선

용한다. ROC 곡선은 민감도를 수직 축으로, 1-특이도를 수평 축으로 사용하여 경계 값의 변화에 따라 그려진 선이다(그림 3-4).

곡선이 왼쪽 상단 쪽에 위치할수록 더 높은 타당도를 지닌 검사를 의미하며, 선 아래의 면적(Area Under the Curve: AUC)이 클수록 진단에 적합한 검사라고 판단할 수 있다.

(4) 내적 타당도와 외적 타당도

변수의 타당도는 내적 타당도와 외적 타당도로 나누어 설명할 수 있다. 내적

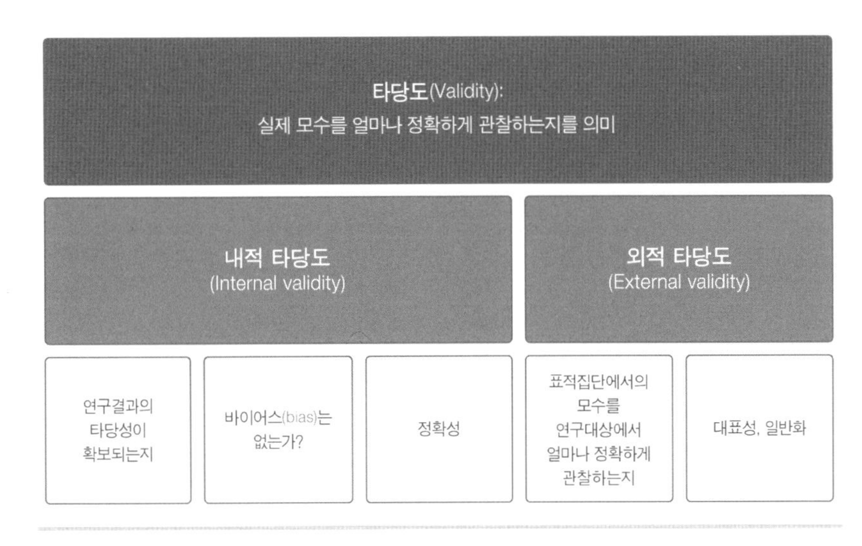

그림 3-5 타당도를 구성하는 요소들과 접근법

타당도는 통계적으로 유의한 결과가 나온 인과관계의 정확성을 말하며, 특정 개념을 평가하는 객관적인 측정과 그 개념 사이에 인과관계가 있는지를 확인하는 것이다. 반면 외적 타당도는 연구 결과가 다양한 사람, 시간 및 상황에 걸쳐 얼마나 일반화될 수 있는지를 나타낸다.

타당도의 확립에서 인과관계를 설정하는 주요 판단 기준 다섯 가지는 다음과 같다.

ⓐ 변수의 시간적 순서

ⓑ 연관성의 일관성

ⓒ 연관성의 강도(상대위험비(RR), 오즈비(OR), 상관계수(correlation) 등을 통해 측정)

ⓓ 연관성의 특이성(판별 타당도와 유사)

ⓔ 연관성의 방향이 현재의 설명 및 이론과 얼마나 적합한지

많은 역학 연구들이 준(準)실험적 특성을 가지므로, 변수 간의 관계에 대한 내적 타당성을 확립하는 것이 어려울 수 있다. 특히, 비실험 설계(non-experimental design)를 사용하는 경우 내적 타당도가 약화될 수 있다. 이러한 문제는 특히 노출군과 비노출군에서 노출 외의 요인이 다르게 작용할 때 발생한다.

통계적 회귀에서의 문제는 특히 제어하기 어려우며, 노출군과 비노출군이 동일한 모집단에서 나오지 않았을 경우 발생할 수 있다. 특히 비(非)무작위(non-randomized) 연구에서 그룹 간 특성을 맞추려고 노력하지만 그렇지 못할 때 내적 타당도에 문제가 생길 수 있다. 평균으로의 회귀(regression to the mean)는, 연속 변수에서 높은 값은 재측정 시 낮아지고 낮은 값은 반대로 높아진다는 특징을 가리킨다. 이 문제를 해결하기 위해서는 원 데이터의 전처리 변수의 신뢰성을 확인하는 것이 좋으며, 실험적 설계를 활용하는 것이 바람직하다. 이 외에도 초기 측정에서의 개인별 변이, 그룹 간의 추적 실패나 거부로 인한 결과 변수의 발생률 차이도 타당도 문제를 야기할 수 있다.

외적 타당도는 연구된 대상 또는 그 대상 중 일부를 제외한 다른 대상에 연구 결과를 얼마나 일반화할 수 있는지를 나타낸다. 외적 타당도를 위협하는 요소로는 노출에 따른 상황의 상호작용 효과가 있으며, 여기에는 선택적 상호작용, 설정의 상호작용, 시간적 상호작용의 세 가지 유형이 있다. 선택적 상호작용은 연구 대상자들에게만 결과가 적용될 수 있다는 점을 의미하며, 설정의 상호작용은 특정 설정에서의 연구 결과가 다른 설정에는 적용되기 어렵다는 것을 나타낸다. 시간적 상호작용은 연구가 특정 시간 동안 이루어진 경우 그 결과를 미래에 그대로 일반화하기 어렵다는 것을 의미한다. 이러한 문제들을 줄이기 위해서는 다양한 시간대와 인구집단에서 연구를 반복적으로 수행해야 한다.

2) 신뢰도와 다른 측정 기준들

(1) 신뢰도

신뢰도에는 주로 두 가지 유형이 있다. 측정-재측정 간의 신뢰성(test-retest reliability)과 관찰자 간 신뢰성(inter-observer reliability)이 그것이다. 측정-재측정 간의 신뢰성은 측정 내 신뢰도(intra-measurement reliability)라고도 하며, 각 측정 사이의 시간 간격에 따라 영향을 받을 수 있다. 반면, 관찰자 간 신뢰성은 서로 다른 평가자들 간의 일관성을 측정하는 지표이다. 하지만 대부분의 관찰 연구에서 한 대상을 여러 명의 관찰자가 동시에 평가하는 것은 어렵기 때문에, 여러 명의 평가자가 동일한 인터뷰 영상 등을 보고 참여자들의 반응을 평가하는 방식으로 측정되곤 한다.

이러한 신뢰도를 측정하는 방법으로는 일치율과 카파 통계량이 사용된다. 일치율은 아래와 같은 상황에서 계산될 수 있다(표 3-8).

100명의 사람을 대상으로 PHQ-9으로 우울 증상을 두 번 측정했다고 하자. 이때 10점을 기준으로 우울 증상의 양성 여부를 평가했다고 한다.

일치율은 전체 대상자 중 검사 결과가 일치하는 비율로 계산되며, 여기에서는 (25+60)/100로 계산된다. 즉, 각 검사끼리 같은 검사 결과가 나온 것을 분자로 하고 전체 검사받은 사람 수를 분모로 한다.

또한 카파통계량은 다음과 같이 계산된다.

P_o = 관찰된 일치하는 분율, P_c = 우연에 의해 일치하는 분율이라고 할 때,

$$\text{코헨의 카파 값(Cohen's Kappa)} = \frac{P_o - P_c}{1 - P_c}$$

카파통계량이 -1이면 완전히 불일치하는 것(perfect disagreement), 0이면 무작위 관계(random relationship), +1이면 완전한 일치(perfect agreement)를 뜻한다.

위의 PHQ-9 예시를 적용하면, 우연에 의한 일치 비율을 구해야 한다. 이는

표 3-8 PHQ-9 검사의 신뢰도를 설명하기 위한 가상적 예

		첫 번째 PHQ-9(cutoff 10)		계
		양성	음성	
두 번째 PHQ-9 (cut off 10)	양성	*a*(25)	*b*(10)	*a*+*b*(35)
	음성	*c* (5)	*d*(60)	*c*+*d*(65)
계		*a*+*c*(30)	*b*+*d*(70)	100

카파 통계량의 분자가 두 검사 결과가 우연에 의해 기대되는 것보다 얼마나 더 일치하는지를 나타내며, 카파 통계량의 분모는 최대의 일치를 위해 향상시켜야 하는 일치도의 크기를 나타낸다. 우연에 의한 일치율은 $[\{(a+c)\}\times(a+b)/n\}+\{(b+d)\times(c+d)/n\}]/n$으로 계산할 수 있다.

(2) 기타 기준들

내적 일관성(internal consistency)은 여러 항목으로 구성된 척도에서 개별 항목들이 공통의 기본 구성요소를 얼마나 잘 반영하는지의 정도를 나타낸다. 예를 들면, PHQ-9 척도 중 첫 번째 항목인 '일 또는 여가 활동을 하는 데 흥미나 즐거움을 느끼지 못함'과 전체 PHQ-9 점수와의 연관성을 평가하는 것이다. 이를 평가하는 데 사용되는 지표로는 알파 검정(alpha testing), 크론바흐의 알파(Cronbach's alpha), 그리고 분할 신뢰도(split-half reliability)가 있다.

알파 검정은 기존 항목들 중 상관관계가 높은 항목들로 수정한 후의 일관성을 측정한다. 크론바흐의 알파 값은 0에서 1 사이에 분포하며, 이 값은 척도 내 항목들 간의 상관관계를 요약한 것이다. 알파 값이 0.6~0.8이면 적절한 일관성을, 0.8 이상이면 높은 내적 일관성을 가진다고 볼 수 있다. 분할 신뢰도는 척도의 항목들을 무작위로 두 그룹으로 나눈 후, 각 그룹 내의 일관성을 측정하는 방법이다.

3. 정신질환 측정에 대한 발전

DSM 분류는 장애의 발병 기전에 기반한 것이 아니라 임상 관찰 및 연구로 파악된 징후와 증상을 기반으로 한 범주적 기준을 바탕으로 한다. 하이먼(Hyman, 2003)이 지적한 바와 같이, DSM은 유전형, 객관적인 검사, 병인에 대한 단서, 그리고 적절한 가족 및 종단 연구가 없다면 진정한 경험에 기반한 도구라는 타당성을 확립하기 어렵다. 더욱이 하이먼은 DSM이 임의의 임계치를 설정하여 장애를 일방적으로 구분하다 보니 많은 환자들이 해당 범주에 정확히 들어맞지 않아, DSM에는 '달리 지정된 바 없음(Not Otherwise Specified: NOS)'과 같은 포괄적인 용어가 지나치게 흔하게 사용되었다고 지적하였다. 개정된 DSM-5는 새로운 유전 및 신경생물학적 발견을 통합하여 진단 시스템을 강화하였다.

정신질환의 유전적 원인 파악은 복잡한데, 이 때문에 '내인성 표현형(Endophenotype)'이라는 중간 표현형 또는 형질에 초점을 맞춘 연구가 늘어나게 되었다. 내인성 표현형은 건강한 집단에 비해 정신병 환자나 그들의 영향을 받지 않은 가족 구성원에서 더 자주 나타나는 정량적이거나 연속적인 특성을 의미한다. 이는 동일한 정신질환 진단 기준을 만족시키지 않는 가족 구성원들 간에 공유되는 형질을 뜻한다. 내인성 표현형은 질병의 발병 또는 임상 표현형의 선행 사항으로서, 장애의 근본이 되는 유전자의 발현과 밀접한 연관이 있다고 추정된다. 베어든(C. Bearden) 등은 정신의학 문헌에서 제안한 기준을 따라 내인성 표현형을 정의하기 위한 기준을 아래와 같이 제안하였다(Bearden and Freimer, 2006).

① 내인성 표현형은 가족성이 있어야 하며, 적어도 중간 수준의 유전성이 보장되어야 한다. 이는 영향을 받지 않은 가족 구성원뿐만 아니라 해당 표현형과 관련된 정신질환이 있는 사람들에서도 관찰될 수 있어야 한다.

② 내인성 표현형은 단순히 장애의 결과나 후유증이 아니라, 유전자와 DSM 진단 사이의 인과적 관계의 일부로 볼 수 있어야 한다.

③ 내인성 표현형은 신뢰할 수 있으며, 검사-재검사 신뢰도 및 우수한 동시 타당성(수렴 및 확산 타당도 포함)이 필요하다.
④ 내인성 표현형은 일반 모집단에서 연속 분포(이상적으로는 정규 분포)를 보여야 한다.
⑤ 내인성 표현형은 특정 DSM 진단과의 높은 위험도와 관련이 있어야 한다.

4. 정신현상 측정의 실제

정신질환에 대한 인터뷰 평가는 다양한 연령대를 대상으로 한다. 일부 종단 연구에서는 임상 샘플을 기반으로 특정 장애의 경과를 조사하며, 다른 연구들은 더 광범위한 일반 인구를 연구하거나 혹은 고위험 인구에 중점을 둔다. 측정에 대한 계획을 세울 때, 대상 정신질환 또는 증상과 관련된 위험요인을 데이터에서 광범위하게 검토하는 것으로 시작한다. 연구자는 어떤 위험요인을 조사에 포함해야 할지를 그 중요도에 따라 결정하게 된다.

1) 인구집단의 선택

주요 연구 목표와 그와 관련된 질문에 대한 답의 가능성에 따라 연구 참가자의 범위를 결정한다. 단면 연구와 같이 한 번만 측정을 한다면, 주로 어떤 질환 및 증상의 유병률을 파악하기 위함이다. 여러 번 반복 측정을 한다면, 질환 또는 증상의 예측 요인 혹은 그 이후의 진행 상황을 조사하기 위함이다. 예측요인으로는 신체장애, 건강 상태, 낮은 사회경제적 요인 등이 있을 수 있다.

따라서 가능한 위험요인들의 측정 시점과 질병 발생의 시간적 관계를 고려하는 것이 중요하다. 코호트 성원이 언제 처음 측정을 시작할 것인지, 그때의 연령대는 어느 정도를 포함할 것인지 결정하는 것도 중요하다.

① **아동기 초반**: 이 경우에는 부모의 동의가 필요하며, 부모로부터의 정보 수집이 필요하다.

② **아동기 후반/청소년기 초반**: 이 경우에는 자가 보고가 가능하며, 부모나 선생님의 정보를 활용할 수 있다.

③ **청소년기 후반/성인기 초반**: 자가 보고가 가능하며, 부모나 자주 만나는 주변 사람들로부터 정보를 얻을 수 있다.

정신질환을 평가할 때 가장 좋은 참고 자료는 대상으로 하는 인구와 유사한 인구에 대한 과거 연구이다. 만약 기존의 프로토콜이 병원 인구집단을 대상으로 했다면, 일반 인구에 적용하기 위해 프로토콜 수정이 필요하다. 일반 인구집단은 병원 인구에 비해 경미한 질환을 가진 경우가 많다. 따라서 일반 인구를 대상으로 설계된 검사 도구는 질환의 중증도도 함께 파악할 수 있어야 선호된다.

2) 함께 측정해야 할 요소

(1) 환경과 환경적 위험요인

신체 건강, 사회적 상태, 참여자의 환경 등은 연령에 상관없이 대부분의 진단 도구에서 다루어져야 하는 변수들이다. 연구는 특정 환경(예를 들면 심각한 손상이나 폭력) 혹은 취약성(예 정신질환의 가족력)에 초점을 두어 설계될 수 있다.

(2) 다른 측정 변수

추가적인 측정 변수로는 출생 기록, 건강 관련 사항, 학교 발달 기록 등이 포함될 수 있다. 특히 발달된 국가에서는 측정 변수들을 직접 측정하지 않고, 기존에 있던 공적 자료를 활용할 수 있다. 기존 자료를 바탕으로 원하는 장애나 증상에 대한 데이터를 획득할 수도 있다.

또한, 관련된 행동, 정서 상태, 인지 능력, 신체 상태나 특정 뇌 관련 검사(MRI, fMRI) 등도 측정될 수 있다. 많은 연구에서는 침이나 혈액으로부터 DNA를 추출해 유전적 위험요인이 정신질환이나 증상에 어떤 영향을 미치는지 조사하였다. 이와 같은 측정 항목들은 연구의 초기 단계에서 결정되어야 한다.

(3) 코호트 참여자에 대한 다른 측정들

나이에 따라 사용하는 질환과 관련된 측정 변수가 달라질 수 있다. 그렇지만 일부 검사 도구는 연령에 구애받지 않고 사용된다.

3) 나이에 따른 정신 증상의 환경적·경험적 예측 요인 차이

(1) 영아기 및 초기 아동기(유치원 전 연령)

초기 아동기의 발달상 이상은 주로 정서, 인지, 행동 관련 장애로 나타난다. 이런 이유로 몇몇 종단 연구에서는 생애 초기부터 측정을 시작한다. 부모에게 아이의 장단점, 가정환경, 아이가 금지된 행동을 할 때의 대처 방법 등을 질문한다. 특히 학령기 전 아이들에게는 모성이 가장 중요한 정보원으로, 임신 기간이나 그 이후의 육아 관련 행동에 대한 질문도 포함될 수 있다.

(2) 아동기 중기(유치원부터 초등 저학년)

아이들이 유치원이나 학교 생활을 시작하면서, 엄마뿐만 아니라 선생님, 보모 등과의 인터뷰가 가능해진다. 조사 시점이 더 늦어진다면, 정신 증상 외에도 아이의 성격, 친구들과의 관계 등을 다시 측정하는 것이 좋다.

(3) 아동기 후기(초등 중·고학년)

아이에게 선호하는 활동, 행동 및 환경과의 관계 등을 직접 물어볼 수 있다. 또한, 연령에 맞는 정서적 반응이나 행동 특징에 대한 질문도 가능하다.

(4) 초 · 중기 청소년기(중학생)

청소년에게는 가족 간의 상호작용, 학교 출석 및 학업 성적, 또래와의 관계, 연애 및 긍정적/부정적 활동 등에 대한 질문을 할 수 있다.

(5) 후기 청소년기 및 초기 성년기(고등학생)

이때 정신질환 발생 확률이 높아지며, 일반적으로 응답률도 높다. 연애, 장애, 행동 문제 외에도 교육 수준, 인생 목표, 고용 상태, 수입 여부, 가정에서의 역할 등을 측정할 수 있다. 만약 특정 정신질환에 대한 조사를 원한다면, 관련된 핵심 질문들로 구체적으로 질문하는 것이 좋다.

(6) 중기 성년기(20~60대)

이미 질병의 경험이 있는 사람에게 증상과 장애에 대한 정보를 재확인하는 것이 유용하다. 자녀와의 관계, 부모의 건강 및 노화에 대한 고려 사항이 중요하다. 또한, 나이 들어가는 과정에서의 두려움과 공포가 증상과의 관계에서 중요한 역할을 할 수 있다.

(7) 후기 성년기 혹은 노년기(60대 후반부터)

노화와 관련된 주제, 예를 들면 일과 책임, 인간관계, 활동량, 그리고 정신질환과 스트레스 간의 관계 등에 초점을 맞출 수 있다.

4) 측정의 질에 대한 통계적 접근

인터뷰를 통한 측정 결과의 질을 평가할 때는 대체로 '신뢰도'를 중점으로 본다. 신뢰도는 질 평가의 주요 기준이며, 상태, 관계, 활동, 또는 환경을 다양하게 측정하는 도구에서 특히 중요하다. 신뢰도를 평가할 때 해당 도구가 중증도를 반영하는 '척도'를 갖추고 있으면 이상적이다.

5) 면담자의 선택 및 훈련

인터뷰를 진행할 면담자 선정 및 훈련은 굉장히 중요한 과정이다. 데이터의 질은 대부분 면담자의 능력에 따라 결정되기 때문이다. 면담자가 인터뷰 도중에 치우치지 않은 중립적인 태도를 유지하는 것은 특히 중요하다. 심지어 전문가라 할지라도 자신의 의견이나 경험으로 인해 중립성을 잃을 수 있다는 점을 명심해야 한다. 따라서 면담자 선정 후에도 특정 훈련이 필요하다.

선정된 면담자에게는 연구의 의미와 목표를 철저히 이해시켜야 한다. 또한 조사를 위한 프로토콜을 제공하고, 함께 검토하는 시간을 가질 필요가 있다. 연구 질문을 던질 때 개인적인 반응을 배제할 수 있도록 안내하고 훈련하는 것이 중요하다. 중립적 태도의 중요성과 다양한 질문에 어떻게 응답하는지에 대한 교육이 필요하며, 참여자에게 웃음을 지으며 응답하거나 어려운 질문에 과하게 격려하는 행위를 피하는 것이 포함된다. 경험 있는 면담자들로부터 인터뷰 시 주의사항을 배우는 것도 큰 도움이 된다.

이후, 면담자 후보들은 실제 참여자를 대상으로 인터뷰를 진행해 보고 그 녹음 내용을 기반으로 평가를 받는다. 민감하거나 어려운 질문에 대해서는 기록은 하되, 면담자가 의사처럼 행동하는 것은 피해야 한다. 또한 미리 준비된 프로토콜에 명시된 내용 이외의 질문은 하지 않아야 한다.

5. 증상 측정도구 및 진단 스케줄

정신현상을 측정하는 데에서, '척도'는 정신병리학의 차원을 나타내는 반면 '스케줄'은 정신질환의 범주를 의미한다. 척도는 증상을 양적으로 측정하는 도구인 반면, 스케줄은 증후군을 질적으로, 즉 이분법적으로 측정하는 도구로 볼 수 있다. 특히 이러한 스케줄은 미국 정신의학회의 진단 및 통계 매뉴얼(DSM)과 세계보건기구의 국제질병분류(ICD)의 최신 버전에 설명된 진단 범주를 정의하는 증후군을 기반으로 한다. 증후군은 '필수적 특징', '관련 증상', '지속기간', 그리고 '장애'로 구성되어 있으며, 패턴의 완결성에 따라 증후군의 유무가 결정된다. 이는 이분법적 측정을 하도록 한다. 대부분의 스케줄은 정신과 의사들에 의해 개발되었다.

지금까지 정신역학에서 사용된 대부분의 척도는 주로 불안이나 우울에 초점을 맞춘다. 응답 범주는 증상의 유무, 발생 빈도, 또는 증상으로 인한 생활의 방해 정도를 나타낸다. 각 항목에 따른 점수가 합산되며, 이를 기준으로 사례와 비사례(대조군)를 구분하는 임계치가 정해진다. 대부분의 척도의 점수 분포는 정규 분포를 따르지 않고, 양적 또는 음적으로 치우친 분포를 보인다(그림 3-6). 척도의 질문들은 주로 증상의 유무, 발생 빈도, 그리고 증상의 방해 정도에 관한 것들로 구성된다.

반면, 스케줄은 우울증과 불안뿐만 아니라 정신병적 장애와 약물 남용 등도 포함하여 보다 포괄적이다. 대개 다양한 질환들을 포괄적으로 포함하며, 스케줄은 피험자의 현재 임상 상태에 중점을 둘 것인지, 아니면 그들의 정신질환의 병력에 중점을 둘 것인지에 따라 다를 수 있다. 스케줄은 임상적 상태(현재 상태)나 평생의 증후군 병력(특성)을 측정할 수 있다. 역학조사를 위한 스케줄은 피험자의 평생 증후군 유무를 측정하는 데 중점을 두며, 인터뷰 시 임상적 판단의 필요성을 최소화하기 위해 세밀하게 설계되었다. 많은 스케줄은 특정 진

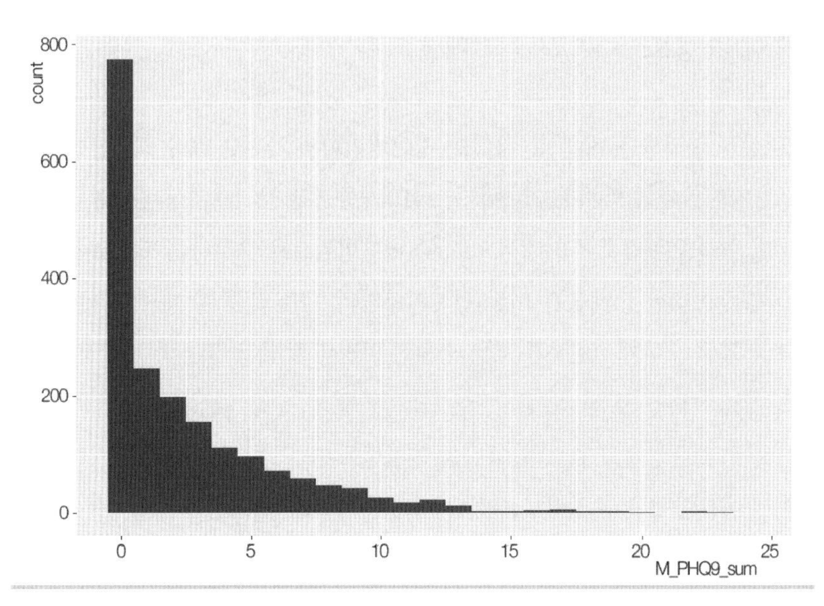

그림 3-6 양적 치우침(positive skew)이 있는 PHQ-9 점수 분포

지역사회 내 대부분의 척도의 점수분포는 정규 분포를 따르지 않고 양적 혹은 음적으로 치우친 분포를 보인다.

자료: 심뇌혈관 및 대사질환 원인연구(CMERC) 내 코로나19 정신건강조사 1차 자료.

단을 위한 '모듈'을 가지고 있어 연구자가 선택적으로 사용할 수 있다. 스케줄 내에서는 질환의 핵심적 특징을 묻는 '줄기(stem)' 질문이 존재하며, 이에 '아니오'로 응답할 경우 해당 섹션을 건너뛸 수 있다.

상자 3-2는 척도와 스케줄의 예시이다. 굵은 글씨로 표시된 척도와 스케줄은 현재까지도 활발하게 사용되는 도구들이다.

대부분의 증상 척도는 종이와 연필을 이용한 설문지로 개발되었다. 역학조사의 경우, 전화 인터뷰도 점차 많이 사용되기 시작했지만, 대면 인터뷰가 여전히 데이터 수집의 표준 방식이라고 할 수 있다. 최근에는 조사 방식이나 인터뷰의 보조 수단으로 컴퓨터를 사용하고 있다.

상자 3-2 주요 정신건강 조사 도구의 종류와 그 약어

BDI	Beck Depression Inventory
CES-D	Center for Epidemiologic Studies Depression Scale
CIDI	Composite International Diagnostic Interview
CIS	Clinical Interview Schedule
CIS-R	Clinical Interview Schedule Revised
CMI	Cornell Medical Index
DIS	Diagnostic Interview Schedule
DPAX	Depression and Anxiety Schedule
Eysenck	Eysenck Personality Inventory
GHQ	General Health Questionnaire
HOS	Health Opinion Survey
HSCL	Hopkins Symptom Checklist
MMPI	Minnesota Multiphasic Personality Inventory
PHQ-S	Patient Health Questionnaire
PRIME-MD	Primary Care Evaluation of Mental Disorders
PSE	Present State Examination
PSS	Psychiatric Status Schedule
SADS	Schedule for Affective Disorders and Schizophrenia
SCAN	Schedules for Clinical Assessment in Neuropsychiatry
SCID	Structured Clinical Interview for DSM-III-R
SCL-90	Symptom Checklist 90 Items
SF-36	Short-Form Health Survey 36 items
UM-CIDI	University of Michigan CIDI
WMH-CIDI	World Mental Health CIDI
ZDS	Zung Depression Scale
22IS	Twenty-Two Item Scale

1) 북아메리카에서 개발된 도구들(Tsuang, Tohen and Zahner, 1995)

북아메리카에서 개발된 도구로는 CSI(Cornell Selectee Index)와 NSA(Neuropsychiatric Screening Adjunct)가 있다. 이 두 도구는 제2차 세계대전 당시 미군

징집에서 정신 문제 선별을 위해 사용되었으며, 이후 다른 도구들의 발전에 기반이 되었다. HOS(Health Opinion Survey)는 NSA에서 파생되어 1959년에 캐나다의 스털링주 연구(Stirling County Study)에서 처음 사용되었다. 같은 NSA에서 파생된 22개 항목 척도(Twenty-Two Item Scale: 22IS)는 1962년에 미국의 미드타운 맨하탄 연구(Midtown Manhattan Study)에서 사용되었다. 22IS는 NSA를 기반으로, 우울보다는 불안에 초점을 맞춘 질문들이 많았는데, 당시에는 불안증상이 신경증적 장애를, 우울 증상이 정신증적 장애를 대변한다고 생각되었기 때문이다. 특히 자율신경계적 불안은 심장 두근거림이나 식은땀 같은 증상을 포함한다.

이런 도구들은 초기에 병원 환자들의 문제를 조사하기 위해 개발되었으나, 1960년대부터 1970년대에 걸쳐 일반 인구의 증상 조사용도로 넓혀졌다. HOS는 시간이 지나면서 우울·불안 스케줄(Depression and Anxiety Schedule: DPAX) DPAX1과 DPAX2로 발전하였다.

1977년에는 역학연구센터의 우울증 척도(Center for Epidemiologic Studies Depression Scale: CES - D)가 미국 국립 정신건강연구소(National Institute of Mental Health: NIMH)에 의해 개발되었다. CES-D는 불안 증상을 분리하고 단순히 우울 증상만 측정하는 도구였으며, 무의식적 불안이나 내적 증상보다는 더 구체적인 우울 증상 평가에 중점을 두었다.

1975년에 IPSI(Iowa Structured Psychiatric Interview)가 개발되었다. 이 스케줄은 영국의 PSE에 영향을 받아 만들어졌으며, 우울과 불안 외의 여러 질환을 측정한다. 20가지의 핵심적인 질문(우울증, 조증, 조현병, 신경증 관련)을 먼저 물은 후, '있다'로 응답되면 세부사항을 물어본다. 이러한 방식이 이 스케줄의 특징이다.

1980년에는 PERI(Psychiatric Epidemiologic Research Instrument)가 개발되었다. 이 척도는 다양한 인종에서도 신뢰도를 유지하는 것을 목표로 했다. 우울,

불안 외에도 그릇된 믿음, 조증 양상, 자살 생각 등의 증상을 측정하였으며, NSA, HOS, 22IS의 항목들을 포함한다.

1981년에는 DIS(Diagnostic Interview Schedule)가 탄생했는데, 이는 미국 대통령 지미 카터의 지시에 따라 NIMH 산하의 ECA(Epidemiologic Catchment Area)가 주도하여 개발하였다. 이 스케줄은 DSM을 기반으로 하며 조현병, 조증, 우울증, 공황장애, 공포증, 강박장애, 신체화, 알코올 및 약물 남용, 반사회적 성격 등의 다양한 질환을 포함한다. 각 질환에 대한 모듈이 있으며, 각 모듈 시작에는 줄기(stem) 질문을 먼저 제시하여 세부 사항을 질의할지 결정한다. 세부 사항을 조사하는 도중, 증상이 신체적 질환 혹은 물질 사용과 관련이 있는지 확인하고, 그에 따른 배제기준을 설정한다. 증상의 동시 발생, 의사와의 상담 필요성, 약물 처방의 필요성 등을 종합적으로 평가한다. 이후 이 도구는 유럽의 PSE와 결합하여 WHO에서 CIDI로 통합되었다. 이 중에서도 일부 변형을 거쳐 1998년에는 미시간대학교 CIDI(UM-CIDI)가 개발되었고, 이는 NCS(National Comorbidity Survey)에서 사용되었다. UM-CIDI는 줄기 질문들을 모아서 설문조사 시작 시에 일괄적으로 물어보는 방식을 채택했는데, 이는 설문 도중 응답자의 피로로 인한 위음성 발생을 방지하기 위한 전략으로 도입되었다.

1949년에는 CSI의 개정판인 CMI(Cornell Medical Index)가 탄생하였다. 이는 CSI에 신체 건강 문항을 추가한 버전이다. 이를 바탕으로 1954년에는 홉킨스 증상 체크리스트(Hopkins Symptom Check-list: HSCL)가 개발되었는데, 이 도구는 심리치료(Psychotherapy) 후의 효과를 모니터링하기 위해 설계된 것이다. 이 도구는 사용자가 최근 경험한 각 증상에 대해 '예' 혹은 '아니오'로 응답하게 되며, 이를 기반으로 여러 차례 개정되어 SCL-90이 개발되었다. HSCL-25는 HSCL의 25문항 버전으로, 1차 의료 환경에서 불안과 우울 증상의 임계치를 조사하기 위해 사용된다. 이전에 언급한 SCL-90는 1973년에 출시되었으며,

우울증, 불안증, 강박증, 적대감, 편집증적 사고, 정신병적 증상 등의 다양한 증상 영역을 평가한다. 현재는 1992년에 개정된 SCL-90-R 버전이 주로 사용되고 있다.

1961년에 BDI(Beck Depression Inventory)가, 1963년에 ZDS(Zung Depression Scale)가 개발되었다. 이 두 척도는 모두 항우울제의 사용 결과로 나타나는 증상 호전을 평가하기 위해 설계되었다. CES-D와 마찬가지로, 두 척도는 우울 증상만을 집중적으로 평가한다. 초기에는 정신과에서 환자 대상으로 사용되었으나, 시간이 흐르면서 1차 의료 영역에서도 사용 범위가 확대되었다.

1967년에 MSS(Mental Status Schedule), 1970년에는 PSS(Psychiatric Status Schedule)가 스피처(R. Spitzer)에 의해 개발되어, 미국과 영국의 진단 프로젝트(US/UK Diagnostic Project)에 사용되었다. 그 후 1978년에는 SADS(Schedule for Affective Disorders and Schizophrenia)도 스피처에 의해 개발되었다. 이는 DSM을 기반으로 정서장애와 조현병을 진단하기 위해 만들어졌다. 이를 바탕으로 한 연구에서 우울장애가 삽화적(episodic)인 질병임이 확인되었다. 여기서 '삽화(episode)'는 환자가 특정 정신질환의 진단 기준에 부합하는 증상을 보이는 동안의 지정된 시간을 의미한다.

1992년에는 DSM-III-R에 대한 구조화된 임상 인터뷰(Structured Clinical Interview for DSM-III-R: SCID)가 스피처에 의해 개발되었으며, DSM의 개정에 따라 지속적으로 업데이트되었다. 1994년에는 정신장애 1차 진료평가(Primary Care Evaluation of Mental Disorder: PRIME-MD)가 일반 의사도 사용할 수 있도록 간소화하여 개발되었다. 1999년에 나온 PHQ-S(Patient Health Questionnaire)는 자가보고 형식으로 설계되어, 현재 사용되는 PHQ 조사의 기초가 되었다.

1992년에는 SF-36(36-Item Short-Form Health Survey)도 출시되었다. 이는 신체와 정서의 건강상태를 동시에 평가하기 위해 만들어졌으며, 요인 분석(factor analysis)을 통해 여덟 개 영역으로 구분됨이 확인되었다.

2) 유럽에서 개발된 도구들(Tsuang, Tohen and Zahner. 1995)

유럽에서는 처음 제2차 세계대전 시기에 미국에서 개발된 CMI를 사용하였다. 1972년에는 CMI를 바탕으로 GHQ(General Health Questionnaire)를 제작하였으며, 설문지 항목마다 '평상시보다 더'라는 문구를 사용하여 상태(state)에 대한 평가를 진행하였다. 이 도구는 점차 세분화되어 '불안증과 불면증(anxiety and insomnia)', '심한 우울증(severe depression)', '사회적 기능저하(social dysfunction)', '전반적 질병상태(general illness)' 등의 세부 영역으로 나누어졌다. 특히 GHQ의 불안 영역은 자율신경적 불안보다 불안의 인지적인 부분을 강조하여 측정하였다. 2000년에는 PHQ-G(Personal Health Questionnaire)가 개발되었는데, GHQ 중에서 우울 증상만을 추려 10문항으로 간소화한 버전이다.

이에 앞서 1967년에는 PSE(Present State Examination)이 개발되었는데, 이름에서 알 수 있듯이 환자의 현재 상태(state)를 측정하기 위한 도구이다. 이는 미국의 SCID 계열이 평생의 질병력(lifetime history)에 중점을 둔 것과 대비된다. 이 척도는 인터뷰어의 판단을 크게 반영하여 측정된다. 또한, 이 척도는 미국/영국 진단 프로젝트(US/UK Diagnostic Project)에서 미국의 PSS와 함께 사용되었다. 그 후, PSE-8, PSE-9 등의 개정 버전이 나왔다.

물질 사용 장애나 성격 장애에서 정신증(psychosis)과 신경증(neurosis)를 구분하기 위한 도구로, 1982년에 SCAN(Schedules for Clinical Assessment in Neuropsychiatry)이 개발되었다. 이 도구는 WHO의 산하기관인 알코올, 약물 남용 및 정신건강 관리국(Alcohol, Drug Abuse, and Mental Health Administration: ADAMHA)에서 제작하였으며, PSE의 10번째 개정판을 포함하고, 성격장애에 대한 평가도 추가하였다.

1988년에는 WHO-ADAMHA에 의해 CIDI(Composite International Diagnostic Interview)가 제작되었다. 이는 전 세계의 일반 조사자(lay interviewer)가 사용할

수 있도록 설계되었다. 이 도구는 미국의 DIS와 영국의 PSE를 통합한 것으로, CIDI-AUTO, CIDI-SF, CIDI-S 등 여러 버전이 있다. UM-CIDI는 미국에서 주로 사용되며, 나머지 CIDI 버전들은 전 세계적으로 활용되고 있다. 캐나다에서 개발한 WMH-CIDI(World Mental Health CIDI)도 널리 사용되며, 기존의 CIDI 데이터 분석을 통해 증상들이 몇몇 카테고리(공포(fear), 디스트레스(distress), 외현화(externalization), 내면화(internalization))로 분류됨을 확인하였다.

1970년대에는 CIS(Clinical Interview Schedule)이 개발되었다. 영국에서는 앞서 언급한 CIDI보다 더 널리 사용되는 도구로, CIS-R(revised)는 일반 조사자(lay interviewer)가 사용할 수 있으며, 주로 신경증에 중점을 둔다.

6. 측정에서의 문화적 이슈들

다른 의학 분야와 달리, 특히 정신역학 연구에서는 문화적 문제가 매우 중요하다고 할 수 있다. 문화란 지역, 국적, 민족, 또는 종교에 따라 정의된 인구 간에 서로 다른 학습된 규범, 신념, 가치 및 행동의 공유된 시스템을 뜻한다(Hruschka and Hadley, 2008). 이렇게 같은 문화권 안에서의 정신질환의 패턴은 다른 경우가 많다. 예를 들어, 종교는 정신질환의 유병률과 강도에 영향을 줄 수 있음이 알려져 있다. 또한 문화가 다르면 같은 수준의 빈곤율을 보이는 두 집단이라 하더라도 정신질환의 유병률이 다르다는 것으로 알려져 있다. 이러한 문화와 정신질환의 관계는 정신역학에서 다음과 같은 항목들에서 논의되어 왔다.

(1) 범문화적 연구들(Cross-cultural studies)

야마모토 등(Yamamoto et al., 1998)은 한국, 대만, 홍콩에서 각 정신질환의 유병률을 측정하였고, 특히 알코올 사용 장애를 비교함으로써 같은 인종이지만 다른 문화권에서 어떻게 정신질환의 유병률이 다를 수 있는지를 비교·분석하였다. 이런 연구에서는 사회적·환경적·경제적·문화적 변수가 정신질환의 원인 및 결과에 영향을 준다고 가정한다.

(2) '다문화' 서구 국가에서의 실질적인 증거

여기서는 정신질환의 유병률과 그 결과, 특히 그들이 인식되는 방식과 정신질환자가 적절한 의료 서비스에 접근하는 방식이 인종 그룹 간에 상당히 다르다는 점에 주목한다. 이는 어떤 유형의 정신질환은 다른 인종에서 기준집단보다 더 많거나 적다는 점에 착안한다. 예를 들어 브레슬로(Breslau et al., 2017) 등은 미국에 거주하는 백인, 흑인, 아시아인, 히스패닉을 비교하여, 조현병과 같은 심각한 정신질환이 백인에 비해 히스패닉에서 32.6% 높았으며 아시아인에서는 23.3% 낮았음을 보고하였다.

(3) 문화적 요인의 영향을 받는 정신의학적 개념의 존재

예를 들어 동성애는 과거에 정신질환으로 간주되었지만, 서구 사회 진보운동가들의 영향으로 이에 대한 인식이 바뀌었다. 비서구적 환경에서의 역학 연구에서는 지역적 특성에 따른 개념을 연구의 설계와 분석에 고려해야 한다.

(4) 지역사회 및 의료 서비스의 요구와 관련된 연구(Tsuang, Tohen and Zahner, 1995)

이러한 연구 주제는 해당 커뮤니티의 특성에 민감한 것으로 알려져 있다. 정신역학에서 측정 및 연구의 문화적 문제는 모든 역학 조사와 연관이 있다고 볼 수 있다. 이러한 논의의 시작에는, 정신의학에 대한 문화적 영향에 관한 연구가 거의 전적으로 서구 인구(유럽 및 북미)에서 개발된 생의학 진단 패러다임하에서 이루어졌다는 사실을 기반으로 한다. 이에 따라 다른 문화권에서의 정신질환에 대한 접근 방식은 주로 서양 문화와 다른 문화 배경을 가진 사람들이 정신질환을 어떻게 경험하는지를 설명하는 것이었다. 이러한 근본적인 한계가 있음에도, 정신질환에 대한 문화적 영향에 관한 여러 연구에서는 서구 문화를 다른 인구집단과 비교하는 기준으로 시작하곤 했다.

문화는 역동적이며, 특히 최근에는 문화적 혼합, 동화 및 상호 영향이 점점 두드러지는 추세다. 국가 간의 대량 이주가 증가함에 따라 수용하는 국가와 이민자 커뮤니티 간의 문화적 혼합이 더욱 명확해진다. 예를 들면, 유럽 사회에서 아시아 음식문화가 받아들여지거나 이민자들이 조국의 의복 양식을 선택하는 것이 그런 예이다.

인종과 민족의 문제 역시 중요하다. 문화의 복잡성이 증가하는 가운데, 인종과 민족은 국내 및 국제적으로 하위 인구집단을 구분하는 데 사용되었다. 인종과 민족이란 추정되는 유전적 또는 생물학적 기원에 기반한 사전 정의된 특성(이 문서에서 정의된 그룹 간의 사회적·문화적 차이와 관계가 없을 수 있는 유전적 또는 생물학적 요인 포함)을 통해 관찰자에게 인식되는 방식으로 사람들을 분류하는 데 사용되는 용어다. 예를 들어 영국에 거주하는 인도 대륙 출신의 사람들을 '인도계 아시아인'으로 분류할 수 있지만, 이로써 이 인종 그룹이 '유럽인' 인종 그룹만큼 다양하다는 것을 무시할 수 있다. 그럼에도 민족성은 질병의 역학 연구에서 인구의 하위 그룹을 설명하는 데 유용한 용어로 여겨진다.

비교정신과학(comparative psychiatry)은 정신질환과 사람, 국가, 또는 문화의 심리적 특성 사이의 관계를 연구하는 학문이다. 주된 목표는 정신질환과 이러한 광범위한 심리-사회적 특성 사이의 연관성을 탐색하고 설명하는 것이다. 이 개념은 점차 사용 빈도가 줄고 있지만, 범문화적 정신과학의 연구에 유용하게 활용될 수 있다. 그 이유는 비교군을 문화와 같은 미리 정해진 기준에만 의존하여 정의하려 하지 않기 때문이다. 이 개념은 국제정신과학(international psychiatry)과 방향성이 유사하다.

표 3-9 범문화적 정신과학과 비교정신과학의 비교

범문화적 정신과학(cross-cultural psychiatry)	비교정신과학(comparative psychiatry)
정신질환의 문화적 맥락 및 정신의학 서비스에서의 인종적 다양성 문제를 다루는 분야	정신질환과 사람, 국가, 또는 문화의 심리적 특성 사이의 관계 연구 (정신질환과 이러한 광범위한 심리-사회적 특성 사이의 연관성 탐색 및 설명)

문화일반적(etic) 접근은 정신 역학에서 문화 간 연구의 문제를 다룰 때 사용된다. 특정 사례(case)의 정의와 증상의 정량화에서 동등성(equivalence)이 부족할 수 있다는 문제가 있다. 이 접근법은 주로 유럽계 미국인 사회에서 발전한 정신의학 분류 시스템이 주도하였으며, 정신과학의 측정 및 진단 과정을 표준화하는 데 사용되었다. 임상 평가에서 파생된 표준화된 인터뷰 방법은 역학 조사에서 '사례 여부'를 결정하기 위해 개발되었다. 이러한 방법은 주로 서구 문화에서 검증된 후 다른 문화에서도 적용되었다.

문화일반적 접근법은 정신질환이 전 세계적으로 광범위하게 유사하다고 가정한다. 이는 정신의학 분류 및 측정, 의료 모델도 전 세계적으로 적용할 수 있다는 맥락과 일치한다. ICD(WHO)나 DSM(APA)의 존재는 이러한 가정을 지지한다(물론, 증후군의 진단 기준은 국제 정신의학 분류의 정기적인 개정을 통해 변화하는데, 이러한 변화는 종종 정치적 요인의 영향을 받게 된다).

하지만 문화일반적 접근법의 한계도 분명히 존재한다. 문화일반적 접근법은 검증되지 않은 가정을 바탕으로 수행되곤 하는데, 이로 인한 잠재적 가정으로는 다음과 같은 사항이 있다.

- **정신질환의 보편성**: 유럽과 미국에서 나타나는 정신질환은 전 세계 어디에서나 나타날 것이라는 가정.
- **증후군의 불변성**: 정신질환의 증상은 문화에 따라서 차이를 보이지 않는다

는 가정.

- 내재된 타당도: 현재 사용되는 질환 분류법은 보편적으로 타당한 임상적 구조를 가진다는 가정.

특히 주의해야 할 점은, 다른 문화의 행동 패턴이나 현상의 겉보기 유사성에 현혹되어 그 문화의 독특한 행동을 정신질환으로 오해하는 위험이 있다는 것이다. 정신질환의 분류는 정상과 병리의 암묵적인 문화적 개념을 바탕으로 한 미국과 유럽의 관점을 크게 반영한다. 문화일반적 접근법은 생물학을 우선시하는 시각을 갖고 있어, 정신질환의 문화적 및 사회적 맥락을 충분히 반영하지 못한다는 비판을 받는다.

이에 반해 문화내부적(emic) 접근법은 주로 의료인류학에서 나타난 관점이다. 이는 특히 저소득 국가의 건강 연구에 큰 영향을 주었다. 이 접근법은 질병이 단순히 실증주의적인 '과학적' 관점에서 본 일관된 현상이 아닌, 개인의 사회문화적 환경과 연관된 '인과 관계의 그물(web of causation)'로 이해되는 패러다임의 전환을 통해 등장하였다. 이를 통해 범문화정신의학(cross-cultural psychiatry)이 이러한 새로운 패러다임을 반영하게 되었다. 문화는 정신질환의 표현과 질병의 발생에 큰 영향을 주므로, 유럽계 미국인의 정신병리학적 범주가 보편적으로 적용될 수 있다고 단정 짓기 어렵다. 이는 정신질환과 관련된 병태생리학적 변화가 명확하지 않기 때문에, 정신의학의 진단 범주는 질병(disease)보다는 질환(illness)의 개념에 더 가깝다는 주장과 연결된다. 문화내부적 접근법은 특정 문화 내에서 발생하는 현상을 평가하고 그와 관련된 다른 요소를 이해하는 것을 목표로 한다.

그러나 문화내부적 접근법을 통해서는 다른 문화 간의 질병 비교가 어려워진다. 예를 들어, 하나의 문화 내에서만 특정 정신질환의 장기적인 진행과정이나 치료 결과를 깊게 관찰하기 힘들 수 있다. 이로 인해 여러 연구 방법의 표준

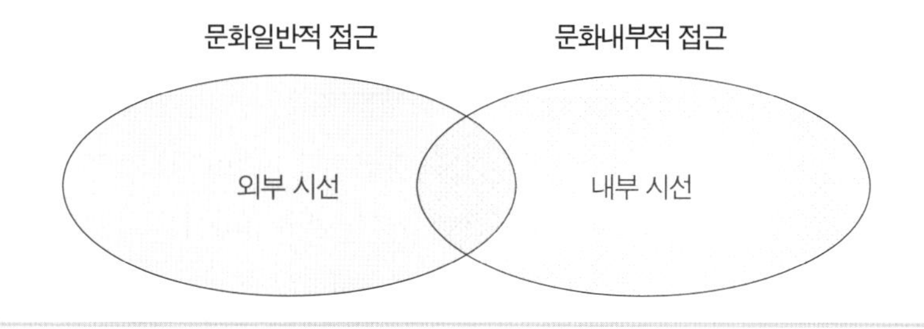

그림 3-7 문화일반적 접근과 문화내부적 접근의 모식도

화도 제한될 수 있다. 문화는 정적인 개념이 아니라 지속적으로 변화하며, 산업화 과정을 겪은 다른 문화권에서도 유럽이나 미국의 질병 현상이 공통적으로 나타날 가능성이 있다. 그뿐 아니라 질병에 대한 인식 또한 시간이 지나면서 변화할 수 있다.

범문화정신의학에는 문화일반적 및 문화내부적 접근법의 장단점이 존재한다. '새로운 범문화정신의학' 혹은 문화적으로 민감한 정신의학의 발전을 위해서는 문화일반적 및 문화내부적 강점을 통합하는 것이 필수적이다. 예를 들어, 정신질환에 대한 토착적 믿음과 생물의학적 시스템을 조합해 의사가 환자의 '설명 모델(explanatory model)'을 설정하여 의사와 환자 간에 적절한 치료방법을 계획할 수 있다. 연구자라면 해당 문화나 지역에서 간주되는 정신질환의 증상을 조사하고, 그 지역의 진단과 국제 분류 시스템과의 관계를 밝혀낸다. 이러한 방식으로 '새로운' 범문화정신의학의 주요 목적은 지역 문화에 민감하면서도 타당한 데이터를 생성하고, 문화 간에 합리적으로 비교할 수 있는 방법을 제시하는 것이다.

'새로운' 다문화정신의학의 핵심 목표는, 지역 문화에 민감하면서 타당한 데이터를 생성하고, 문화 간에 합리적으로 비교할 수 있는 방법으로 다양한 문화의 정신질환을 해석하는 것이다. 다문화정신의학은 대체로 선진국의 연구자 및 학자들이 중점을 둔 분야다. 그 결과, 개발도상국의 연구자들이 시작한 대부분의 연구에서는 '문화'를 독립변수로 고려하는 경우가 드물다. 많은 '다문화' 개발도상국에서는 다문화정신의학 연구 방법론이 적절히 적용되지 않는 경우가 많다. 예를 들면, 인도나 중국처럼 다양한 문화가 존재하는 나라에서도 한정된 지역의 연구만 강조되어 전체를 대표하는 것처럼 보일 때가 있다. 서구 문화권의 연구가 국제적으로 중요하다고 여겨지는 반면, 개발도상국의 문화는 정신질환의 기본적인 원인으로 간주되기도 한다. 예컨대 저개발국에서는 정신질환 치료 시스템의 부재와 문화적 편견이 강조되곤 한다(Jayaram, Goud and Srinivasan, 2011). 또한 문화가 지속적으로 변화하는 복잡한 사회적 구성물임을 인지하지 못하거나, 다양한 문화 간의 관계를 고려하지 않아, 태도나 관행, 신념 등이 분리되어 연구되기도 한다.

7. 요약

정신현상의 측정 시에는 다음과 같은 사항을 유념하도록 한다.

① 질환 및 장애와 관련된 기존 연구들을 철저히 검토하여, 잠재적 위험요인들이 조사에 반영될 수 있도록 한다.

② 조사 대상의 선정이 중요하며, 적절한 대상을 조사에 포함시켜야 한다.

③ 면담자를 통해 얻은 인터뷰 데이터의 질 평가는 필수적이다.

④ 웹 기반 질문지를 사용하여 자료를 수집할 때는 참여자들이 웹 환경에 잘 적응할 수 있게 고려해야 한다.

⑤ 설문 데이터 외에도 유전, 뇌 영상 등의 다양한 데이터를 포함할 수 있다.

더 읽을 거리

- Kendell R. and A. Jablensky, "Distinguishing between the validity and utility of psychiatric diagnoses." *Am J Psychiatry*. 2003, Jan. 160(1): 4~12. doi: 10.1176/appi.ajp.160.1.4. PMID: 12505793.
- Burger H. and J. Neeleman. "A glossary on psychiatric epidemiology." *J Epidemiol Community Health*, 2007, Mar. 61(3): 185~189. doi: 10.1136/jech.2003.019430. PMID: 17325392; PMCID: PMC2652904.
- Wakefield, J. and M. Schmitz. 2009. "The Measurement of Mental Disorder." In T. Scheid and T. Brown(Eds.). *A Handbook for the Study of Mental Health: Social Contexts, Theories, and Systems*(pp. 20~45). Cambridge: Cambridge University Press. doi:10. 1017/CBO9780511984945.005

4장

정신역학 연구의 방법론적 접근

1. 통계적 접근

기존의 역학과 정신역학의 통계분석 간 차이점은 무엇일까? 의학 통계의 결과 변수는 대부분 이분형 변수(생존 vs. 사망)로 나타나지만, 삶의 질 측정에서와 같이 순차형이나 연속형 결과 변수의 분석도 점차 증가하고 있다. 그렇지만 대부분은 결과 변수로 이분형 변수를 사용하여 주로 다중회귀 분석을 통해 분석을 진행한다.

1) 예로서의 다중선형회귀 분석

양지수 등(Yang J. S. et al., 2023)이 2022년에 수행한 연구는 국내 CMERC(심뇌혈관 및 대사질환 원인연구)하의 하위 코호트인 CC-MHS(CMERC COVID-19 Mental Health Survey)의 자료를 기반으로 수행되었다. 이 연구는 2013년부터 2018년까지의 기반조사를 거쳐 2020년부터 2022년까지 추가로 이루어진 네 차

표 4-1 양지수 등이 수행한 CC-MHS 연구에서 기저조사에서의 사회적 연결망 특성과 코로나19 이후 시점별 PCL-5 점수에 대한 분석을 수행한 자료 코딩 표

변수명	설명
sex	성별. 1 = 남성, 2 = 여성
age	기반조사시의 연령
edu	교육년도. 1 = 9년 이하, 2 = 10~12년, 3 = 13년 이상
mar	결혼상태. 1 = 미혼, 2 = 이혼/별거, 3 = 결혼 후 동거, 4 = 사별
inc	1 = 최하위 사분위수(Q_1), 2 = Q_2, 3 = Q_3, 4 = Q_4(최상위)
smok	0 = 비흡연자, 1 = 과거 흡연자, 2 = 현재 흡연자
drink	0 = 비음주자, 1 = 과거 음주자, 2 = 현재 음주자
active	1=T_1(최하위 삼분위수), 2 = T_2, 3 = T_3
cor	동반 질환. 0 = 없음, 1 = 1개, 2 = 2개 이상
n_size	사회적 연결망의 크기
n_feel	사회적 연결망의 총친밀도
PCL5_1	코로나19 이후 추가 1차 인터뷰에서의 PCL-5의 점수(2020년 3월 측정)
PCL5_2	코로나19 이후 추가 2차 인터뷰에서의 PCL-5의 점수(2020년 8월 측정)
PCL5_3	코로나19 이후 추가 3차 인터뷰에서의 PCL-5의 점수(2021년 7월 측정)
PCL5_4	코로나19 이후 추가 4차 인터뷰에서의 PCL-5의 점수(2021년 11월 측정)

자료: Yang J. S. et al.(2023).

례의 조사 동안 코로나-19 팬데믹하에서의 정신건강의 상태 및 궤적을 알아보고자 수행되었다. 양지수 등은 기반조사에서의 사회적 연결망(social network)이 팬데믹 이후의 외상 후 스트레스 장애(Post-traumatic stress syndrome: PTSD)에 미치는 영향을 연구하기 위해 2652명의 대상자를 선택하였다. 성별로 층화하여 성별마다 사회적 연결망이 어떻게 PCL-5(PTSD Check List for DSM-5)로 측정된 PTSD와 연관되는지를 조사하였으며, 사회적 연결망은 또다시 사회적 연결망의 크기 및 총(總)친밀도로 나뉘어 수치를 산출하였다. PCL-5는 2020년부터 2021년까지 네 차례 측정되었다. 이 분석에서 쓰인 변수들은 표 4-1과 같다.

만약 이 데이터를 이용하여 사회적 연결망의 크기 및 사회적 연결망의 총친밀도가 이후의 PCL-5 점수에 미치는 차이, 혹은 성별에 따른 PCL-5에 미치는 영향에 대해서 알아보려고 한다고 하면, 다중선형회귀 분석(multiple linear regression)을 이용할 수 있다. 다중선형회귀 분석에서 알고 싶은 것은 다른 변수들을 보정하였을 때 한 독립변수가 결과 변수를 얼마나 예측할 수 있느냐이다. 다중 회귀는 예측 모형을 만들거나, 관심 없는 변수를 보정했을 때 관심변수의 효과를 확인할 수 있고 다양한 변수의 효과에 대한 확인적 분석(confirmatory analysis)에 유용하다.

아래의 식은 선형 모형(Linear Model)에 대한 방정식인데,

$$y_{ij} = \sum \beta_j \, x_j + \epsilon_i$$

*i*는 대상을, *j*는 변수를 뜻한다. 식의 우변에 ϵ_i는 잔차(Residuals)를 의미한다. 잔차는 간단히 말하면 실제 값에서 예측한 값을 뺀 것이다.

회귀 분석은 최소제곱법(least Square method)이라고 해서 이 잔차의 제곱의 합이 최소가 되는 식을 만드는 것이다. 이 과정을 적합(피팅, fitting)이라고 한다. 회귀 분석을 하기 위해서는 이 잔차가 독립적이고 비슷한 분산을 가지고 있다(등분산성이다)라는 가정을 해야 한다.

표 4-2는 PCL5_4의 값을 대해 나이와 성별을 이용해서 예측하는 모델이다. 적합된 coefficient를 이용해서 왼쪽처럼 회귀식을 만들 수 있다.

$$\text{PCL5\_4} = 2.23 \times \text{sex} - 0.07 \times \text{age} + 12.82$$

한 가지 또 중요한 내용은, 모델이 얼마나 잘 적합한지를 평가하는 것인데, 이것은 주로 R^2로 알 수 있다. R^2는 아래의 식으로 구할 수 있다. R^2 값이 크면 클수록 모델이 설명하는 비율이 크다고 보면 되고 그럴수록 더 실제 값에 근사하다는 의미이다. 그림 4-1을 보면 관측값과 관측값 평균의 차이에서 모델이 설명하는 부분의 비율이라고 생각하면 된다.

표 4-2 PCL 5_2에 대한 연령과 성별에 대한 단순 적합

	계수	표준오차(SE)
연령	-0.07	0.034
성별	2.23	0.664
Constant	12.82	1.79

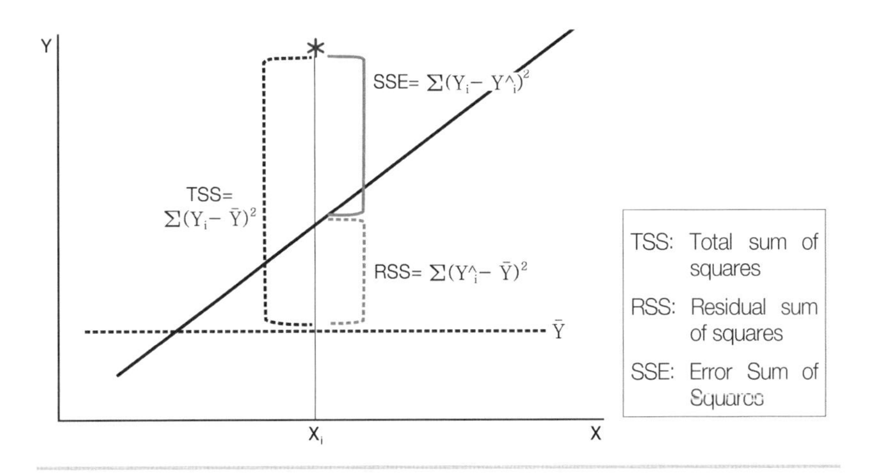

그림 4-1 회귀직선 모델링을 통한 예측치와 실제 관측치 사이의 모식도

$$R^2 = \frac{RSS}{TSS} = 1 - \frac{SSE}{TSS}$$

RSS: Residual sum of squares
TSS: Total sum of squares
SSE: Error Sum of Squares

참고로 위의 회귀식에 따른 모델은 R^2가 약 0.01이다. 통상적으로 R^2가 0.7~0.8 이상인 경우가 적절히 적합했다고 하므로, 현재의 모델은 상대적으로 상당히 에러가 많은 모델이라고 평가할 수 있다.

변화 값과 관련하여 고려할 점은 다음과 같다. 우리가 관심 있는 것은 PCL 5_4(코로나19 발생 약 2년 후에 측정한 PCL-5 값) 값인가 아니면 PCL5_1(코로나19 발생 당시인 2020년 3월에 측정한 PCL-5 값)으로부터의 변화인가이다. 또한 PCL

5_1(첫 번째 추가조사에서 측정한 PCL-5 값)을 모델에 포함하면 어떻게 되는가에 대해서도 질문할 수 있다. 이 자료에서는 PCL5_1은 PCL5_4와 유의한 상관관계를 보였다($r=0.79$).

결과 변수를 모델링하는 것은 여러 방법이 있다. 결과 변수의 절댓값에 관심 있는 경우도 있지만, 같은 내용이 반복 측정된 경우 나중에 측정된 값이 이전 값에 비해 얼마나 변했는지가 관심 있는 경우도 있다. 나중에 측정된 값은 이전에 측정된 값과 관련성이 있기 때문에 모델에 포함할 수 있다. 여기서는 결과 변수를 설정하는 세 가지 방법을 설명하고 있는데, 첫 번째는 나중 측정된 변수의 절댓값을 결과 변수로 설정하고 이전 측정값을 모델의 예측 변수로 포함하는 방법이다.

① PCL5_4를 PCL5_1의 결과 변수로 모델링하는 것: PCL5_4=PCL5_1+sex+age

② PCL5_4-PCL5_1의 값을 결과 변수로 단순 모델링을 하는 것: PCL5_4-PCL5_1=sex+age

③ PCL5_4-PCL5_1의 값을 결과 변수로 PCL5_1을 모델링에 포함하는 것: PCL5_4-PCL5_1=PCL5_1+sex+age

이를 위해서는 각 변수들끼리의 상관관계를 그림 4-2와 같이 확인해야 한다. 또한 위의 가정대로 모델링을 변경해 볼 수 있다.

① PCL5_4를 PCL5_1의 결과 변수로 모델링하는 것: PCL5_4=PCL5_1+sex+age

이때 앞의 PCL5_4=sex+age 모델에서 PCL5_1을 예측변수에 추가하는 쪽으로 모델링한다면 표 4-3과 같은 결과를 얻을 수 있다.

이를 식으로 풀어쓰면 다음과 같다.

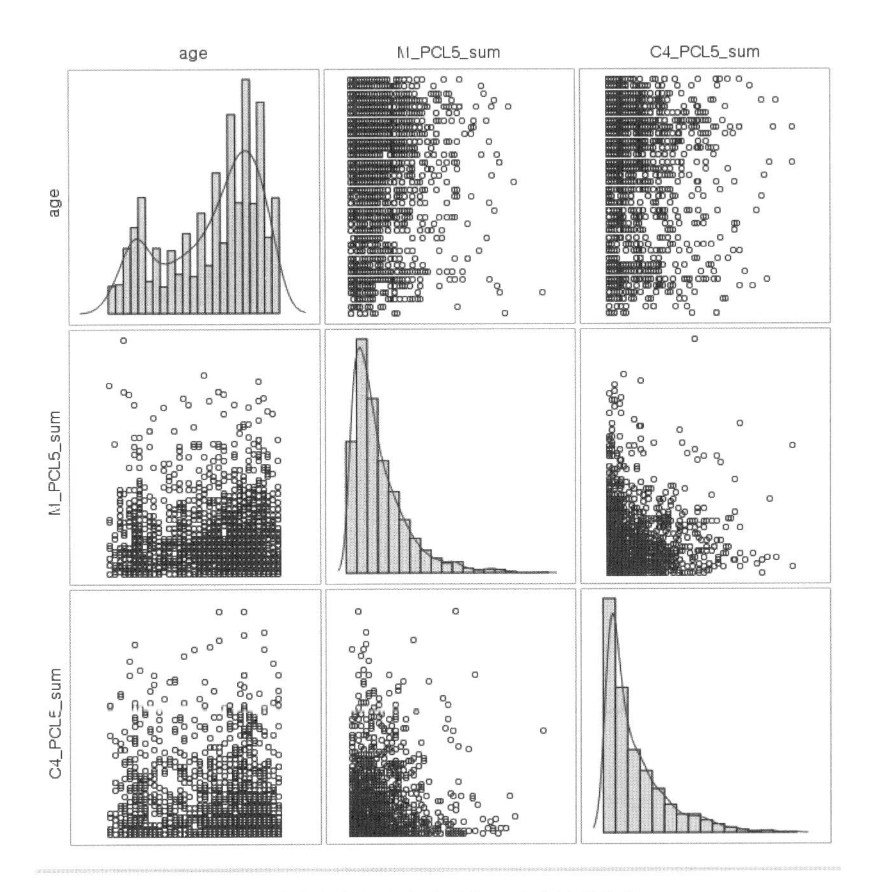

그림 4-2 CC-MHS 연구 데이터에서 보인 각 변수끼리의 상관관계

$$PCL5\_4 = 0.007 \times PCL5\_1 + 2.02 \times sex - 0.06 \times age + 12.18$$

기존 모델에 1차 조사 때의 PCL-5 값을 모델에 추가했으며, R^2 값이 0.001에서 0.2로 상승했음이 나타나 있다. 2차 조사 때 측정할 PCL - 5의 측정값 예측에서 1차 조사 때 측정한 PCL-5 점수가 예측력을 높이는 것을 알 수 있다.

표 4-3 PCL5_4=sex+age 모델에서 PCL5_1을 예측변수에 추가한 모델링

변수	coefficient	표준오차(SE)
age	-0.06	0.039
sex	2.02	0.760
PCL5_1	0.007	0.034
constant	12.18	2.098
R^2	0.2	

표 4-4 PCL5_4−PCL5_1을 결과 변수로 하였을 경우 모델링

변수	coefficient	표준오차(SE)
age	-0.07	0.050
sex	1.53	0.985
constant	2.74	2.689
R^2	0.07	

② PCL5_4 - PCL5_1의 값을 결과 변수로 단순 모델링을 하는 것: PCL5_4 - PCL5_1=sex+age

두 번째 방식은 나중에 측정된 PCL-5에서 이전에 측정된 PCL-5 값을 뺀 차이를 결과 변수로 설정하고, 추가로 1차 측정한 PCL-5 값은 모델에 포함하지 않는 것이다(표 4-4).

이를 식으로 풀어쓰면 다음과 같다.

$$PCL5\_4 - PCL5\_1 = 1.53 \times sex - 0.07 \times age + 2.74$$

이때 R^2의 값은 0.07로 다시 매우 작아지는 것을 알 수 있다.

표 4-5 PCL5_4−PCL5_1의 값을 결과 변수로 PCL5_1을 모델링에 포함한 결과

변수	coefficient	표준오차(SE)
age	-0.06	0.039
sex	2.02	0.760
PCL5_1	-0.99	0.034
constant	12.18	
R^2	0.4	

③ PCL5_4 - PCL5_1의 값을 결과 변수로 PCL5_1을 모델링에 포함하는 것:

PCL5_4 - PCL5_1 = PCL5_1 + sex + age

마지막으로 측정값의 차이를 결과 변수로 하고 이전 측정값도 모델에 포함하는 것이다(표 4-5). 이를 식으로 풀어쓰면 다음과 같다.

PCL5_4 - PCL5_1 = - 0.99*PCL5_1 + 2.02 × sex - 0.06 × age + 12.18

이때 R^2의 값은 0.4로 크게 증가하는 것을 알 수 있다. 이렇게 모델링에는 여러 가지 방법이 있는데 연구의 특성에 따라 선택할 수 있다.

모델을 만들 때 확인할 것들이 있다. 먼저 회귀 모형화(Regression modeling)를 적용하기 위해서는 잔차(Residuals)와 관련한 가정을 충족해야 한다. 앞서 언급되었던 내용의 반복이지만, 회귀 모형에서는 잔차에 대한 가정이 중요하다. 그림 4-3과 4-4는 잔차의 등분산성과 독립성 정규성을 확인할 수 있는 여러 가지 방법에 대한 내용이다. 첫 번째 그림에서 점선은 회귀선이라고 생각하면 된다. 각 점들의 분포를 보고 등분산성, 정규분포성 등을 확인할 수 있다. *Q*-*Q* plot과 Cook's plot도 비슷하게 해석할 수 있다.

표 4-6은 독립변수를 센터링하는 내용이다. 예를 들어, 이 연구에서 대상자들의 연령이 30세에서 65세까지 분포한다고 하면 모든 연령값에서 평균값인

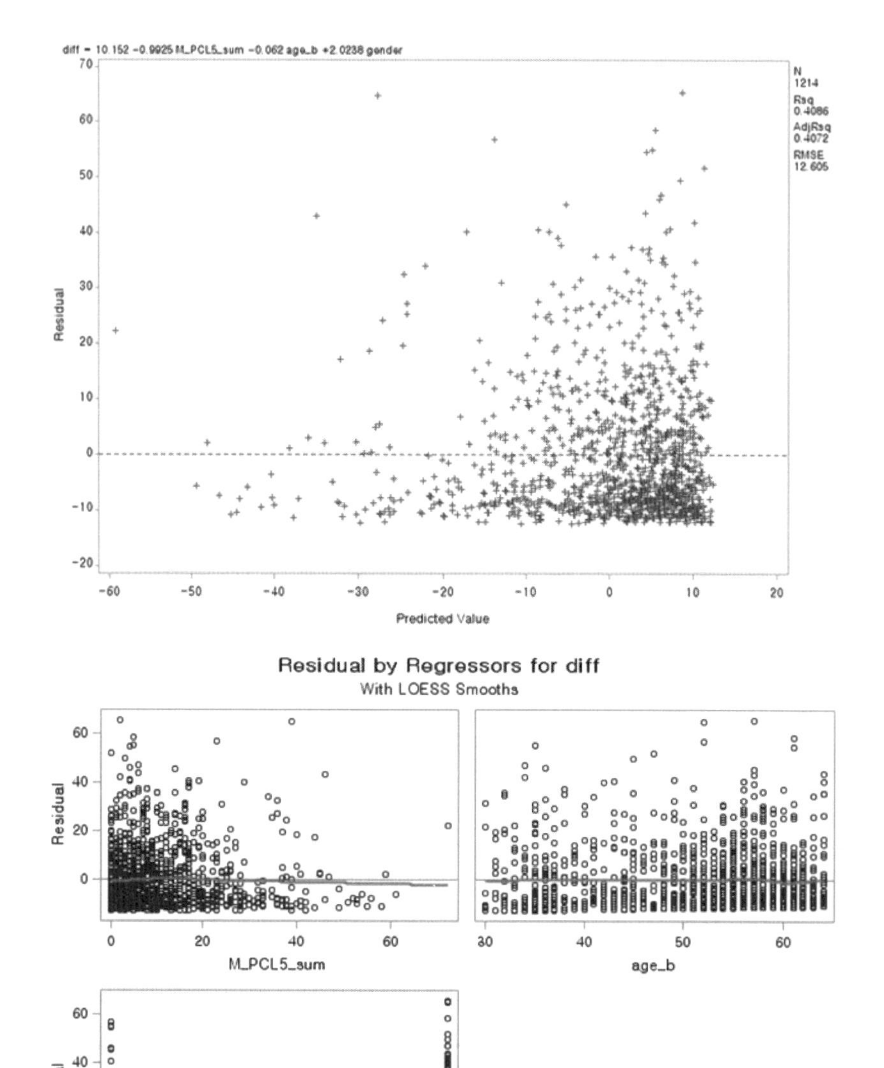

그림 4-3 다중회귀 분석을 위한 잔차의 확인(1)

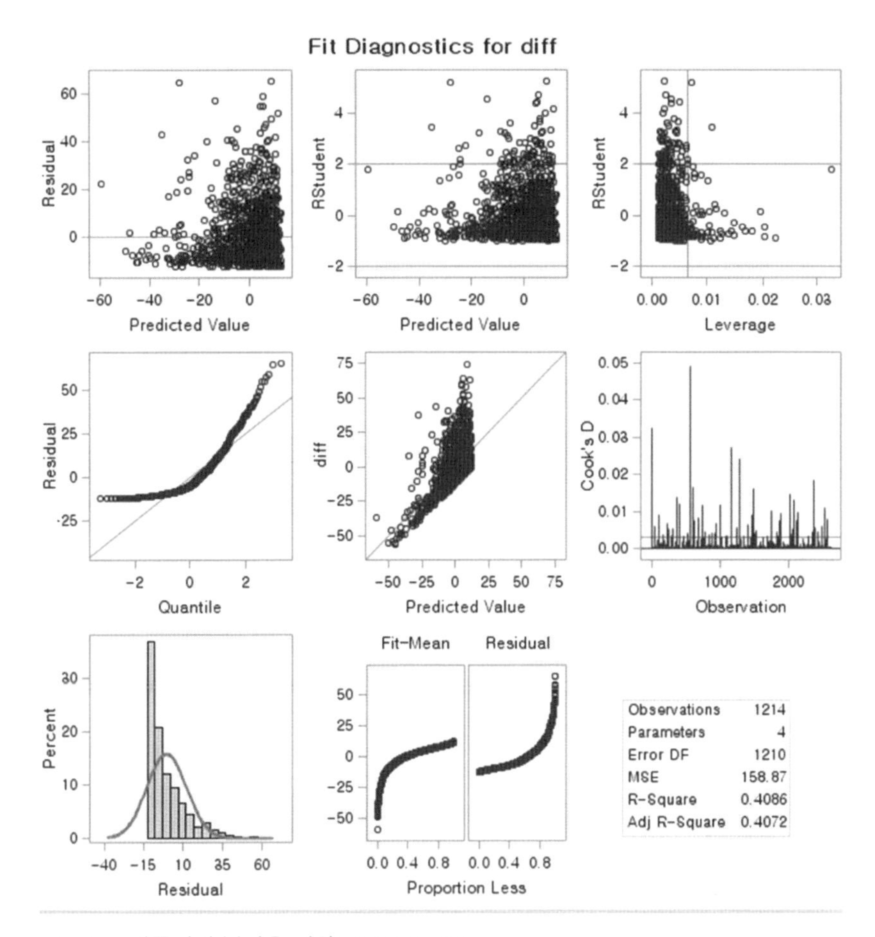

그림 4-4 다중회귀 분석을 위한 잔차의 확인(2)

50.85세를 빼서 평균을 0으로 맞추어 중앙에 위치하게 하는 방법이다.

다중회귀 분석을 하는 중요한 이유 중 하나는 서로 상관성을 가진 예측변수들을 처리하기 위해서이다. 예측변수들끼리 너무 강하게 연관되면 피팅과 해석에 문제가 생길 수 있다. 이러한 현상을 (다중)공선성(collinearity) 문제라고 한다. 정신역학에서 이런 문제가 자주 생기는 경우는, 측정 도구 전체와 측정

표 4-6 연령변수의 센터링을 시행한 모형

변수		coefficient	표준오차(SE)
age - 50.85		-0.06	0.039
sex	남성	Reference	
	여성	-0.07	0.760
PCL5_1		-0.99	0.034
constant		0.50	2.131
R^2		0.41	

도구의 부분을 같은 모델에 포함하는 경우이다. 예를 들어, 금년도 가계수입과 작년도 가계수입을 모두 모델에 포함하는 경우, 이 두 변수는 서로 상관성이 있으므로 두 변수를 모두 넣는 것 보다 둘의 평균이나 차액이라는 하나의 변수로 통일하여 예측변수로 모델에 넣는 것이 좋다.

2) 이분형 결과 변수의 예측

결과 변수가 이분형일 때 모델을 통한 결과 값은 그 값 자체를 예측한다기보다 확률을 뜻한다. 즉, 이분형 변수가 질병 유무라면, 모델을 통해 예측하는 것은 그 질병으로 진단이 될 확률을 뜻한다. 예를 들어 PTSD에 대한 결과 변수에서, PTSD가 있다/없다(0/1)로 직접적으로 예측하는 것보다 확률로 예측을 하게 된다. 이때의 확률은 선형적인 값이 아니기 때문에 결과 변수를 로짓으로 변환하여 로지스틱 회귀 분석(logistic regression)을 하게 된다. 이는 0과 1 사이의 어떤 값도 취할 수 있으며, 선형이 아닌 형태를 갖는다.

이때 오즈(odds)는 어떤 일이 생길 확률(p)을 생기지 않을 확률($1 - p$)로 나눈 값이다. 또한 자연 로그를 이용하여 (밑변이 e) p에 대한 로짓을 구성할 수 있는데, 이는 다음과 같다.

표 4-7 로지스틱 회귀 분석의 결과

변수		coefficient	표준오차(SE)
age-50.85		-0.06	0.039
sex	남성	reference	
	여성	-0.07	0.760
PCL5_1		-0.99	0.034
constant		0.50	2.131

$$\text{Odds} = \frac{p}{1-p}$$

$$\text{logit}(p) = \ln \frac{p}{1-p}$$

이런 식으로 표현하면 다음과 같은 식을 쓸 수 있다.

$$\ln \frac{p}{1-p} = b_0 + b_1\text{age} + b_2\text{sex} + b_3\text{PCL5\_1} + \epsilon$$

이렇게 로짓 모형을 가지고 앞의 예제에 대한 적합을 할 경우 표 4-7과 같이 할 수 있다.

로지스틱 회귀 분석 추정치 결과 값(estimate)에 지수(exponential)를 취하면 오즈비 값이 된다. 위의 표를 해석하면 연령-50.85에 대한 계수는 -0.06으로 $e^{-0.06} = 0.94$이므로 연령이 1년 높아질수록 PTSD로 진단받을 확률이 6% 낮아진다고 해석할 수 있다.

3) 무작위 변동성의 이유

지금까지는 모델의 무작위 변동성(random variation)이 참가자들 사이에만 존재한다고 가정했다. 하지만 하나 이상의 무작위 변동성을 고려해야 하는 경우도 있다. 이는 측정자의 특성이 서로 다른 경우(inter-personal variation)와 동

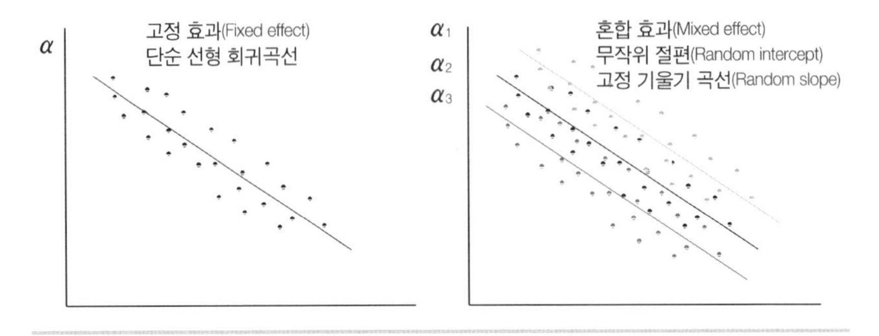

그림 4-5 선형회귀 분석에서 고정 효과와 혼합 효과

일한 연구 대상자가 여러 번 반복 측정(intra-personal variation)되는 경우로 구분할 수 있다.

측정자의 특성이 다른 경우는 참가자들이 어떤 특정 지역에 속하거나, 참가자들을 측정한 평가자(rater)가 다른 경우를 예로 들 수 있다. 이때는 평가자마다 인터뷰를 통한 측정값의 무작위 변동성이 있을 수 있다. 이 경우, 평가자에 의한 변동과 참가자 내부의 변동을 모두 고려해야 하므로 두 층위(two-level)의 모델이라고 할 수 있다.

만약 PCL-5를 다음과 같이 표현한다면

$$\text{PCL-5} = \boldsymbol{b_1}\text{age} - 75 + \boldsymbol{b_2}\text{sex} + \beta_j + \varepsilon_i$$

이 경우에 식에서 β_j이라는 항(term)이 추가되는데, 이는 j 번째 평가자로 인해서 생기는 값으로 β는 정규분포를 따름($\beta \sim n(0, \sigma)$)을 가정한다. 이는 아래의 그림 4-5에서처럼 각각의 평가자에 대해 각각의 절편값이 새로 생기는 것이라고 생각할 수 있겠다.

또한 참가자들이 반복 측정한 값들 사이의 상관관계는 그림 4-6과 같이 표현할 수 있다.

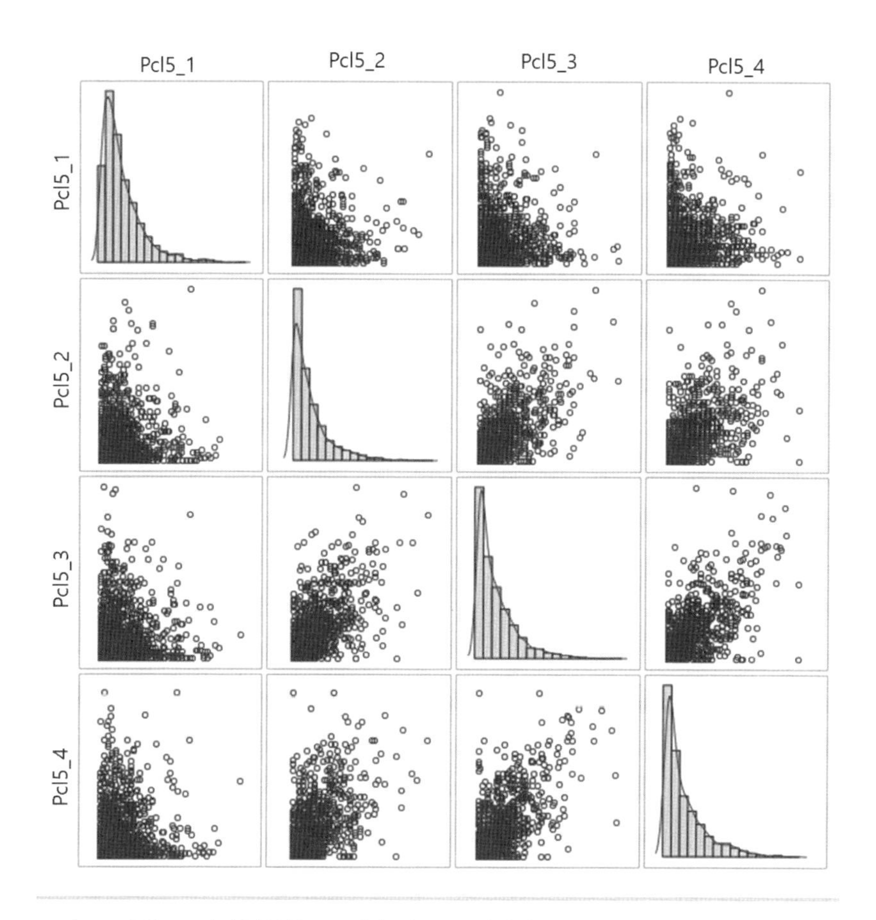

그림 4-6 PCL-5 검사 중 PCL5_1에서 PCL5_4까지의 상관관계

그림 4-6과 같이 대부분의 코호트 연구는 한 참가자에 대해서 반복 측정이 일어난다. 일반적으로 PCL5_4(마지막으로 측정된 PTSD)는 이전에 측정된 PCL-5 값들과 상관성을 가지고 있으므로 PCL5_4를 예측하기 위해서는 모델에 이전 PCL-5를 모두 포함해야 한다. 하지만 보통 우리가 관심 있는 것은 시간 흐름에 따른 PCL-5의 변화이므로 이전 PCL-5 값들을 이용해서 PCL5_4를 예측하는 것은 별 의미가 없다. 오히려 이전 측정값들을 무작위 변동성의 요인으로

표 4-8 분석 시 쓰이는 넓은 형태(wide form)

참여자 번호	시간	Age-50.85	sex	PCL5	PCL5_1	PCL5_2	PCL5_3	PCL5_4
1		13	2		26	28	29	25

표 4-9 분석 시 쓰이는 긴 형태(long form)

참여자 번호	시간	Age-50.85	sex	PCL5
1	0	13	2	26
1	3	13	2	28
1	24	13	2	29
1	27	13	2	25

서 모델에 포함하게 되면 시간에 따른 PCL5(PCL5_1, PCL5_2, PCL5_3, PCL5_4)의 관련성을 볼 수 있게 된다. 즉, 이 모델에는 시간이라는 새로운 변수가 생기게 된다고 보면 된다.

이런 분석을 하기 위해서는 표 4-8을 표 4-9와 같은 형식으로 변형해야 한다. 표 4-8과 같은 형식은 넓은 형태(wide form)이며 표 4-9는 긴 형태(long form)이다.

2. 역학적 관점

이전 장에서는 다변량 분석(multivariable methods), 특히 정신역학에서 쓰이는 결과 변수에 대한 독립적 효과를 연구하기 위해 다양한 유형의 회귀 분석을 사용하는 것에 대해 설명하였다. 이번 장에서부터는 모델 설정을 위한 전략, 이러한 분석에서 나온 데이터 결과 값에 대한 추론, 그리고 정신건강 연구에 이런 과

정들을 적용하는 문제에 대해 살펴볼 것이다. 특히 이 장의 중점은 회귀 분석 중에서도 교란 효과와 상호작용 효과의 탐색을 위해 층화분석(stratified methods)을 사용하는 것에 있다.

1) 선형회귀 분석과 로지스틱 회귀 분석의 적용

이전 장에서는 연속형 결과 변수의 연관성을 모델링하는 데 사용되는 선형회귀 분석에 대하여 설명하였다. 이는 많은 정신의학에서의 결과 변수가 연속형 형태를 취한다는 점을 고려할 때 적절한 분석방법이다. 연속형 변수는 진단 가능한 질병에 대한 척도를 식별하기 위해 이분화할 수 있다. 예를 들어 PHQ-9 점수로 10점 이상일 경우 '우울증'군으로 분류가 가능한 것과 같다. 그러나 이렇게 하는 것은 노출과 결과 변수 간의 연관성을 과소평가(underestimate)하게 된다. 또한 이와 같이 그룹으로 이분화하는 것의 실질적 어려움은 일반 사람들에게 바닥 효과(floor effects)가 뚜렷하게 나타난다는 점이다.

예를 들어 PHQ-9으로 일반 인구를 조사할 경우 0점에 몰려 있을 수 있다. 대부분의 사람들은 우울증 증상이 없으며 PHQ-9 혹은 MMSE(Mini-Mental State Examination) 등으로 감지할 수 있는 우울 증상 및 인지 결손이 없거나 거의 없다고 할 수 있다. 이런 변수의 분포는 소수의 심각한 정신질환을 갖는 참여자들을 제외하면 양적 방향으로 치우쳐져 있으며(positive skew), 만약 이때 평균으로 대표 값을 설정하면 문제가 생길 수 있다. 또한 바닥 효과는 측정도구가 측정하려는 특성의 하위 수준에 속한 사람들을 변별하지 못하는 현상을 의미한다. 즉, 측정의 하한선이 높게 책정되어 있거나 검사가 어렵다면 일정 수준 이하에 속한 사람들의 차이를 변별할 수 없다. 이런 바닥 효과는 연구 결과의 신뢰성을 낮추게 된다.

이럴 경우 척도 점수의 절댓값이 아닌 연구 참여자의 순위를 모델링하는 비

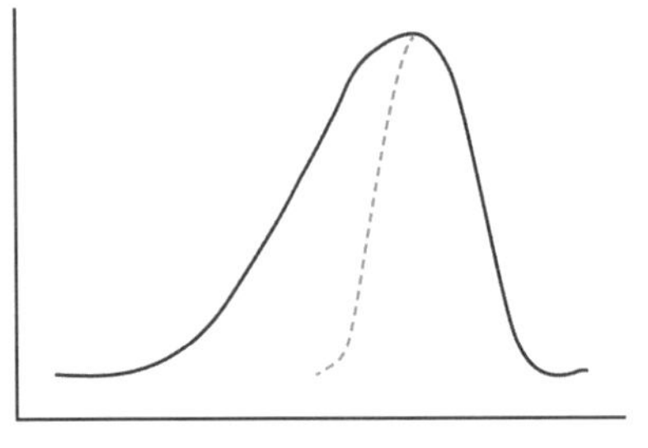

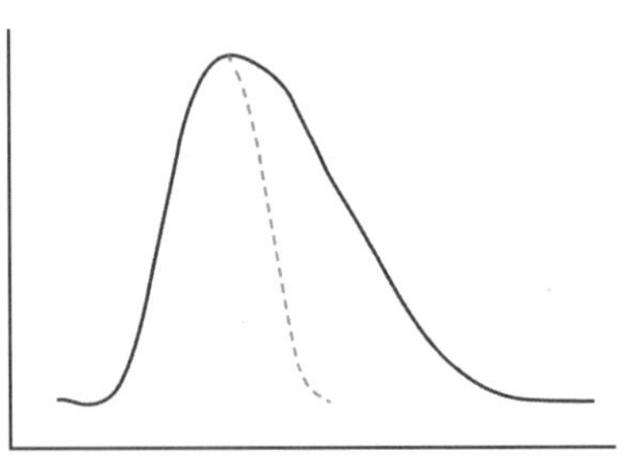

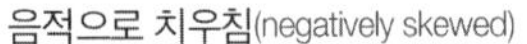

그림 4-7 자료의 치우침(skewness)

(非)모수적 방법들이 쓰일 수 있다. 이는 위험 요인에 노출되어 있는 사람들이나 노출되어 있지 않은 사람들에 대한 결과의 분포를 비교하기 위한 단변수 분석에 적절한 방법이라 할 수 있다.

연속형 결과 변수에 대한 표준적 다변량 분석방법은 결과 변수가 정규분포를 한다는 모수적(母數的) 가정을 한다. 만약 위에서 말한 것처럼 양의 방향으로 치우쳐져(Positively skewed) 있다면 로그 변환을 통해서 교정할 수 있다. 만약 음의 방향으로 치우쳐져(Negatively skewed) 있다면 제곱근 혹은 세제곱근 변환을 시도할 수 있다.

만약 극심하게 치우친 결과 변수 데이터라면 연속형 데이터 분포에서 상위 10%와 하위 90%로 이분화한 후 로지스틱 회귀 분석을 사용할 수 있다.

여기서 로지스틱 회귀 모형의 방정식은 선형회귀 분석과 같은 형태를 갖는다. 이 두 모형의 유일한 차이점은 로지스틱 회귀 모형이 질병 발생 가능성의 로그 오즈(log of odds)를 기반으로 모델링한다는 것이다. 예를 들어, CES-D를 이용한 우울 증상 척도 대신 주요우울장애의 발생 가능성을 로그 오즈로 표현할 수 있다. 이 로그 오즈를 지수화(exponential)하면 오즈를 얻을 수 있고, 이 오즈는 확률로 쉽게 변환될 수 있다. 로지스틱 회귀 분석 방정식에는 계수와 상수항이 있어 예측 변수 특성을 가진 개인의 질병 발생 확률을 예측할 수 있다. 특히, 오즈비는 노출되지 않은 연구 참여자의 오즈에 비해 노출된 참여자의 오즈를 나타내어 효과의 크기를 알려준다.

2) 콕스 비례 위험회귀 모형

콕스 비례 위험회귀 모형(Cox proportional hazard regression)의 '생존 시간'은 위험에 처한 사람들이 특정 결과에 도달하기까지의 시간을 의미한다. 이 모델은 결과 변수에 도달했는지, 아니면 절단(censor)되었는지 두 가지 상태를 나타낸다. '절단'은 결과 변수에 도달하기 전에 관찰이 중단되었거나, 사망하거나, 추적 실패 등의 이유로 데이터가 더는 제공되지 않는 경우를 가리킨다. 이때의 '생존 시간'은 결과 변수에 도달하거나 절단되기까지의 일, 주, 월, 또는 연(年)을 의미한다. 이 모형은 추적 관찰 기간 동안의 순간 위험(instantaneous hazard)을 모델링한다. 위험비(Hazard ratio)는 노출된 참가자와 노출되지 않은 참가자의 순간 위험에 대한 비율로 해석된다.

정신역학 분야에서의 문제점은 정신질환의 발병 날짜를 정확하게 지정하는 것이 매우 어렵다는 것이다. 예를 들어 치매, 우울증, 조현병 등은 발병 일자를 명확하게 지정하기 어려우며, 임상 상황에서도 동일한 문제가 발생한다. 이러한 이유로 정신역학에서 콕스 비례 위험 모형의 사용은 상대적으로 제한될 가능성이 크다.

3) 다층위 모델링

다층위(Multi-level) 모델링의 본질은 한 축의 관측치가 다른 축에 내포되어 있음을 의미하며, 관측치는 특정 층위(level)에 속할 수 있다. 예컨대 학생들은 학교 내에 포함되고, 전국 인구 조사에서의 거주자들은 각 행정 구역에 속한다. 국민건강영양조사에서, 시도별 1차 층화 이후 일반 지역은 성별 및 연령대별 인구비율을 기준으로 26개 층으로, 그리고 아파트 지역은 단지별 평당 가격과 평균 평수를 기준으로 24개 층으로 2차 층화한 뒤 표본조사구를 추출하였다. 이렇게 층을 나누는 이유는 개인의 특성, 예를 들면 소득, 생애 사건, 친구 유무 등이 포함될 수 있는 반면, 행정 구역의 특성으로는 1인 가구 비율이나 지역 내의 사회적 자본 수준이 다를 수 있기 때문이다.

이런 다층위 모델링의 개념을 통해 개인 특성과 무관하게 정신건강에 영향을 미치는 요인이 무엇인지의 가설을 검증할 수 있다. 이 접근법은 모수적이며, 둘 이상의 층위에서 상위 층의 관측치는 정규분포를 따른다는 가정하에 진행된다. 그러나 상위 층에서의 연구는 20개 이상의 클러스터가 있을 때만 의미가 있다고 볼 수 있다. 하위 층에서는 개인 수준의 매개 변수를 정확하게 추정하기 위해 충분한 샘플 수가 필요하다.

만약 클러스터 내 상관관계(Intra-cluster correlation)가 존재한다면, 샘플링 오차(Sampling error), 표준오차(standard error), 신뢰구간(confidence intervals) 등에 영향을 주게 되어 결과의 관련성을 과소평가(underestimate)할 수 있다. 만약 계층 내 상관관계(intra-class correlation)가 1이라면, 모든 가구 거주자는 동일한 결과 특성을 공유하게 된다. 이때 연구의 효과적인 샘플 크기는 연구 대상의 개인 수보다는 가구의 수(상위 층의 클러스터 수)에 의존하게 된다. 반면 계층 내 상관관계가 0이라면, 가구 내 개인들은 공동 거주자와 동일한 결과를 공유하지 않게 된다. 이 경우 유효한 샘플 크기는 개인의 수에 의해 결정된다.

대부분의 상황에서 계층 내 상관관계는 0과 1 사이에 있으며, 주로 0에 가까운 경향을 보인다.

종단적 정신건강 연구에서는 시간의 흐름에 따라 결과가 반복적으로 측정되는 경우가 많다. 다층위 모델링에서 이러한 반복 측정은 개인 내에 포함된 것으로 간주된다. 여기서 반복 측정은 하위 층위의 관측치로, 개인은 상위 층위의 관측치로 표현된다. 이 방식을 사용하면 자동 상관관계(Auto-correlation, 반복 측정 간의 상관성) 문제를 자연스럽게 해결할 수 있다. 왜냐하면 개인 내의 반복 측정 결과는 다른 개인과의 결과보다 서로 유사하기 때문이다. 예를 들어 항우울제 치료 후 우울 증상에 대한 평가에서, 치료 후 각각 6주, 3개월, 6개월에서 우울증 척도를 측정했을 때, 각 시점 간의 결과 차이를 *t*-검정으로 분석한다면, 이 결과들은 서로 독립적이지 않게 되며 자동 상관관계가 발생한다. 이러한 문제는 다층위 모델링을 통해 해결될 수 있다.

4) 교란 요인의 보정

다변량 분석에서 모델 구축의 전략 중 가장 중요한 것은 구축의 목적을 명확히 하는 것이다. 이는 노출(exposure) 변수와 결과(outcome) 변수 사이의 연관성을 교란 변수를 통제한 후에 확인할 때 사용되며, 간결한 모델을 개발하기 위한 탐색적 분석에서도 필요하다. 두 목적 모두 모델에 변수를 포함하거나 제외할 때 그 이유를 명확히 제시하는 것이 중요하다.

교란 효과를 보정하기 위한 모델링을 할 때의 주요 목표는 모든 잠재적 교란 변수를 포함하여 교란 없이 노출 변수와 결과 변수 사이의 독립적인 연관성을 확인하는 것이다. 잠재적 교란 변수는 노출 변수와 결과 변수 양쪽 모두와 연관되어야 한다. 이러한 기준을 만족하는 변수를 찾기 위해 탐색적 단변량 분석(exploratory univariate analysis)을 수행한다.

㉮ PTSD가 심혈관질환에 관련이 있을 수 있다는 가설(표 4-10)

모델링 시 연령, 어릴 때의 트라우마, 사회경제적 여건, 운동을 잠재적 교란 요인으로 고려한다.

그러나 이런 모델링을 진행할 때 주의해야 할 사항이 몇 가지 있다.

표 4-10 노출 변수인 PTSD와 결과 변수인 심혈관질환에 각각 영향을 줄 수 있는 요인의 목록

PTSD에 영향을 줄 수 있는 요인	심혈관질환에 영향을 줄 수 있는 요인
연령	연령
어릴 때의 트라우마	어릴 때의 트라우마
사회경제적 여건	사회경제적 여건
운동	운동
	BMI
	식이 생활
도시 거주	

표 4-11 심혈관질환에 대한 비교 위험도(RR)

PTSD	2.0(1.5~2.5)
연령	1.5(1.3~1.7)
어릴 때의 트라우마	1.2(1.0~1.4)
사회경제적 여건	1.4(0.7~2.9)
운동 여부	1.3(1.1~1.5)

표 4-12 PTSD의 교란 요인들을 차례로(stepwise) 모델에 투입하면 나타나는 심혈관질환의 비교위험도

	첫 번째 단계	두 번째 단계	세 번째 단계	네 번째 단계	다섯 번째 단계
PTSD	2.0(1.5~2.5)	1.8(1.5~2.1)	1.8(1.5~2.1)	1.6(1.3~1.9)	1.4(0.9~1.9)
연령		1.3(1.1~1.5)	1.2(1.0~1.4)	1.3(1.0~1.5)	1.4(1.1~1.6)
어릴 때의 트라우마			1.1(0.8~1.4)	1.1(0.8~1.4)	1.2(0.9~1.4)
사회경제적 여건				1.2(0.9~1.4)	1.1(0.8~1.4)
운동 여부					1.1(0.9~1.3)

① 잠재적 교란 효과와 노출 변수 및 결과 변수 사이의 연관성을 판단할 때, p 값(p-value)이나 통계적 유의성보다는 효과 크기(effect size)에 더 주목해야 한다.

② 잠재적 교란 변수에 많은 결측치가 있을 경우, 이 변수를 포함하면 검정력이 감소하며, 연관성 추정치에 바이어스가 발생할 수 있다.

③ 교란 효과는 노출 변수와 결과 변수 사이에 인과적 경로(causal pathway)에 있지 않으면서 두 변수와 독립적으로 연관되어야 한다.

④ 서로 다른 잠재적 교란 변수 사이에 높은 상관관계(correlation)가 있을 수 있다. 이 경우, 두 변수 중 하나만을 모델에 포함하는 것이 바람직하다(공선성의 위험 때문에).

교란 효과를 정확히 파악하기 위해, 잠재적 교란 요인을 모델에 하나씩 추가하면서 노출 변수의 효과 크기가 어떻게 변하는지 관찰하는 것이 유용하다.

5) 정신건강 결과 변수의 성격과 통계 분석

다른 질병들과는 달리, 많은 정신질환들은 우울증처럼 완화되었다가 재발하는 경과를 보인다. 추적 관찰 기간 동안 일부 에피소드를 경험하지 않을 수도 있고, 반대로 경험할 수도 있다. 이를 통해 기저 상태에서 정신질환이 없다가 추적관찰 기간 동안 질환이 생기는 경우, 우울증이 없는 상태에서 우울증이 발생하는 등 홀수 번의 전환을 경험했다고 볼 수 있다. 반면, 기저와 추적 관찰 기간 동안 모두 정신질환이 없는 경우에는 짝수 번의 전환을 경험했다고 할 수 있다. 종단 연구에서는 추적 관찰 기간 동안 일정한 간격으로 결과를 반복 측정하며 지속적인 모니터링이 필요하다. 재발 및 완화, 그리고 재발성 질환에 대한 대안적 접근법은 추적 기간 동안의 장애 여부나 장애가 없는 시간을 모델

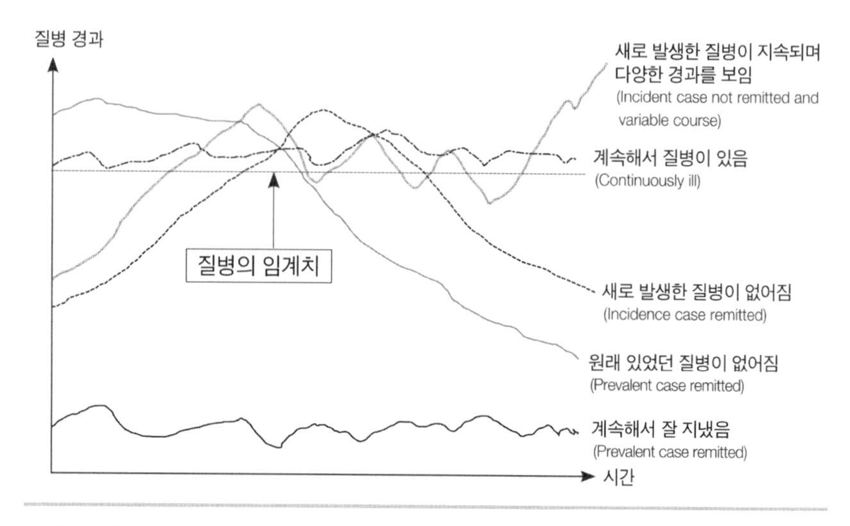

그림 4-8 협력 주산기 프로젝트(CPP)에서 수행된 측정의 모식도

링하는 것이다. 이에 대한 몇 가지 유형은 그림 4-8과 같다.

만약 연속형 변수가 여러 번 측정되었다면, 이를 요약하기 위해서는 개인별로 반복되는 관찰의 일반적인 패턴에 주목해야 한다. 예를 들면, 노인의 인지 저하 상황에서의 인지능력 측정에 따른 테스트 점수는 시간이 지나면서 점진적으로 악화되는 경향을 보인다. 이러한 패턴은 개인별 관찰 결과를 연결한 그래프로 그려서 시각적으로 확인할 수 있다.

더 읽을 거리

- Dunn, G. 1994. "Statistical methods for measuring outcomes." *Social Psychiatry and Psychiatric Epidemiology: The International Journal for Research in Social and Genetic Epidemiology and Mental Health Services*, 29(5), 198~204. https://doi.org/10.1007/BF00796377

5장

정신역학의 인과적 추론

1. 우연과 바이어스

역학 연구에서 궁극적으로 추구하는 것은, 관찰된 결과가 인과적인지를 추론하는 것이다. 추론은 관찰결과를 통해 결과를 일반화하는 과정이며, 인과적 추론(causal inference)를 위해서는 우연(chance), 바이어스(bias), 교란(confounding)의 역할을 평가해야 한다.

우연과 바이어스는 표본(sample)의 결과에서 모집단을 추론할 때 중요하게 고려되어야 한다. 예를 들면, 표본 데이터에서 두 변수 간의 통계적 상관성이 확인된다 해도, 이를 모집단에 일반화할 수 있는지의 문제가 있다.

반면, 교란 효과는 잠재적으로 더 복잡한 문제를 제기한다. 두 요인 간에 모집단에서의 상관성이 확인된다 해도, 이것이 연구 결과에 어떻게 반영되는지를 판단하는 것이 중요하다. 관찰된 상관성을 평가할 때, 우연의 역할은 통계적 분석을 통해 확인할 수 있다. 통계적 추론은 표본 데이터를 바탕으로 전체 모집단에 대한 일반화를 포함하며, 모집단의 '진정한' 특성을 반영할 가능성이 있는 관찰 표본의 범위를 '신뢰구간(confidence intervals)'이라고 부른다. 또한 p 값(p-value)은 특정 관측치가 오직 우연만으로 발생할 확률을 나타낸다.

1) 우연-샘플링 오차와 샘플링 분포

우연(chance)은 샘플링 오차를 통해 작동한다. 한국에서 18세 이상 인구의 평균 알코올 섭취량을 추정하려면, 인구통계에서 대표 표본을 반복하여 추출해 알코올 섭취량을 조사할 수 있다. 이때 각 추출 샘플의 평균 알코올 섭취량의 분포는 정규 분포를 따를 것이다. 만약 한 번에 추출하는 샘플의 크기가 커진다면, 이러한 평균 섭취량의 변동성이 줄어들 것이다.

통계적 검정은 이 분포에 대한 가설이 맞는지를 검증하는 것이다. 가설에는 귀무가설(null hypothesis)과 대립가설(alternative hypothesis)이 있으며, 귀무가설은 주로 두 그룹 간 비교에서 각 그룹의 비율이나 평균값의 차이가 없다고 설정된다. 귀무가설이 참일 경우, 최소한 주어진 크기의 연관성이 관찰될 확률을 추정할 수 있다(임계치＝0.05). 이때 귀무가설이 참인데도 유의하게 기각이 된다면 이것을 1종 오류(α)라고 하며, 이는 실제로는 상관성이 없는데도 통계적 검정에서 상관성이 있다고 해석하게 하므로 위양성을 뜻하는 소견이다. 또한 귀무가설이 거짓임에도 기각을 시키지 못한다면 이를 2종 오류(β)라고 하며, 이는 통계적 검정에서 상관성이 있는데도 상관성이 없다고 해석하게 되므로 위음성을 뜻하는 소견이다(표 5-1). 이에 대하여 귀무가설이 거짓일 때 기각할 수 있는 확률은 1-β(참양성, 검정력(power))로 표현할 수 있으며, 귀무가설 참일 때 기각되지 않는

표 5-1 1종 오류와 2종 오류의 설명

귀무가설이	참	거짓
기각됨	1종 오류 위양성 확률＝α	맞는 결정 참 양성 확률＝1 - β
기각되지 않음	맞는 결정 참 음성 확률＝1 - α	2종 오류 위음성 확률＝β

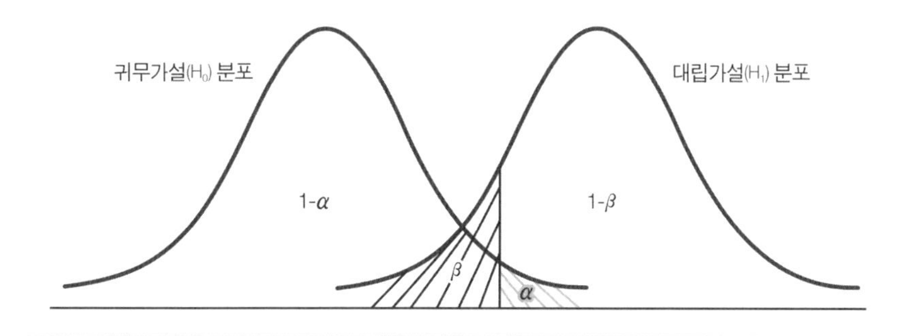

그림 5-1 1종 오류(α)와 2종 오류(β)의 분포

확률은 1 - α(참음성)로 표현할 수 있다. 이 두 분포는 겹쳐질 수 있다(그림 5-1).

우연을 표현하는 방법은 주로 두 가지로, p 값과 신뢰구간이 있다. p 값은 연관성의 강도를 직접적으로 나타내지 않으며, 표본이 매우 클 경우 임상적 중요성이 거의 없는 약한 연관성도 '매우 유의미한' p 값으로 감지될 수 있다. 반면, 신뢰구간은 연관성의 가능한 범위와 연관성의 유무를 동시에 설명해 준다. 95%의 신뢰구간이 귀무가설 값과 겹치는지를 확인할 수 있고, p 값보다는 일반적으로 선호되는 표현 방식이다.

2) 바이어스

바이어스(bias)는 연구의 설계나 실행 과정에서 발생하는 체계적인 오류를 의미한다. 바이어스의 유형으로는 ① **선택 바이어스**(selection bias), ② **정보 바이어스**(information bias), ③ **교란 바이어스**(confounding bias)가 있다. 교란 바이어스와는 다르게 선택 바이어스와 정보 바이어스는 데이터 수집 후에는 수정될 수 없다. 따라서 연구 설계 시 바이어스의 범위를 제한하며 추론을 진행하는데 주의를 기울여야 한다.

선택 바이어스는 환자-대조군 연구에서 특히 문제가 될 수 있다. 환자군이나 대조군의 선정이 노출 변수에 영향을 받을 때 이런 선택 바이어스가 발생한다. 예를 들면, 알츠하이머 환자군과 대조군에서 암 유병 여부를 조사할 때, 대조군에서 더 자주 암이 보고될 수 있다(Ospina-Romero et al., 2020). 중요한 것은 환자군과 대조군이 동일한 기반 인구에서 선정되어야 한다는 것이다. 또한, 코호트 연구에서 추적 실패를 할 때도 선택 바이어스가 발생할 수 있다. 특히 중도 탈락자는 지속적으로 추적되는 사람들에 비해 질병의 중증도가 심하거나 사회경제적으로 낮은 계층에서 오는 경향이 있을 수 있어, 남아 있는 연구 대상자가 특정 그룹만을 대표하게 될 수도 있다.

정보 바이어스는 참가자의 정보 측정 과정에서 발생하는 체계적 오류 때문에 생긴다. 이는 차별적(differential) 오분류와 비차별적(non-differential) 오분류의 형태로 나타날 수 있다. 차별적 오분류는 다른 변수의 값에 따라 어떤 변수가 다르게 분류되는 것을 말한다. 예를 들어 결과 변수의 상태에 따라 노출 변수의 분류가 변경될 수 있다. 이럴 때, 관찰된 연관성은 실제 연관성보다 높게(overestimated) 혹은 낮게(underestimated) 나타날 수 있다. 반면, 비차별적 오분류는 두 그룹 모두 비슷한 정도로 잘못 분류될 때 발생하며, 이때의 연관성은 귀무가설을 향하게 될 것이다(toward the null). 따라서 이런 경우 관찰된 연관성은 실제보다 과소평가될 수 있다.

정보 바이어스 중에서도 참가자(participant)의 잘못된 응답으로 발생하는 바이어스가 있다. 특히 **회상 바이어스**(recall bias)는 이런 유형에 해당한다. 예를 들어 기형아를 낳은 산모와 그렇지 않은 대조군 산모가 있을 때, 기형아를 낳은 산모는 임신 중 감염에 대해 더 선명하게 기억하거나 과장하여 보고할 수 있다. 또한 **관찰자 바이어스**(observer bias)도 발생할 수 있으며, 이는 관찰자나 조사자가 사례군의 노출 정보를 더 상세히 조사하는 경우에 나타난다.

정보 바이어스는 환자-대조군 연구나 단면 조사에서 특히 문제가 된다. 전향적 코호트 연구에서는 노출 정보의 측정이 이후의 결과 변수 측정에 영향을 받지 않는다. 그러나 결과 변수의 측정은 노출 정보에 대한 사전 지식에 영향을 받을 수 있다. 따라서 눈가림(blind) 시험에서는 주로 참가자에게 할당 결과를 알리지 않고 진행한다. 이중눈가림에서는 참가자뿐만 아니라 관찰자나 조사자에게도 할당 결과를 알리지 않는다. 이런 눈가림 방법은 정보 바이어스를 줄이는 데 활용되며, 환자-대조군 연구에서도 사용되고 있다.

그 외에도 **유병 바이어스**(prevalence bias)와 **생태학적 바이어스**(ecological bias) 같은 바이어스가 있다. 유병 바이어스는 새로운 사례의 발생, 사망, 치료 등으로 인한 유병률 변동 때문에 발생한다. 대부분의 역학 연구에서는 유병 기간(duration)보다는 발병률(incidence)에 더 큰 관심을 가진다. 따라서 단면 연구에서 전향적 연구로 넘어가는 것이 일반적이다. 유병 바이어스는 우울증과 같이 유병 기간에 큰 변동이 있는 경우에 발생할 수 있다. 그래서 환자의 발병 기간을 최근으로 제한하거나 유병 기간을 특정 기간으로 제한하는 방법이 사용되기도 한다. 그러나 이런 접근법은 정신질환 등에서의 타당성이 확실하지 않을 수 있다(Das-Munshi et al., 2020).

생태학적 바이어스는 그룹 레벨에서의 관측된 연관성이 개인 레벨에서는 적용될 수 없는 생태학적 연구(ecological study)의 근본적 한계로 발생한다. 이는 연구 방법의 오차(error)라기보다는 적절한 추론을 하지 못하는 것 때문에 바이어스(bias)나 오류(fallacy)라는 표현이 더 적절하다고 볼 수 있다.

마지막으로 교란(confounding) 효과에 대해 생각해 볼 수 있다. 교란 효과는 결과(outcome)에 영향을 주는 요인과 동시에 노출 변수에도 영향을 주기 때문에 관찰된 노출과 결과 사이의 관계가 왜곡되는 것을 의미한다. 교란 변수는 결과 변수를 야기하거나 예방할 수 있으며, 노출 변수와 독립적으로 연관될 수 있지만, 노출 변수와 결과 변수 사이의 매개 변수는 아니다. 앞의 선택 혹은 정보 바이어스와 같이, 교란 효과 때문에 실제 연관성을 관찰하지 못하거나 없는 연관성을 있다고 오해할 수 있다.

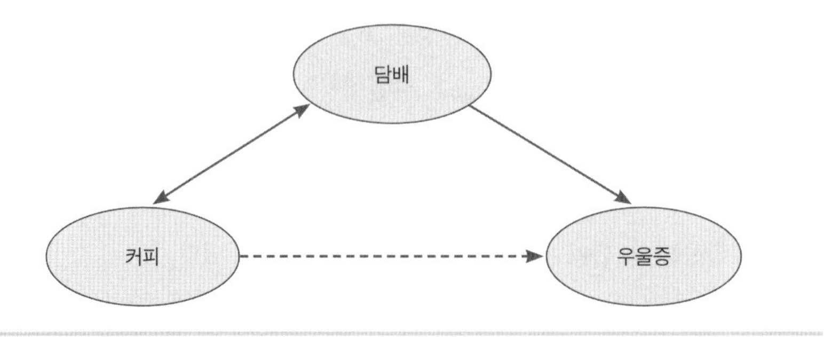

그림 5-2 교란 효과의 통제가 필요한 예시

예를 들면 담배를 피우는 사람들이 자주 커피를 마시는 상황에서, 담배 흡연은 커피 소비와 상관관계가 있다고 볼 수 있다. 이때 흡연이 우울증의 원인이 될 수 있고, 동시에 커피 소비와도 연관되어 있으므로 교란 변수로 간주될 수 있다. 만약 이 교란 변수인 흡연을 통제하지 않고 연관성을 검토하면, 실제로 커피가 우울증을 개선시키는 효과가 있더라도 통계적으로는 커피 소비가 우울증을 증가시키는 것처럼 나타날 수 있다(그림 5-2).

연구 디자인의 측면에서 교란 효과를 제한하는 방법은 비교 그룹 간 교란 요인들의 분포를 동일하게 맞추는 것이다. 이를 위한 방법이 네 가지 있다. 첫 번째는 샘플을 **제한**하는 것이다. 성별이 교란 요인이라면, 연구 대상자를 남성 혹은 여성 한쪽으로만 제한하여 모집하는 방법이다. 그러나 이 방법은 결과의 일반화가 어렵다는 단점이 있다. 두 번째는 **짝짓기**(matching) 방법이다. 짝짓기는 짝지은 환자군과 대조군에서의 교란 요인 상태가 유사하도록 선택하는 것이다. 이 방법 역시 분석에서 주요 노출 변수까지 함께 짝짓게 되는 위험이 있다. 세 번째는 **무작위화**(randomization)를 활용한 대상자 선정이다. 이 방법을 통해 측정된 교란 요인뿐만 아니라 측정되지 않은 교란 요인까지 통제할 수 있다. 네 번째는 **통계적 보정**이다. 이 방법은 관찰 연구에서 가장 흔하게 사용된다. 교란 요인의 존재 여부를 확인하기 위해 층화 분석을 먼저 실시하며, 이때

층이 너무 작아지지 않도록 한두 가지의 교란 요인만으로 층화 분석을 진행한다. 그 후, 각 층의 가중치를 적용하여 통합 추정치를 도출한다. 반면, 다변량 분석은 다수의 교란 변수의 효과를 동시에 보정하는 좀 더 고급 기법이다. 그러나 층화 분석을 먼저 하지 않으면 효과 수정(effect modification)을 놓칠 수 있으며, 교란 효과와 매개 변수를 구별하기 어려울 위험이 있다.

교란 요인을 평가하는 중요한 단계는 보정된 값을 해석하는 것으로, 연관성 추정치의 강도에 주의를 기울여야 한다. 보정 후 추정치의 변화를 통해 해당 교란 요인에 의한 연관성이 어느 정도 설명되었는지 확인할 수 있다. 또한, 분석 이외에 남아 있는 교란 효과(residual confounding)도 고려해야 한다. 남아 있는 교란 효과의 유무는 주관적일 수 있지만, 알려진 교란 요인의 보정 이후 추정치의 변동을 통해 간접적으로 판단이 가능하다. 예를 들어, 처음 분석에서 노출 변수 *A*와 결과 변수 *B* 사이의 오즈비가 5.0이었는데, 교란 요인 C_1을 보정한 후 오즈비가 4.8로, 그리고 교란 요인 C_2를 보정한 후 오즈비가 1.5로 감소한 경우, C_2를 보정한 경우에 남아 있는 교란 효과에 대해 더욱 주의를 기울여야 한다.

교란 요인을 고려하고 통계 분석을 계획할 때, 잠재적인 인과적 경로(causal pathway)에 주의를 기울여야 한다. 특히 교란 요인과 매개 요인을 혼동하는 위험성이 크다. 매개 요인은 노출 변수와 결과 변수 사이에서 작용한다. 예를 들면 사회적 지위가 낮은 사람이 트라우마를 더 자주 경험하여 우울증이 증가할 수 있다고 보는 등 낮은 사회적 지위와 우울증 증가가 연관이 있을 때, 트라우마 경험이 매개 요인으로 작용하여 초기 관계에 대한 추가적인 정보를 제공한다고 볼 수 있다.

이러한 트라우마 변수를 모델에 포함시켜 보정했을 때, 사회적 지위와 우울증 간의 연관성이 사라지거나(혹은 오즈비나 위험비가 1에 가까워진다면), 두 변수 간에 직접적인 인과적 연관성이 없다기보다는, 사회적 지위가 트라우마 경험

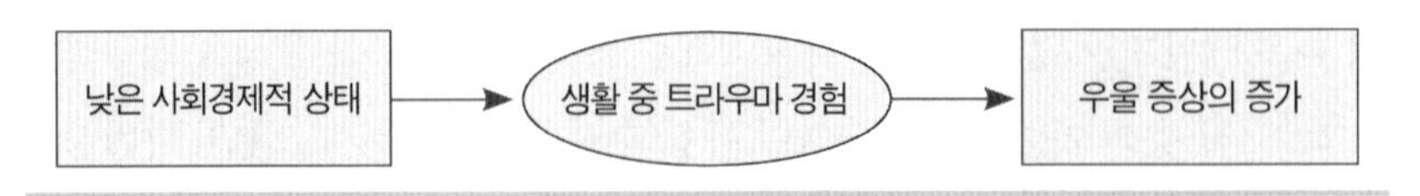

그림 5-3 사회경제적 상태와 우울 증상 사이의 매개 요인(mediator)으로서의 트라우마 경험

에 미치는 영향이 우울증에 미치는 영향을 충분히 설명한다고 해석할 수 있다(그림 5-3). 보정 후에 연관성이 줄어들었지만(예 오즈비가 3에서 1.8로 감소) 완전히 사라지지 않았다면, 이 남은 연관성은 트라우마를 통하지 않는 직접적인 효과(direct effect)라고 볼 수 있다. 이러한 인과적 경로는 정신역학 연구에서 매우 복잡하게 작용할 수 있다. 단면 연구와 전향적 연구에서도, 정신질환의 특징적인 특성(재발, 치료, 경과 등)으로 인해 인과관계의 방향을 정확히 파악하는 것은 어렵다.

2. 인과성(Causation)

1) 결정주의(determinism)와 원인-결과 연구

비전염성 질환 연구에서 위험요인을 연구하는 것은 어려운 일이다. 주요한 유해 인자들은 대부분 이미 발견되었고, 소규모 위험요인들(minor risk factors)이 남아 있지만, 이것이 질병 발생에 얼마나 기여하는지 알기 어렵다. 또한, 질병 발생에서 '우연'이 얼마나 큰 역할을 하는지에 대한 논란도 있다. 정신질환의 경우를 들면, 다양한 질문을 통해 이 인과성 문제를 접근할 수 있다. 예를 들어 "왜 '이 사람'에게 '이 질환'이 '이 시간'에 나타났는가?" 혹은 "여러 위험 요인들로 이 질병을 설명할 수 있는가?" 등의 질문이 있다. 결정론적 접근법은 연구 동기를 높일 수 있으나, 결과에 지나치게 집착하게 만들 수도 있다.

(1) 원인-결과 연구를 위한 원칙들

원인과 결과 사이의 관계를 연구하기 위한 원칙 중에서 귀납주의(inductivism)와 반증주의(refutationism)가 중요하다. 귀납주의는 흄(D. Hume)이 주도했으며, 관찰을 통해 발견된 연관성으로부터 원인과 결과의 가설을 세우는 방법을 제안했다. 제너(E. Jenner)가 낙농업 종사자들 중에서 천연두 발병률이 낮다는 관찰을 바탕으로 종두법을 개발한 것도 이 귀납주의 원칙을 따른 것이다.

반면, 반증주의는 포퍼(K. Popper)가 주도했으며, 모든 과학적 주장이 반증 가능해야 한다고 주장하였다.

(2) 가설 생성(hypothesis generation)

그렇다면 가설은 어떻게 세워지는가? 이에는 여러 방법이 있을 수 있는데, 과학자의 직관적 사고를 통해 생성될 수도 있고, 다양한 경험과 관찰을 기반으로 떠오를 수도 있다. 여기서 귀납주의의 영향이 크게 작용할 수 있다. 질병과 약물에 대한 연구는 가설을 세우고, 검증하면서 수정하는 과정을 거쳤다. 특히 역학에서는 가설 설정 과정에서 '실험(experiment)'이 중요하다. 귀납주의를 통한 초기 아이디어 생성은 임시적인 가설 설정을 가능케 하며, 이후 여러 실험을 통해 더욱 타당한 가설로 수정되게 된다. 이러한 실험, 해석, 수정의 과정에서 귀납주의와 반증주의는 서로 상호작용하며 진행된다.

(3) 반증주의 역학의 한계

그러나 이러한 반증주의로 구성된 역학에는 한계가 있다. 역학은 일단 실험을 통한 검증이 어려운 학문이다. 이는 현실에서 완벽한 '실험 환경'을 구축하는 것이 불가능하기 때문이다. 즉, 모든 변인을 통제한 환경에서의 가설 반증이 어렵다.

실험 연구와 달리 역학은 기본적으로 관찰 연구이다. 또한 이렇게 관찰된 자료들을 통계학적으로 처리할 때, 통계학적 기법이 '반증주의' 방법론과 정확히 일치하지 않는다는 점을 알 수 있다. 통계학적으로 귀무가설의 '검증(confirm)'은 불가능하며 '검정(test)'만 가능하다. 따라서 귀무가설이 통계적으로 기각되었다고 해서 가설이 '검증'된 것은 아니다.

(4) 인과적 기준

역학에서의 인과적 추론은 귀납적 접근법을 주로 활용하였다. 예를 들어, 표 5-2에 나온 힐의 기준(Bradford-Hill criteria) 역시 만족하는 항목이 많을수록 인과성이 있을 '가능성이 높아질' 뿐, 완벽히 인과성을 '검증'하는 것은 아니다.

(5) 베이지안 이론의 적용

베이지안(Bayesian) 통계를 인과적 추론에 적용하는 것은 그동안 주류를 이

표 5-2 힐(Bradford-Hill)의 인과성 원칙

	항목	설명
1	시간적 선후관계(Temporality)	노출 변수는 결과 변수에 선행한다.
2	연관성의 강도 (Strength of association)	연관성이 강한 것이 약한 것보다 더 인과적이다.
3	연관성의 일관성(Consistency)	다른 인구집단과 다른 환경에서도 결과가 똑같이 나온다.
4	연관성의 특이성(Specificity)	하나의 원인은 하나의 결과만을 이끈다.
5	양쪽 반응의 관계(Biological gradient)	노출 변수의 양이 많아질수록 결과요인의 위험이 더 높아진다.
6	생물학적 설명 가능성(Plausibility)	현재의 생물학적 지식으로 결과가 설명될 수 있다.
7	기존 지식과 일치(Coherence)	현재의 생물학적 지식에 결과가 위배되지 않는다.
8	실험적 입증(Experimental evidence)	실험 연구(㉠ RCT)에서 결과가 입증된다.
9	유사성(Analogy)	결과가 기존 결과와 유사성이 있다.

루었던 빈도주의(frequentist) 통계와는 또 다른 방식이라고 할 수 있다. 이는 확률을 '믿음의 정도(degree of belief)'로 본다는 통계 기법으로, 빈도주의 통계에서 확률을 사건의 빈도로만 인식한 것과는 다르다. 이는 사후 분포가 사전 분포에 영향을 받는다는 것을 근거로 하며, 심리학, 신경과학, 뇌과학 분야에서 널리 받아들여졌다.

(6) 역학 연구에의 인과성 적용

역학 연구는 여러 기존 연구들의 맥락을 고려하여 해석한다. 각각의 개별 연구들을 통해 근거(evidence)를 생성하고, 이를 통해 가이드라인이나 권고안을 만든다. 이렇게 정형화된 가이드라인 및 권고안들은 근거의 영향력을 높인다. 그림 5-4의 근거 피라미드는 각 연구 디자인별로 근거의 수준을 나타내며, 위로 갈수록 더 높은 근거 수준을 나타낸다. 특히 출판된 논문들과 문헌들을 기반으로 한 걸러진(filtered) 정보와 그렇지 않은(unfiltered) 정보의 구분이 있으며, 이 중에는 코호트 연구, 환자-대조군 연구, 단면 연구와 같은 관찰 연구들

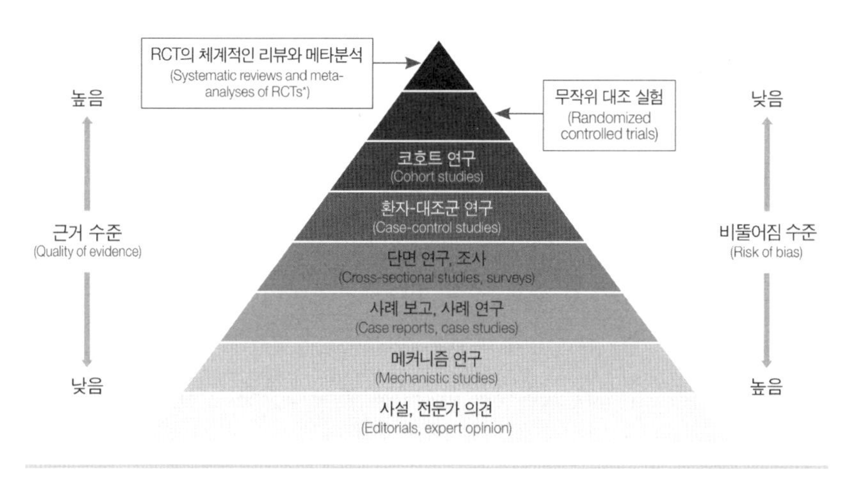

그림 5-4 연구의 형태에 따른 근거 수준

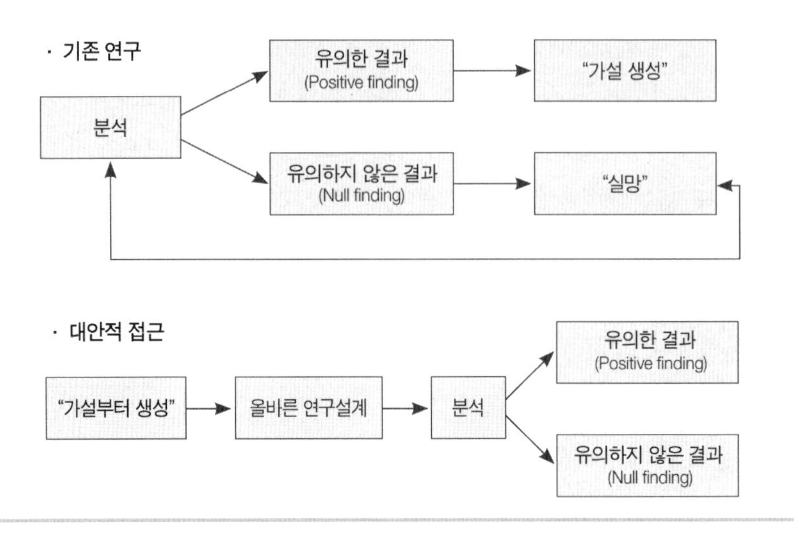

그림 5-5 가설 유무에 따른 기존 연구의 한계와 대안적 접근을 나타낸 모식도

이 포함되어 있다. 대부분의 관찰연구들은 사전 가설(a priori hypothesis)이 존재한다. 이는 가설 없이 데이터를 분석하며 유의한 결과가 나올 때까지 반복하는 방식이 아니라, 가설을 먼저 설정하고 그에 따라 연구 설계를 한 후 분석을 통해 가설의 타당성을 검정하는 방식이 필요하다는 것을 의미한다.

이렇게 관찰 연구는 가설을 가지고 검정하는 형태로 진행되어야 한다. 그러나 위에서 언급한 연구의 형태에 따른 근거 수준을 고려하면, 관찰 연구가 메타분석이나 RCT 등의 다른 연구 형태에 비해 무의미한 연구인지 역으로 질문할 수 있다. 결론적으로 '그렇지 않다'가 답이다. 이는 새로운 환경에서의 연구(예 다른 인종, 다른 지역)가 가져오는 의미가 다르기 때문이다. 예를 들면 가능한 원인이 너무 많아 각각 분석하기 어려운 경우(예 유전역학에서의 SNP 분석 등), 독립적인 샘플에서의 결과 재현성을 확인하는 것이 중요하다. 이런 경우에는 관찰 연구의 형태로 연구가 진행된다.

2) 원인-결과 관계를 연구하기 위한 구조

질병의 원인부터 결과까지의 과정을 생각할 때, 유도 기간과 잠재 기간을 구분할 수 있다. 유도 기간(induction period)은 인과적 요인이 작동하기 시작하는 시점부터 그 효과가 나타나기 시작하는 시점까지의 기간을 말하며, 잠재 기간(latent period)은 유도 기간 이후부터 임상 증상이 나타나기까지의 시간을 말한다.

이러한 유도 기간과 잠재 기간의 구분은 감염병역학에서 중요한 요소로 작용한다. 그러나 정신역학에서는 대부분의 정신질환의 발병 시기를 정확히 파악하기 어렵다. 임상 징후가 나타나기 전의 증상 기간이 긴 경우, 그 기간 동안 환자가 병원을 방문하지 않을 확률이 높아, 질병을 파악하기 어려워진다. 예를 들어 알츠하이머 치매의 경우, 뇌의 병리학적 소견과 임상적 증상의 발현 시기가 항상 일치하지 않는다. 더욱이 이러한 치매 발병 전에 다른 원인으로 인한 사망이 발생한다면, 이는 경쟁 위험(competing risk)으로 볼 수 있다.

인과성을 판단하기 위한 시간적 고려에서, *A*와 *B*가 독립적으로 위험 요인으로 작용한다면 이를 독립(independence)이라 부른다(그림 5-6의 ①). 만약 어떤 요인이 노출(*E*)과 결과(*D*)에 선행하여 둘 다에 영향을 준다면, 이는 교란 요인(*C*: confounder)이라 볼 수 있다($C \rightarrow E$, $C \rightarrow D$)(그림 5-6의 ②). 또한 어떤 요인이 노출 후 결과 이전에 나타나, 노출에 의해 발생하고 그 요인이 결과에 영향을 미치는 경우, 이를 매개 요인(*M*: mediator)이라 부른다($E \rightarrow M \rightarrow D$)(그림 5-6의 ③). 따라서 모델링을 계획할 때 각 변수 간의 시간적 관계를 정확히 파악하는 것이 중요하다.

또한 여기에는 인과적 요인뿐만 아니라 효과 수정(effect modification) 요인(*A*')도 포함되어 있다(그림 5-6의 ④). 헌팅턴 무도병과 같은 강력한 위험 요인이 명확한 질환은 대부분 희귀 질환에 해당한다. 반면, 정신질환은 여러 요인이

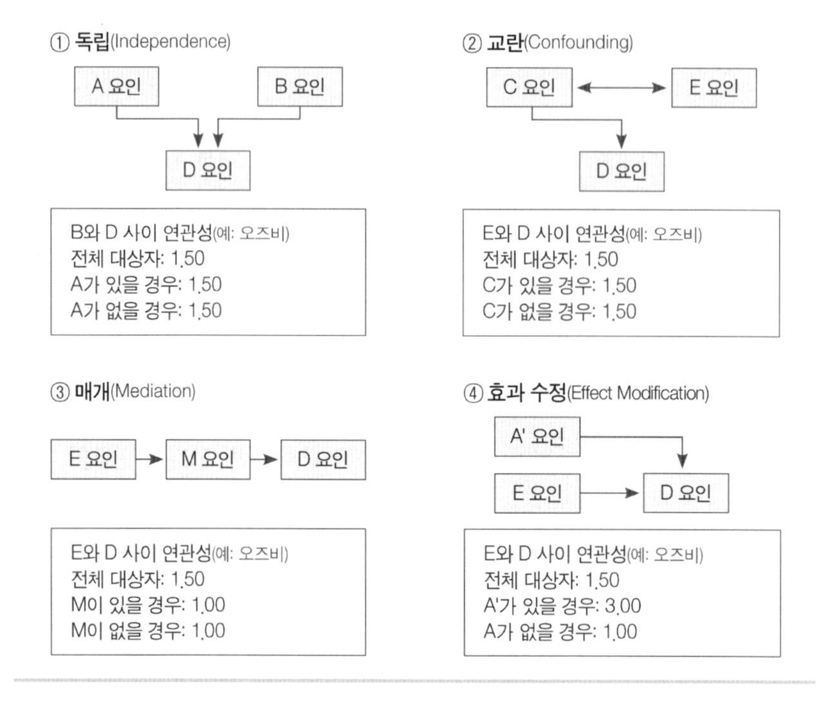

그림 5-6 독립, 교란, 매개, 효과 수정을 나타내는 모식도

서로 상호작용하여 질병이 발생하는 경우가 주를 이룬다. 이러한 상호작용을 효과 수정 모델이라고 부른다. 특히 취약성 - 스트레스 모델은 기존에 취약한 요인(예 유전, 환경, 성격 등)을 가진 사람들이 특정한 외부 요소에 의해 자극받아 정신질환으로 진행되는 상황을 설명한다. 이러한 효과 수정은 일반적인 다변량 회귀 분석만으로는 확인하기 어렵기 때문에, 모델에 곱셈항 등을 도입하여 분석한다.

효과 수정 요인이 인구 전체에 걸쳐 널리 분포할 경우 그것을 효과 수정 요인으로 간주하는 것이 어렵다는 주장도 있다. 로즈(Rose)는 "만약 모든 사람이 흡연을 한다면, 폐암은 유전병으로 간주될 것"이라고 지적하며, 흡연이 효과 수정 요인으로 작용하는 것은 그것이 상대적으로 드물기 때문이라고 설명한다

(Rose, 2001). 즉, 특정 요인을 모두가 공유하는 동질적인 인구에서는 그 요인을 효과 수정 요인으로 분류하는 것이 어렵다는 것이다.

3. 비판적 평가

이 장에서는 비판적 평가의 정의, 원칙, 중요성에 대해 설명한다. 또한 정신역학 연구에서 주요한 연구 설계로 꼽히는 코호트 연구, 환자-대조군 연구, 종단적 연구에 대한 비판적 평가를 위한 체크리스트를 제공한다. 비판적 평가의 필요성은 독자들이 자신의 글을 더 잘 구성하고 작성하는 데 도움을 주며, 다양한 연구 방법론의 장단점에 대한 이해를 심화시키기 위함이다.

1) 비판적 평가의 정의와 원칙

비판적 평가(critical appraisal)란 무엇인가? 특정 맥락에서의 신뢰성, 가치 및 관련성을 판단하기 위해 과학적 연구(증거, evidence)의 결과를 신중하게 그리고 체계적으로 분석하는 과정을 말한다. 이 평가는 연구의 수행 방식을 검토하며, 내부 타당성, 일반화 가능성 및 관련성과 같은 요소들을 살펴본다. 어떤 논문이 신뢰할 수 있으며 그 안에 유용한 정보가 포함되어 있는지를 판별하는 데에 이 평가는 큰 도움을 준다. 비판적 평가를 할 때 중점적으로 묻는 질문들은 연구 결과에서 발견될 수 있는 오류의 잠재적 원인과 그 오류들이 결과에 미칠 수 있는 영향에 관한 것이다. 이 평가 과정에서는 연구의 내부 타당도(internal validation)와 외부 타당도(external validation)를 동시에 고려한다. 예컨대 내부 타당성에 초점을 맞춘 평가는 바이어스, 교란 효과, 우연과 같은 잠재적 영향을 감안하여 연구의 설계와 진행 방식이 얼마나 신뢰성 있게 이루어졌는지를 검토한다. 외부 타당도를 중심으로 한 평가는 연구의 특정 맥락을 넘어서 다양한 상황에서 연구 결과가 어떻게 적용될 수 있는지를 판단한다.

비판적 평가에는 여러 원칙이 포함되며, 연구의 목적, 연구 대상 모집, 데이터 수집, 통계적 분석, 결과, 그리고 결론 및 고찰에서 고려해야 할 주요 원칙은 다음과 같다.

(1) 연구의 목적

연구의 목적을 이해하는 것은 중요하다. 이를 확인하기 위해서는 논문의 제목(title), 초록(abstract), 서론(introduction), 배경(background), 목적(objectives)을 참고한다. 연구 질문이 제시될 때 그 연구가 왜 필요한지 명확하게 이해되어야 한다. 이상적으로 연구 질문은 관련된 인구집단, 노출 변수, 개입(intervention) 또는 진단 검사, 그리고 평가되는 1차/2차 결과를 포함하여 잘 집중되어야 한다.

(2) 연구 대상 모집

연구 대상자 모집에 대한 부분은 논문의 방법(methods) 섹션에서 주로 다루어진다. 참가자들에 대한 설명은 상세하게 제시되어야 한다. 이때 나이, 성별, 사회경제적 지위, 인종, 종교나 행동, 그리고 질병의 심각도 등이 포함될 수 있다. 참가자 모집의 원 출처(source population)도 중요하게 여겨진다. 이는 연구 대상자가 지역사회에서 모집되었는지, 1차 의료기관에서 선발되었는지, 아니면 큰 병원에서 선정되었는지 등의 기준에 따라 연구의 내적 타당도(internal validity)와 외적 타당도(external validity)가 영향을 받을 수 있다. 참가자를 선발하는 과정에서 바이어스가 발생할 가능성도 검토해야 한다. 참여하는 자격 기준 또한 연구의 내적 타당도와 외적 타당도에 영향을 미칠 수 있다. 예로, 특정 요인에 이미 노출된 환자를 배제하거나 포함하는 결정은 내적 타당도에 영향을 미치며, 지나치게 엄격한 선택/배제 기준은 외적 타당도에 영향을 줄 수 있다. 마지막으로 환자-대조군 연구의 경우 환자와 대조군이 적절히 분배되었는지, RCT에서 개입군과 대조군 간의 할당 방식이 연구 결과의 타당성에 어떠한 영향을 미칠 수 있는지도 검토해야 한다.

(3) 데이터 수집

데이터의 타당성을 확인하는 것이 중요하다. 이를 위해 논문의 방법 부분을 주의 깊게 검토해야 한다. 연구에서 수집된 데이터가 적절한지, 대리 변수(surrogate variable)를 사용한 경우 그것이 간접적으로 측정된 것이 아닌지, 필요한 데이터가 누락되지 않았는지를 확인한다. 잠재적인 교란 변수에 대한 데이터도 수집하고 분석에 포함되어야 한다. 데이터 수집 방법은 근거를 갖춰야 하며 해당 방법의 신뢰도와 타당도가 검증되어야 한다.

데이터 수집 과정의 정확성은 방법 부분에 명시되어야 한다. 데이터 제공자가 누구인지(환자, 정보제공자, 의사)와 데이터 수집 시 바이어스 발생 가능성도 확인한다. 예컨대 정보제공자의 상태나 노출 여부에 따라 데이터의 정확도가 달라질 수 있으며, 회상 바이어스 발생 가능성도 고려한다. 관찰자 바이어스 역시 고려 사항으로, 대상자의 상태에 따라 질문하는 방식이 달라질 수 있다.

이러한 바이어스를 최소화하기 위해, 평가자에게 눈가림 훈련을 받게 할 수 있고, 데이터 기록 방법에 대한 교육을 제공할 수 있다. 더불어 평가자 간의 신뢰성 검증도 필요하다.

여러 차례 데이터가 수집될 때는, 탈락 바이어스(attrition bias)를 줄이기 위해 각 추적 시점에서 전반적인 데이터를 수집해야 한다. 탈락 바이어스는 중간에 연구에서 탈락한 대상자와 연구에 남아 있는 대상자 간의 차이 때문에 발생할 수 있다. 추적 관찰 시점의 적절성도 중요하며, 결과의 타당성을 보장하기 위해서는 적절한 시기에 추적 관찰을 실시해야 한다.

(4) 통계적 분석

통계적 분석을 비판적으로 평가할 때, 표본 수(sample size) 확인이 첫 단계다. 너무 적은 표본을 대상으로 한 연구는 제2종 오류를 일으킬 수 있으므로, 연구가 실제 차이를 감지할 수 있는 충분한 검정력을 가지고 있는지 및 표본 수 계산이 올바르게 이루어졌는지를 검토해야 한다. 통계적 검정은 사실과 다를 수 있는 효과를 추정할 때 무작위 오류나 우연의 영향을 결정하는 데 사용된다. 사용된 통계적 방법의 적합성과 올바른 적용 여부도 중요하다. 치우친(Skewed) 데이터는 로그 변환 등을 통해 적절히 처리되어야 하며, 다양한 측정값을 다룰 때 적절한 통계적 방법이 적용되어야 하고 이상치(outlier) 조사도 필요하다.

(5) 결과

다음은 연구 결과다. 논문에서는 기초 자료에 대한 설명이 먼저 제시되어야 한다. 데이터에 대한 적절한 설명 없이 복잡한 통계 분석을 먼저 접근한다면, 해당 분석이 데이터에 적합한지 의심될 수 있다. 신뢰구간(confidence interval)은 결과를 더 정확하게 해석하는 데 도움을 주는데, 그럼에도 유의수준(p value)만을 제시하는 논문은 문제가 될 수 있다.

연구의 주요 목표가 제대로 달성되었는지 확인하는 것은 중요하며, 특히 저자들이 관련 없는 결과에만 초점을 맞추는 경우를 주의해야 한다. 데이터 훑기(data-dredging)는 데이터 분석을 잘못 활용하여 통계적으로 유의미하게 나타나는 결과를 찾아내는 행위를 의미한다. 다시 말해, 여러 통계 검정을 진행하고 그중 유의미한 결과만을 보고하는 것으로, 이는 다중 검정(multiple testing) 문제와 관련이 있다.

잠재적인 교란 요인과 그것이 결과에 미칠 수 있는 영향을 검토해야 하며, 역인과성(reverse causality)의 가능성도 고려해야 한다.

(6) 결론 및 고찰

마지막으로, 논문을 비판적으로 평가할 때 해당 연구가 임상적으로 중요한 결과를 제시하는지 주목해야 한다. 통계적으로 유의하다고 해서 반드시 임상적으로 중요하다는 것은 아니며, 반대로 통계적으로 유의하지 않은 결과도 임상적으로 중요할 수 있다는 점을 항상 염두에 두어야 한다.

2) 비판적 평가의 중요성

최[illegible]의 정보를 비판적으로 평가하는 것은 근거 기반 의학 실천에 필수적이다. 비[illegible]적 평가를 통해 [illegible] 임상 진료를 제공하며, 이는 임상 실[illegible]개발에도 도움을 준다. 연구자들에[illegible]는 비판적 평가가 이전 [illegible]구의 한계[illegible] 고려하여 더 나은 연구 디자인 및 실행[illegible] 가능케 하고, 임상적으로 중요한 연구[illegible] 기여하는 데에도 도움을 준다.

3) 비판적 평가를 위한 체크리스트

각 연구 디자인별로 비판적 평가가 가능한 체크리스트에는 어떤 것들이 있을까? 다스-문시 등(Das-Munshi et al., 2020)은 총 여섯 가지 연구 디자인인 코호트 연구, 환자-대조군 연구, 단면 연구, 양적 연구, 임상 시험, 체계적 고찰 디자인을 다룬다.

(1) 코호트 연구

코호트 연구는 질병의 발생이나 경과와의 연관성을 조사하거나 어떤 의료적 개입의 결과를 파악하는 데 사용된다. 이 연구에서 가장 흔한 문제는 추적 손실이다. 이는 연관성을 파악하는 검정력에 영향을 주고, 그룹 간 불균형을 초래할 수 있다. 따라서 추적 관찰의 기간과, 연관성에 대한 다른 가능한 설명을 함께 검토해야 한다.

코호트 연구를 평가할 때 체크리스트는 아래와 같다.

내적 타당도를 평가할 때 다음 사항을 고려해야 한다.

① 연구에서 대상자(population), 노출(exposure) 변수, 개입(intervention) 변수, 결과(outcome) 변수 등을 포함하여 명확한 연구 질문을 설정했는가?

② 표본 수(sample size)가 적절하게 계산되었는가?

③ 어떤 대상이 연구에 포함되었으며, 어떻게 모집되었는가? 그리고 그 방법이 타당한가?

④ 노출 변수의 측정이 정확한가? 이것이 결과 변수와 독립적으로 기록되었는가?

⑤ 결과 변수의 측정이 정확한가? 이것이 노출 변수와 독립적으로 기록되었는가?

⑥ 추적 관찰이 타당한가? 추적 실패로 인한 그룹 간 불균형의 가능성이 있는가?

결과에 대해서는 다음 사항을 고려해야 한다.

⑦ 노출의 효과는 얼마나 큰가?

⑧ 추정치는 얼마나 정확한가?(신뢰구간과 p 값 확인)

외적 타당도와 그 적용성에 대해서는 다음 세 가지 사항을 고려해야 한다.

⑨ 중요한 결과들이 환자, 정책 결정자, 임상 의사, 가족/보호자, 더 넓은 지역사회에도 적용될 수 있는가?

⑩ 다른 대안적(alternative) 설명이 고려되었는가?

⑪ 이 연구 결과가 지역사회 의사결정에 도움이 되는가?

(2) 환자-대조군 연구

환자-대조군 연구(case-control study)는 특정 행동이나 질병의 발생과 연관된 요인을 조사한다. 드문 노출에 대해서는 크게 확장된 연구가 아닌 한 적절하지 않은 디자인이 될 수 있다. 노출군과 비노출군에서 질병의 발생률을 직접적으로 계산하는 것은 어렵다. 또한, 노출 변수와 질병 사이의 시간적 연관성을 확립하는 것은 어렵다. 결과 변수의 발생 후에 데이터를 후향적으로 수집하는 연구 특성상 바이어스 발생이 쉬워, 특히 선택 바이어스와 회상 바이어스에 주의해야 한다. 따라서 환자군과 대조군의 선택 방법과 두 그룹의 기본 특성이 서로 비슷한지 확인하는 것이 중요하다.

관찰자 바이어스나 회상 바이어스를 줄이려면 환자군과 대조군의 데이터를 동일한 방식으로 수집해야 한다. 가능하다면 데이터 수집자를 눈가림하는 것이 바람직하다. 잠재적 교란 변수는 역인과성 가능성과 함께 고려되어야 한다. 환자-대조군 연구는 많은 잠재적 연관성을 조사하므로, 통계적으로 유의한 결과가 다중 검정의 영향을 받았는지 고려하는 것이 중요하다.

다음은 환자-대조군 연구를 비판적으로 평가하기 위한 체크리스트이다. 이 체크리스트는 앞서 언급한 코호트 연구 체크리스트와 유사하지만, 환자-대조군 연구의 디자인 적합성과 데이터 훑기의 증거 여부에 더 큰 강조를 둔다.

내적 타당도를 평가할 때 다음 사항을 고려해야 한다.

① 연구에서 대상자, 노출 변수, 결과 변수 등을 포함하여 명확한 연구 질문을 설정했는가?

② 디자인이 연구 목적에 적합한가?

③ 표본 수가 적절하게 계산되었는가?

④ 환자군과 대조군의 모집 방법이 어떠했으며, 그 방법이 적절했는가?

⑤ 노출 정보의 타당성과 신뢰도는 어떠했는가? 또한, 결과와 무관하게 기록되었는가?

⑥ 추적 관찰이 타당한가? 추적 실패로 인한 그룹 간 불균형의 가능성이 있는가?

결과에 대해서는 다음 세 가지 사항을 고려해야 한다.

⑦ 노출의 효과는 얼마나 큰가?

⑧ 추정치는 얼마나 정확한가?(신뢰구간과 p 값 확인)

⑨ 유의한 결과를 얻기 위해 일부러 데이터를 조작하는 데이터 훑기의 증거가 있는가?

외적 타당도와 그 적용성에 대해서는 다음 세 가지 사항을 고려해야 한다.

⑩ 중요한 결과들이 환자, 정책 결정자, 임상 의사, 가족/보호자, 더 넓은 지역사회에서도 적용될 수 있는가?

⑪ 다른 대안적 설명이 고려되었는가?

⑫ 이 연구 결과가 지역사회 의사결정에 도움이 되는가?

(3) 단면 연구

단면 연구(cross-sectional studies)는 설명적 연구보다는 서술적/기술적 연구의 특성을 지닌다. 이 연구의 핵심 특징은 노출 변수와 결과 변수를 동시에 측정한다는 것이다. 그 결과, 어느 것이 먼저 발생했는지 판단하기가 어렵다. 결과 변수가 노출 변수에 영향을 주었을 수 있는 역인과성 때문에 방향성에 대한 판단이 쉽지 않다. 따라서 단면 연구는 가설을 검증하는 데 한계가 있지만, 질병이나 행동의 패턴을 파악하거나 연구 질문을 설정하는 데에는 유용하다. 단면 연구에서는 선택 바이어스(selection bias)를 피하기 위해 연구 집단이 잘 정의되어야 하며, 그 모집단을 대표할 수 있어야 한다. 신뢰도를 높이기 위해서는 높은 응답률이 중요하며, 이는 반응 바이어스(response bias)의 영향을 줄일 수 있다.

아래는 단면 연구의 체크리스트이다. 다른 디자인과 비교했을 때 차이점은 응답률을 체크하는 부분이 포함되어 있다는 것이다.

내적 타당도를 평가할 때 다음 사항을 고려해야 한다.

① 연구에서 명확한 연구 질문을 설정했는가?

② 디자인이 연구 목적에 적합한가?

③ 어떤 대상이 연구에 포함되었으며, 어떻게 모집되었는가? 그리고 그 방법이 타당한가?(선택 바이어스가 없는가?)

④ 얼마나 정확한 정보가 수집되었는가?

⑤ 응답률은 얼마였으며 데이터가 완전하고 숫자가 맞는가?

결과에 대해서는 다음 세 가지 사항을 고려해야 한다.

⑥ 결과는 어떠했는가?

⑦ 추정치는 얼마나 정확한가?(신뢰구간과 p 값 확인)

⑧ 유의한 결과를 얻기 위해 일부러 데이터를 조작하는 데이터 훑기의 증거가 있는가?

외적 타당도와 그 적용성에 대해서는 다음 세 가지 사항을 고려해야 한다.

⑨ 중요한 결과들이 환자, 정책 결정자, 임상 의사, 가족/보호자, 더 넓은 지역사회에서도 적용될 수 있는가?

⑩ 다른 대안적 설명이 고려되었는가?

⑪ 결과는 일반화될 수 있는가?

(4) 질적 연구

양적 연구가 신뢰할 수 있는 데이터를 활용하여 연역적 방식으로 결론을 도출하는 반면, 질적 연구는 정보를 탐색하고 수집하여 귀납적으로 아이디어와 가설을 생성하는 것을 목표로 한다. 따라서 질적 연구에서는 데이터의 타당성이 중요하다. 양적 연구에서 권장되지 않는 방법들도 있겠지만, 질적 연구에서는 반복적 접근(iterative approach)이 주로 활용된다. 이는 다양한 방법을 결합하여 활용한다는 것을 의미하며, 예로 심층 인터뷰와 포커스 그룹 인터뷰를 동시에 사용하여 삼각 측량(triangulation)을 진행하거나, 데이터를 여러 연구자들이 독립적으로 분석하게 하는 경우가 있다. 이와 같은 방법들은 데이터의 타당성을 강화할 수 있다. 이 과정을 통해 연구 방법이나 가설 등이 수정되어, 새로운 데이터에 다시 적용될 수 있다. 그러므로 연구 초반에는 질적 접근법의 적절성, 즉 연구가 어떠한 현상을 어떻게 관찰하는지와 그에 대한 명확한 연구 질문이 잘 정립되어 있는지를 확인해야 한다.

질적 연구에서는 연구 질문과 관련된 대상이나 환경의 대표성을 확인하기 위해 어떤 방식으로 표본을 선정했는지를 명확히 기술해야 한다. 관찰자 바이어스(observer bias)는 질적 연구에서 쉽게 피하기 어려우므로, 연구자는 자신의 배경과 관점을 분명히 밝혀야 하며, 그러한 요소가 연구 결과에 어떻게 영향을 미쳤는지 분석에 포함시켜야 한다.

데이터 수집 방법은 상세하게 기술되어야 하며, 내용 분석(content analysis) 같은 체계적인 방법을 사용하여 데이터를 분석하는 것이 필요하다. 이상적으로는 여러 연구자들이 데이터 분석을 함께 수행하는 것이 바람직하다.

아래에는 질적 연구의 비판적 평가를 위한 체크리스트가 제시되어 있다. 이전의 체크리스트들과 비교하여 주요 차이점은 ③ 표본 추출 전략이 어떻게 기술되었는지, ④ 연구자의 관점이 결과에 어떤 영향을 미쳤는지, 그리고 ⑥ 품질 관리 조치가 취해졌는지를 확인하는 것이다.

내적 타당도를 확보하기 위해 다음 사항을 고려해야 한다.

① 연구에서 명확한 연구 질문을 설정했는가?(정보가 추가로 누적될 경우 확장되거나 수정될 수 있을지)

② 질적 연구 접근법은 적절했는가?

③ 표본 추출 전략(대상 및 환경 설정)이 명확하게 정의되고 타당하게 정당화되었는가?

④ 연구자는 자신의 관점, 역할, 그리고 잠재적 편향 및 그 영향을 비판적으로 검토하였는가?(관찰자 바이어스 포함)

⑤ 연구자는 어떤 방법(예 현장 관찰, 인터뷰)으로 데이터를 수집하였는지, 그리고 그 방법을 명확히 설명하였는가?

⑥ 연구자는 어떤 방법으로 데이터를 분석하였으며, 어떠한 품질 관리 조치가 이루어졌는가?

결과에 대해서는 다음 사항을 고려해야 한다.

⑦ 연구 결과는 무엇인가? 그 결과는 신뢰할 수 있고 의미 있는가?

외적 타당도와 그 적용성에 대해서는 다음 사항을 고려해야 한다.

⑧ 연구의 결론은 그 결과를 바탕으로 타당하게 도출되었는가?

⑨ 연구 결과는 다른 임상 환경에도 적용될 수 있는가?

(5) 무작위 배정 임상 시험

다섯 번째 연구 디자인으로 무작위 배정 임상 시험(Randomized Clinical Trial: RCT)에 대한 비판적 평가를 진행한다. 대부분의 시험(Trial)은 치료 효과를 비교하기 위한 연구이므로, 연구 질문은 환자의 유형, 개입(intervention), 그리고 특히 주요한 결과에 대해 명확하게 정의되어야 한다. 환자의 출처와 특성은 구체적으로 기술되어야 하며, 이는 독자가 연구 결과를 다른 임상 현장에 적용할지의 여부를 판단하게 도와주고, 환자군의 선택에 따라 치료 효과가 달라질 수 있기 때문이다. 다른 치료 그룹에 할당된 환자들은 기저(baseline) 상태에서 유사한 특성을 가져야 공정한 비교가 가능하다. 충분한 참여자가 있을 경우, 무작위 할당을 통해 결과에 영향을 줄 수 있는 모든 요인을 균형 있게 분배해야 한다. 무작위 배정은 연구자가 어느 그룹에 환자가 배정되었는지 알 수 없도록 진행해야 한다.

환자들이 받는 치료는 연구에서 주어진 개입(intervention)을 제외하고는 동일해야 한다. 이는 연구진과 스태프가 어떤 그룹에 환자가 할당되었는지 모르는 상태(눈가림)에서 진행될 경우 더욱 원활하게 이루어질 수 있다. 이러한 접근은 수행 바이어스(performance bias)를 예방한다. 결과를 조사하는 연구자가 환자의 치료 그룹을 모를 경우, 관찰자 바이어스(observer bias)를 최소화할 수 있다. 무작위 배정 임상 시험 역시 다른 연구 디자인처럼 치료 간의 효과 차이를 파악하기 위해 적절한 검정력이 요구된다. 해당 검정력을 결정하는 과정(표본수 결정)은 논문의 방법론(methods) 섹션에 명시되어야 한다. 무작위로 그룹을 배정할 때 그룹 간의 균형을 지키기 위해 사전 의도 기준 분석(Intention-to-treat)을 적용하여 통계 분석을 진행한다. 이는 환자가 실제로 받은 치료가 아닌, 할당받은 치료 그룹 기준으로 분석을 수행함을 의미한다.

아래는 임상시험에 대한 체크리스트이다.

① 연구에서 대상자, 노출 변수, 개입 변수, 결과 변수 등을 포함하여 명확한 연구 질문을 설정했는가?

② 환자의 출처와 유형이 적절하게 기술되었는가? 그리고 연구 대상자의 선택이 결과에 영향을 미칠 수 있는지 확인하였는가?

③ 개입군과 대조군의 할당은 무작위로 이루어졌는지, 그리고 무작위 목록이 눈가림되었는가?

④ 시험 시작 시 두 그룹이 서로 비슷한 특성을 보였는가?

⑤ 참가자, 직원, 연구 스태프 및 연구진 모두가 그룹 할당에 대해 눈가림되었는가?(단일, 이중, 삼중 눈가림 여부를 확인)

⑥ 개입을 제외하고 두 그룹이 동등하게 취급되었는가?

⑦ 검정력은 충분한가?

⑧ 탈락률은 어느 정도였으며, 모든 참여 환자들이 정확히 분석되었는가?

결과에 대해서는 다음과 같은 두 가지 사항을 들 수 있다.

⑨ 모든 환자가 무작위로 배정된 그룹에 따라 분석되었는가?(사전 의도 기준

분석(Intention-to-treat) 방식으로 분석되었는가?)

⑩ 치료의 효과는 무엇이었으며, 그 효과의 크기는 어느 정도였는가?

⑪ 추정치는 얼마나 정확한가? (신뢰구간과 p 값 확인)

외적 타당도와 그 적용성에 대해서는 다음 세 가지 사항을 고려해야 한다.

⑫ 중요한 결과들이 환자, 정책 결정자, 임상 의사, 가족/보호자, 더 넓은 지역사회에서도 적용될 수 있는가?(약물의 부작용 및 부정적 결과를 포함하여)

⑬ 개입 방법이 현실 상황에서 실제로 적용 가능한가?(해당 개입의 실행성 및 경제적 고려사항을 검토하였는가?)

⑭ 이 연구 결과가 지역사회 의사결정에 도움이 되는가?

(6) 체계적 문헌 고찰(systemic review)

체계적 문헌 고찰에서는 PICO(Patient, Intervention, Comparator, Outcome)를 명시해야 한다. 연구 선택 과정에서 바이어스가 없었다는 것을 증명하기 위해 선험적인 모집 기준과 배제 기준(inclusion, exclusion criteria)을 명확하게 제시해야 한다. 철저하고 재현 가능한 검색 전략을 통해 리뷰의 질문과 관련된 모든 논문들을 확인하였고, 어떤 연구도 체계적으로 생략되지 않았다는 것이 입증되어야 한다. 각 연구에서 제공하는 증거의 강도는 사용된 연구 방법에 따라 다를 수 있다. 리뷰 결과가 저질의 연구로 인해 바이어스되지 않았음을 확인하기 위해서는, 재현 가능하고 명시적인 타당성 평가가 한 명 이상의 독립적인 평가자에 의해 수행되어야 한다. 많은 경우에, 이 연구 디자인은 메타 분석을 수행하는 데 큰 장점이 있다.

메타분석에서는 포함된 연구들이 통계적이고 임상적으로 비교 가능한지 확인하기 위해 연구 간 이질성(heterogeneity)을 적절히 조사해야 한다. 조사된 결과들은 환자, 정책 결정자, 임상 의사, 가족/간병인 및 더 넓은 지역사회의 중요한 결과를 반영해야 하며, 부작용 및 기타 부정적인 결과도 포함해야 한다.

특히, 리뷰가 최근에 업데이트되었는지 확인하는 것은 중요하다.

비판적 평가 체크리스트는 다음과 같다.

① 연구에서 대상자, 노출 변수, 개입 변수, 결과 변수 등을 포함하여 명확한 연구 질문을 설정했는가?

② 사전 모집 및 제외 기준이 명시되었는가?(인구, 개입 및 관심 결과 포함)

③ 포괄적인 검색 전략을 통해 적절한 연구가 포함되었는가? 중요한 연구가 누락되었을 가능성은 없는가?(미공개 또는 비영어 연구 포함)

④ 데이터 추출이 정확하게 이루어졌는가?

⑤ 포함된 연구들의 타당성(혹은 품질)이 적절히 평가되었는가?

⑥ 누락된 정보를 고려하였는가?

⑦ 임상적 및 통계학적 이질성을 평가하였는가?

⑧ 바이어스가 개입될 가능성에 대한 민감도 분석이 수행되었는가?

결과에 대해서는 다음과 같은 두 가지 사항을 들 수 있다.

⑨ 이 리뷰의 전반적인 결과는 무엇인가?(치료 효과가 얼마나 큰가?)

⑩ 추정치는 얼마나 정확한가?(신뢰구간과 p 값 확인)

외적 타당도와 적용성을 평가할 때는 다음 두 가지 사항을 고려해야 한다.

⑪ 중요한 결과들이 환자, 정책 결정자, 임상 의사, 가족/보호자, 더 넓은 지역사회에도 적용될 수 있는가?(약물의 부작용 및 기타 부정적 결과를 포함하여)

⑫ 이 연구 결과가 지역사회 의사결정에 도움이 되는가?

결론적으로, 비판적 평가 기술은 연구 해석과 수행에 필수적이다. 각 연구 디자인에는 여러 취약점이 있을 수 있다. 그러나 잘 보고된 연구의 가장 중요한 특징은 독자가 연구의 목적 설정부터 결론까지의 모든 과정을 이해할 수 있다는 것이다.

더 읽을 거리

- David D. Celentano, Moyses Szklo. 2020. 『고디스 역학』(제6판), 「제15장 인과성 추론에서 추가로 고려해야 할 점: 바이어스, 교란, 상호작용」. 범문에듀케이션.
- 안윤옥 외. 2005. 『역학의 원리와 응용』, 「4장 요인-질병 간의 관련성 평가」. 서울대학교 출판문화원.

2부

정신역학의 발전

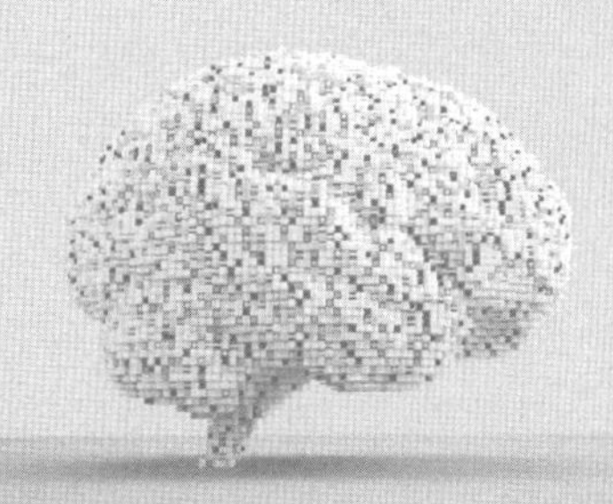

6장

정신역학 연구의 생애주기적 관점

1. 생애주기적 관점에서의 연구 설계

1) 들어가기

생애주기적 관점에서의 연구 설계(Study designs)는 전체 생애를 대상으로 한 연구를 위한 전통적 접근법과 새로운 접근법으로 구분된다. 생애주기적 접근법은 생애 동안의 건강과 질병 결정 요인 간의 상호작용을 이해하는 데 기초를 제공한다. 시간의 흐름에 따른 위험 요인의 유병률과 발생률, 그리고 이것이 어떻게 정신병리의 발달에 기여하는지를 이해하는 것은 중요하다. 생애주기적 접근법은 정신의학 역학 분야의 발전에 크게 기여하였다.

생애주기적 역학의 핵심은 다양한 수준에서 위험 요인의 유병률 및 발생률을 측정하는 것에 있다.

이 접근법에서는 특정 시점의 건강 상태가 이전 시점의 상태에 크게 영향을 받는다고 가정한다. 또한 질병의 진행이 유전적·심리적 취약성을 기반으로 하며, 다양한 수준에서의 사회적 조건이 함께 작용한다고 본다.

역학조사는 전통적인 방법부터 최근의 연구 설계까지 지속적으로 발전해 왔다. 같은 연구 질문이라 할지라도 여러 가지 접근 방식을 통해 연구 설계가 가능하다. 연구 설계에 따라 참가자의 선택, 정보의 수집 및 분석 방법이 달라진다. 선택한 연구 디자인은 연구 질문뿐만 아니라 비용, 효율성, 윤리적 및 실용적 고려 사항 등 여러 요인에서 영향을 받는다. 많은 역학적 질문들은 여러 가지 대안적인 설계를 통해 탐구될 수 있다. 연구 설계로 선택할 수 있는 방법들이 있으며, 그중 몇 가지를 살펴볼 필요가 있다.

① 전향적 코호트 연구(prospective cohort studies)

② 환자-대조군 연구(case-control studies)

③ 단면 연구(cross-sectional studies)

④ 준실험 설계(quasi-experimental designs)

⑤ 무작위 배정 임상 시험(randomized clinical trials: RCTs)

생애 과정 연구 설계에 대한 일반적인 고려 사항 및 향후 방향에 대한 제언 중 하나는 사회경제적 요인에 대한 것이다. 사회경제적 요인과 정신건강에 관한 주제는 이미 다양한 연구 방법론을 통해 탐구되어 왔다. 여러 연구에서는 이 사이의 인과 관계를 찾기 위한 노력을 지속하였다. 이 장에서는 각 연구 설계별로 사회경제적 요인과 정신건강 간의 관계를 조명한 연구들을 고찰하며, 특히 의사의 진단에 따른 우울증을 결과 변수로 사용하는 연구를 예로 든다.

2) 관찰 연구(observational study)

지금까지 진행된 정신질환에 관한 대부분의 생애주기적 연구는 관찰 연구의 형태였다.

표 6-1 관찰 연구와 실험 연구의 차이

관찰 연구	실험 연구
인구집단의 기록 데이터를 연구자의 개입 없이 관찰하고 분석한다. 자연 상태에서 노출 변수와 결과 변수 간의 상관관계를 분석한다.	노출이 연구참여자들에게 무작위적으로 분배된다(연구자의 개입).

관찰 연구는 일반적으로 실험 연구만큼의 인과관계를 갖지 않지만, 실험 설계에서 노출을 할당하는 것과 관련된 윤리적 문제점이 없다. 예를 들어, 흡연과 우울증 간의 관계를 실험 연구로 진행하려면, 연구 설계에 따라 무작위로 어떤 참가자에게 흡연을 노출시켜야 할 수도 있다. 그러나 이러한 접근은 참가자의 건강에 해를 끼칠 수 있기 때문에 윤리적 문제가 될 수 있다. 관찰 연구의 대표적인 예로는 코호트 연구와 환자-대조군 연구가 있다.

(1) 코호트 연구(Cohort studies)

전향적(prospective) 코호트 연구는 생애주기적 정신건강 연구에 매우 적합하다. 이 연구 설계의 장점은 노출과 결과 발생 시에 직접적인 측정이 가능하다는 점이다. 또한 시간적 선후관계가 명확하기 때문에 노출과 질병 간의 시간적 선후관계에 대한 강력한 근거를 제공한다.

하지만 전향적 코호트 연구에는 몇 가지 고려해야 할 사항과 제한 사항이 있다. 먼저, 연구 참가자들이 큰 관심 모집단[목표 모집단(target population)]을 대표하는 방식으로 선택되는 경우가 많다. 어떤 연구 질문에서는 연구 집단이 특정 노출 변수의 집합(예 임신, 학령기, 중년 코호트 등)으로 구성될 수 있다. 여러 관심 결과 변수가 있을 경우, 질병 위험이 있는(at risk population) 특정 하위 집단을 식별하기 어렵다면, 일반 집단의 선택이 가장 적절하다. 그렇지만 이러한 선택 시에도 다양한 설계상의 고려 사항이 있다.

상자 6-1 전향적 코호트 연구의 예시

길먼 등(Gilman et al., 2002)은 전 생애에 걸친 사회경제적 지위와 우울증에 대하여 거의 40년에 걸친 추적 조사의 데이터를 사용하여 연구를 진행하였다. 이들은 어린 시절의 사회경제적 지위와 주요우울장애의 평생 위험 사이의 관계를 조사하였고, 어린 시절의 사회경제적 지위가 더 낮았던 참가자들이 가장 높은 지위에 속한 사람들에 비해 평생 주요우울장애의 위험이 거의 두 배 증가한다는 것을 발견하였다.

이 연구는 실험 연구가 아니라 관찰 연구였지만, 인과 추론상 훌륭한 연구였다. 노출(소아기 사회경제적 지위)의 시간적 순서와 결과 변수(평생 우울증)를 명확하게 설정하고, 우울증 진단을 식별하기 위해 DSM-III와 같은 타당한 측정도구를 이용하였다. 사회경제적 지위와 우울증 사이의 진정한 연관성을 잠재적으로 교란할 수 있는 여러 주요 교란 요인을 고려하여 분석하였다.

그러나 이러한 많은 장점이 있음에도 관찰 연구이기 때문에 타당성에 대한 잠재적 위협 또한 존재한다. 일반적으로 선택 바이어스는 관찰 연구의 타당도에서 가장 큰 문제가 될 수 있다. 그러나 이 연구에서는 노출(어린 시절 사회경제적 지위)이 연구 참가자의 선택을 벗어났기 때문에 선택 바이어스의 위험은 크지 않다고 하겠다. 또한 우울증 진단이 가족의 사회경제적 지위와 무관하게 발생하였기 때문에, 이 연구에서는 정보 바이어스도 적다고 볼 수 있다. 마지막으로, 잔여(residual) 혹은 측정되지 않은(unmeasured) 교란 요인이 있을 수 있다. 40년 이상의 연구 기간 동안 발생하는 모든 잠재적 교란 요인을 측정하는 것은 불가능하므로 이러한 문제가 있을 수 있는 것이다.

데이터 수집은 전향적 코호트 설계에서 중요한 부분이다. 특히 코호트가 노화될수록 연구자는 다른 노출 또는 질병에 대한 추가적인 데이터 수집을 고려하게 된다. 또한 어느 정도의 간격으로 추적관찰을 진행할 것인지는 과학적 근거를 바탕으로 결정되어야 한다. 시간과 관련된 특정 데이터(예 유전 물질)는 프로젝트 초기에 놓칠 수 있으므로 주의가 필요하다.

또한 코호트 연구에서는 연구 중도 탈락 및 추적 관찰의 손실을 최소화하는 것이 중요하다. 이를 위해 자세한 연락처 정보를 수집하고, 후속 인터뷰 알림을 전송하며, 화보 뉴스레터 형태로 참가자에게 연구 결과를 공유하는 방법을 고려할 수 있다.

전향적 코호트는 정신질환의 유병률, 분포, 시간 경과에 따른 장애 경과 및 정신건강 서비스 이용에 관련된 정보를 제공하였다. 한계로는 다음과 같은 사항들이 지적된다.

ⓐ 참가자의 등록, 추적 및 유지에는 상당한 인적 및 재정적 자원이 필요하다 (특히 정신질환의 평생 경과 연구에서 두드러짐).

ⓑ 부정확하게 측정되거나 측정되지 않은 교란 요인에 대한 우려가 있다.

ⓒ 코호트 등록과 유지 사이에서 자원적인 측면에서의 절충이 필요하다.

코호트 연구에서는 약 100명~10만 명의 참가자를 대상으로 한다. 대상자 수를 결정할 때는 자원, 연구 설계 및 측정을 고려한다. 대부분의 경우 사용 가능한 연구 자원이 한정적이기 때문에 초기 참가자 모집과 추적관찰 대상자 수에 대한 계획을 세워야 한다. 또한 선택 바이어스와 같은 문제가 발생하지 않도록 주의해야 한다. 코호트 연구는 비용이 많이 들기 때문에 최대한 과학적으로 효율적인 데이터를 얻기 위해서는 주제 유지에 상당한 노력과 투자가 필요하다.

① **주산기 및 출생 코호트** | 주산기(周産期) 및 출생 코호트를 모집할 때 출생 시점 또는 그 이전에 참가자를 모집하고 등록하는 것과 관련하여 고려해야 할 점이 있다. 특히 참가자의 부모는 모집의 주요 대상이며, 추적 기간에 따라 부모가 1차 응답자가 될 수도 있다. 하지만 결과에 대한 관심 변수는 자손 세대를 중점으로 한다.

주산기 코호트 연구에서는 출생 직전 및 출생 직후에 발생하는 요인들을 주요하게 조사한다. 이때 임신 중이거나 임신을 계획하는 부모(대개 어머니)를 대상으로 모집하고 등록한다. 임신 기간, 출생, 그리고 출생 후 정해진 시간 동안에 데이터가 수집된다. 이때 산모와 태아의 상황에 따라 각각 조사를 진행한다 (그림 6-1).

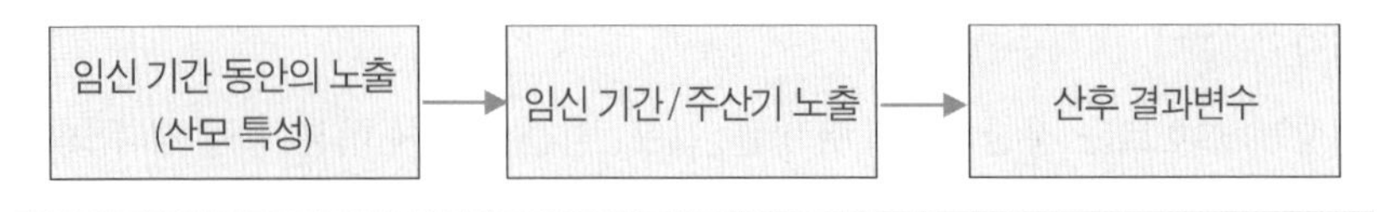

그림 6-1 주산기 코호트의 개념도

제기된 연구 질문과 연구에 사용할 수 있는 자원에 따라 주산기 및 출생 코호트의 추적 기간이 다르게 설정될 수 있다. 데이터 수집 방법은 참여자의 나이에 따라 다를 수 있다. 예를 들면 영유아기에는 참여자의 부모가 1차 응답자로서 참여할 수 있지만, 초기 아동기에는 아이에게 직접 질문하여 데이터를 수집한다. 이런 경우에 연구 동의 및 동의 절차의 중요성이 강조되며, 데이터 수집의 길이와 적절성, 면담자의 교육, 그리고 인간 피험자의 보호를 위한 연구 윤리적 고려가 필요하다.

주산기 및 출생 코호트 연구의 예로는 협력 주산기 프로젝트(The Collaborative Perinatal Project: CPP)(Klebanoff, 2009)와 뉴잉글랜드 가족 연구(New England Family Study: NEFS)(Goldstein et al., 2010)가 있다. CPP는 약 60여 년 전 아동기의 소아, 신경계 및 심리적 장애의 산전 및 가족적 선례를 전향적으로 조사하기 위해 시작되었다. 이 연구는 5만 명 이상의 임산부를 대상으로 진행되었으며, 1년차에서는 88%의 추적 조사율을, 7년차에서는 79%의 높은 추적 조사율을 기록했다(그림 6-2).

미국 보스턴(Boston) 및 프로비던스(Providence)에서의 CPP 코호트는 1만 6557명의 출생아를 포함하였다. 두 지역의 성인 추적 조사는 프로비던스 샘플(4140건의 임신)을 대상으로 1983년에 시작되었다. 연구진은 이후 3세대 가정(즉 CPP에 기록된 어머니, CPP 코호트의 구성원 및 그 자손)에 대한 추적 및 평가를 수행하였다. 이 연구는 여러 자손을 가진 수많은 가정을 대상으로 초기 생애 위험요인과 가족 디자인을 연계하려는 목적으로 진행되었다. 이후 '가족 디자

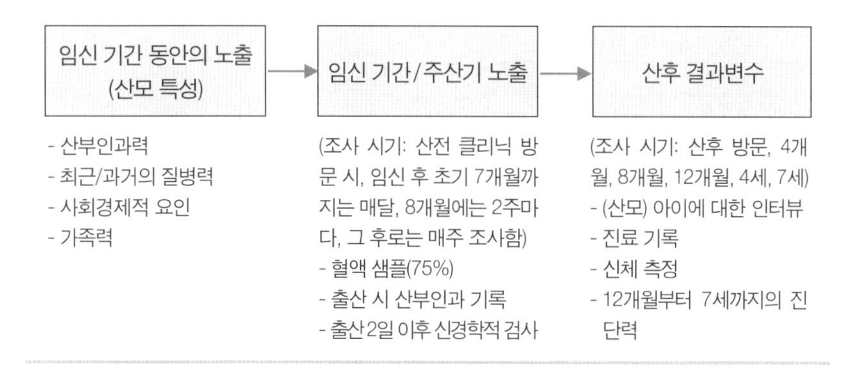

그림 6-2 협력 주산기 프로젝트(CPP)에서 수행된 측정의 모식도

인' 연구가 부상함에 따라 연구의 이름은 뉴잉글랜드 가족 연구로 변경되었다.

처음 조사에서는 임산부의 다양한 특성, 산부인과력, 질병력, 사회경제적 상황 및 가족력을 조사하였다. 임신 기간 동안에는 산전 클리닉 방문 시, 임신 후 초기 7개월까지는 매달 한 번, 8개월은 2주에 한 번, 9~10개월은 매주 한 번씩 혈액 샘플 및 출산 시의 산부인과 기록을 수집하였다. 출산 2일 후에는 산모의 신경학적 검사를 진행했으며, 산후에는 아이에 대한 인터뷰를 산모에게 진행하면서 진료 기록, 신체 측정 및 12개월부터 7세까지 아이의 진단력 데이터를 수집하였다.

② **고위험 집단 코호트**(high risk cohort) | 이는 전향적 코호트 연구의 한 형태로, 노출 이력을 기반으로 참가자를 선택하고 모집한다는 특징이 있다. 부모의 정신병리적 증상을 기반으로 하여, 특정 정신질환이 발생할 위험이 높다고 판단되는 사람들로 코호트 참가 대상을 선정하는 것이다. 정신질환의 가족적 특성을 고려하면, 고위험 연구는 다세대 가족 연구의 형태를 취할 때가 많다. 이를 통해 정신질환의 자연적 진행을 더 깊게 이해하게 된다.

고위험 집단 코호트에서 얻은 결과는 주로 해당 고위험군에만 적용될 수 있

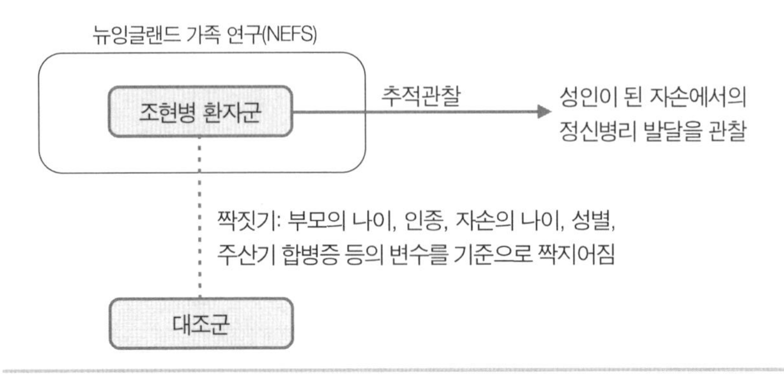

그림 6-3 뉴잉글랜드 가족 연구에서 조현병 연구 수행 시 수행한 연구 설계 모식도
자료: Goldstein et al.(2010).

상자 6-2 고위험 코호트 연구를 통한 사회경제적 지위 및 우울증의 예

리처 등(Ritsher et al., 2001)은 고위험 코호트를 이용하여 사회경제적 지위와 우울증 사이의 관계를 탐구하였다. 이 연구는 바이스만(Weissman) 등이 이전에 구축한 코호트를 기반으로 수행되었고, 이 코호트는 주요우울장애를 가진 부모를 상당히 많이 포함하고 있었다. 또한 같은 지역사회에서 선택된 대조군도 포함하였다.

이 고위험 설계에서 자손은 부모의 우울증 유무를 기준으로 코호트를 선택하고 분류하였다. 분석 시 부모의 사회경제적 지위와 관련해 자손의 주요우울장애 발생률을 부모의 주요우울장애 상태를 보정한 후 조사하였다. 이러한 방법을 통해 고위험군을 사전에 분류하고, 이에 따른 대조군을 확보함으로써 많은 참여자를 모집할 수 있었다.

분석 결과, 부모의 낮은 교육 수준은 자손에서 주요우울장애의 발생 확률을 증가시키는 강력한 요인으로 밝혀졌다. 이 결과는 '사회적 인과성 모델(social causation model)'을 지지하며, 부모나 자손의 우울증이 낮은 학력이나 낮은 직업적 지위로 이어진다는 '사회적 표류(social drift) 이론'을 반박하였다. 이 고위험 설계를 활용해 주요우울장애의 세대 간 전이를 살펴본 연구는 주요우울장애 발병과 사회적 환경의 중요성을 강조하는 데 중요한 기여를 했다.

기 때문에 한계가 있다. 그럼에도, 고위험 집단 코호트 연구는 흔치 않은 장애를 효과적으로 연구하는 방법이므로 연구 설계를 선택할 때 장단점을 철저히 고려해야 한다. 조현병, 우울증, 물질 사용 장애 등 대부분의 주요 정신병리학적 질환에 대한 고위험 집단이 존재한다. 그림 6-3은 그에 대한 예시이다.

이는 뉴잉글랜드 가족 연구(NEFS)에서 조현병을 연구한 것으로, 이 연구에서 NEFS에 등록된 대상자 중에서는 성인기에 정신병리적 증상이 발생하는 사람들이 있었다. 이 사람들에 대해 외부 인구집단에서 부모의 나이, 인종, 자녀의 나이, 서열 및 산전 문제 등을 기준으로 한 대조군을 선정하여 분석했다(Goldstein et al., 2010). 이렇게 짝지어진 고위험환자군과 대조군을 추적 관찰하여 성인이 된 자손에서의 정신병리 발달을 관찰하였다.

(2) 환자 - 대조군 연구

환자-대조군 연구(case-control study)는 질병의 유무에 따라 참가자를 선택하고 노출 정보를 수집한다. 이 방법은 비용 효율적이며 희귀 질환 연구에 특히 유용하다. 그러나 회상 바이어스(recall bias)의 위험이 있어 주의가 필요하다. 질병에 걸린 사람들은 그 원인을 파악하려는 경향이 있어, 과거의 노출이나 경험에 대해 더 자세히 회상할 수 있다는 것이다. 예를 들어, 조현병에 걸린 환자가 아동 시절의 경험을 더 상세히 기억하거나 보고하는 것과 같다. 이런 바이어스는 연구 결과의 왜곡 가능성이 있다. 회상 바이어스의 영향을 최소화하거나 방지하기 위한 방안 중 하나는 워커(E. Walker) 등에 의해 제안되었다. 이 방안은 아동기 조현병의 전조 증상 중 하나로 감정을 얼굴에 나타내는 표현의 변화를 중점으로 한다.

상자 6-3과 같이 집에서 비디오로 모니터링하여 객관적 자료를 수집하는 방법은 회상 바이어스를 줄일 수 있다.

선택 바이어스(selection bias)는 대상군 선택 과정에서 발생하여 연구 결과의

상자 6-3 워커(E. F. Walker)의 환자 - 대조군 연구

- **연구 목적**: 집에서의 비디오 모니터링을 통해, 이후에 정신분열증을 앓게 된 어린이들의 얼굴 표정에서 감정 처리의 이상 여부를 파악하려 하였다.
- **방법**: 훈련받은 관찰자들은 32명의 조현병 환자와 31명의 건강한 형제자매의 어린 시절 집에서의 표정을 녹화하였다. 이후 해당 녹화물에서 표정에 나타나는 감정을 코딩하였다. 모든 환자들은 청소년기 후반 또는 초기 성인기에 DSM-III 기준으로 조현병 진단 기준을 만족하였다. 형제자매 비교군은 정신병력이 없는 대상들 중에서 선정되었다. 총 아홉 가지의 감정과 그 외 범주에 대해 평가가 이루어졌다.
- **결과**: 조현병을 앓고 있는 여성 환자들은 건강한 동성 형제보다 기쁨을 나타내는 표정의 비율이 유의하게 낮았다. 이 차이는 유아기에서 청소년기로의 전환 과정에서 점차 커졌다. 반면, 남성 환자들의 경우에는 연령에 따른 기쁨의 표현에서 그룹 간의 차이가 일관되게 나타나지는 않았다. 그러나 조현병을 앓고 있는 남성 및 여성 환자 모두에서는 건강한 동성 형제자매에 비해 부정적인 얼굴 표정을 더 자주 나타냈다.
- **결론**: 이 연구 결과는 조현병의 취약성이 임상적 증상의 발현 이전에도 감정적 행동의 형태로 나타날 수 있음을 시사한다(Walker et al., 1993).

상자 6-4 환자-대조군 연구에서 주의할 점

제이콥슨 등(Jacobson, Fasman and DiMascio, 1975)은 어린 시절의 박탈감과 우울증의 발생 및 중증도와의 관계를 연구하였다.
이 연구에서 연구자들은 우울증으로 입원한 여성 환자 347명, 외래 여성 환자 114명, 정상 여성 198명을 대조군으로 참여시켰다. 아동기 박탈감은 아동기에 발생한 사건들을 기록하여 평가했고, 참여자들과의 인터뷰도 진행하였다. 회상 바이어스를 최소화하기 위해 미리 기록된 문서를 활용하여 아동기의 박탈 사건들을 확인한 것은 이 연구의 큰 강점이었다.
그러나 인터뷰 과정에서는 여전히 바이어스가 발생할 위험이 있었다. 또한, 정상 대조군이 환자군이 유래할 수 있는 대표적인 인구집단을 반영하지 못할 경우, 문제가 발생할 수 있다. 예를 들어 과도하게 건강한 사람들만 모집될 경우, 실제 정상 범위보다 '초정상'인 사람들만 대상으로 한 것일 수 있다. 만약 그럴 경우, 아동기 박탈 사건의 발생 비율 차이는 대조군 선정 방식 때문일 수 있다. 입원 환자와 외래 환자가 함께 포함된 경우, 환자군의 기준 집단이 누구인지 정확히 파악하기 어려워, 연구 결과에 문제가 발생할 수 있다.

해석에 영향을 줄 수 있는데, 환자-대조군 연구에서 특히 주의가 필요하다. 이 바이어스를 예방하기 위해서는 환자군과 대조군을 동일한 연구 기준에서 선정해야 한다. 만약 대조군에서 해당 변수(예 정신질환)의 발현이 관찰된다면, 이 대상은 대조군에서 환자군으로 변경될 자격(at-risk population)이 있어야 한다. 대조군은 연구대상의 노출 분포를 추정하는 데 사용되므로, 대조군의 선택이 잘못되면 연구 결과에 큰 왜곡이 생길 수 있다.

환자-대조군 연구에서는 특별히 대조군의 선택 및 노출 상태 확인에 주의를 기울여야 한다.

(3) 단면 연구(cross-sectional studies)

생애주기 연구에서 단면 연구는 질병의 유병률과 노출 변수와 질병 간의 연관성(association)에 대한 정보를 제공하나, 일반적으로 인과 관계(causation)를 파악하기는 어렵다.

단면 연구와 환자-대조군 연구를 비교한다면, 단면 연구는 특정 시점에서의 샘플링과 조사에 중점을 두며, 과거 노출에 대한 정보를 상대적으로 덜 강조한다. 이러한 방식은 질병의 유병률과 노출과 질병 간의 연관성에 대한 스냅숏(snapshot)을 제공하지만, 노출과 질병 사이의 시간적 순서를 확실히 알 수 없기 때문에 역인과성(reverse causality)에 대한 가능성을 항상 고려해야 한다. 단면 연구와 환자-대조군 연구의 차이점 중 하나는 표집 틀(sampling framework)이다. 환자-대조군 연구에서는 특정 질병의 발생을 기준으로 대표적인 집단을 샘플링하지만, 단면 연구는 종종 일반적인 모집단이나 특정 목적에 따른 표본을 기준으로 수행된다.

단면 연구는 인구 내에서의 정신질환의 유병률 정보를 제공하며, 요인 간의 잠재적 연관성에 대한 초기 증거를 통해 미래의 보다 엄밀한 연구 설계에 인과관계의 단서를 제공한다. 또한, 단면 연구는 기록 데이터나 참가자로부터의 회

상자 6-5 사회경제적 지위와 우울증 사이를 연구한 단면 연구의 예

네스벡 등(von dem Knesebeck et al., 2003)은 미국과 독일의 가구 전화 조사로 얻은 단면 데이터를 바탕으로 연구를 진행하였다.
단면 연구는 상대적으로 많은 참여자를 대상으로 비용을 절감하며 조사할 수 있기 때문에, 기본적인 인구 통계학적 정보를 활용하여 다른 연령 그룹별 사회경제적 지위와 우울증 간의 관계를 층화하여 연구할 수 있었다.
그러나 단면 연구의 한계로 인과관계를 명확히 파악하기는 어렵다. 모든 데이터가 특정 시점에서 수집된 것을 감안하면, 노출과 결과 사이의 시간적 순서에 대한 명확한 증거가 부족하다. 더욱이, 데이터 수집 방식에 따라 정보의 왜곡이 발생할 가능성이 있다. 위 연구에서 사회경제적 지위와 우울증에 관한 정보는 전화 인터뷰를 통한 자가 보고 방식으로 수집되었기 때문에 보고 바이어스(reporting bias)가 발생할 수 있다. 단면 연구는 또한 측정되지 않은 교란 변수의 영향을 받을 가능성이 있다.

고적 데이터를 활용하여 과거의 노출 이력을 재구성하는 데 활용될 수 있다.

3) 준실험 설계(Quasi-experimental designs)

준실험 설계는 노출(exposure) 변수의 조작 없이 관찰(observation)만을 통해 개입하는 것이 특징이다. 이러한 설계는 삶의 과정 이론(life course theory)과 관련하여 주요 사건(예 자연 재해, 테러 행위, 또는 긍정적인 정책 변경 등)이 발생한 후에 정신병리나 정신건강에 대한 평가를 주로 진행한다.

준실험 설계는 선택 바이어스가 문제가 될 수 있는 점에서 기존의 관찰 연구와 차이를 보인다. 참가자들은 대부분 자신이 스스로 통제할 수 없는 상황에서 노출군이나 비노출군으로 '분류'된다. 또한, 정보 바이어스나 교란 효과도 문제가 될 수 있다. 자연 사건 후에 신속하게 연구를 시작하는 것이 어려울 수 있기 때문이다. 더욱이, 응답자들에게 노출 여부를 알려주지 않아 그룹 간 비교의

상자 6-6 사회경제적 지위와 우울증에 대한 자연 실험(Natural Experiment)의 예

> 코스텔로 등(Costello, E. J. et al., 2003)은 소득 지원이 정신건강에 미치는 영향을 조사하였다. 1993년에 실시된 그레이트 스모키 산맥 연구(Great Smoky Mountains study)에서는 9세에서 13세 사이의 어린이 1420명을 대상으로 하였다. 이들 중 25%가 아메리카 원주민이었고, 나머지는 대부분 백인이었다.
> 이 연구는 원래 8년 전향적 코호트 연구로 설계되었으나, 연구 중간에 아메리카 원주민 보호 구역에 카지노가 개설되어 보호 구역에 거주하는 원주민 참가자들의 연간 수입이 증가하였다. 소득 증가 이전에 아동에 대한 4년간의 데이터를 수집한 후, 연구자들은 대상 내 설계(within-subject design)를 활용하여 소득 증가가 아동기 정신병리 발달에 어떤 영향을 미치는지 조사하였다. 이를 통해 소득이 정신건강에 미치는 영향을 카지노 설립으로 인한 환경 변화의 맥락에서 평가할 수 있었다.
> 카지노 개장에 따른 수입 증대는 아메리카 원주민 가족만이 '노출'된 환경적 요인이었다. 그렇지만 이러한 노출은 무작위로 할당된 것이 아니었으며, 수입 증대는 인종과 완벽히 연관되어 있어 잠재적 교란 효과에 대한 우려가 있었다. 예를 들어, 아메리카 원주민 가족과 백인 가족 사이의 문화나 민족적 특성은 소득 변동이 있었음에도 동일하게 유지되었다.
> 연구 결과, 소득이 증가하면서 아동기 행동 및 반항 장애의 발생 비율이 크게 감소했으며, 이는 정신건강에 소득과 같은 사회적 요인이 큰 영향을 줄 수 있음을 나타내는 것이었다.

정확성이 제한될 수 있다. 다음은 그러한 연구의 예를 들 수 있다(상자 6-6).

4) 실험적 설계(Experimental designs; 무작위 배정 임상 시험, RCTs)

이 설계는 인과성(causation)에 대한 추론에 가장 이상적이다. 연구자는 참가자를 노출 변수와 관련하여 무작위로 할당한다. 노출 변수가 참가자에게 정말로 무작위로 배정될 경우, 알려진 교란 요인과 알려지지 않은 교란 요인 모두가 연구 집단 간에 고르게 분포하게 된다. 이로써 인과관계를 설명하는 조건 중 하

상자 6-7 사회경제적 지위와 우울증에 대한 무작위 배정 임상 시험의 예

무작위 배정 임상 시험(RCT)은 역학 연구의 황금 기준(gold standard)으로 간주된다. RCT에서는 참가자가 노출 변수에 대해 무작위로 배정된다. 충분한 크기의 표본에서는 이런 무작위 할당을 통해 모든 알려진 교란 요인과 알려지지 않은 교란 요인이 실험군과 대조군 간에 균등하게 분포된다고 가정할 수 있다. 다시 말해, 두 그룹은 교환 가능(exchangeable)하다는 것이다. 앞서 언급한 자연 실험의 경우에는 이 교환 가능성이 항상 보장되지 않아, 잠재적인 교란 효과의 위험이 있다.

1994년부터 1998년까지 미국에서 진행된 '새로운 희망 프로젝트(New Hope Project)'는 고용 기반의 빈곤 해소 프로그램이 아동 발달에 미치는 효과를 알아보기 위해 시작되었다(Huston et al. 2001). 1994~1995년에, 1세에서 11세 사이의 자녀가 한 명 이상 있는 저소득 성인 745명을 실험군(n = 366)과 대조군(n = 379)으로 무작위로 나누었다. 실험군에 속한 가족들은 고용 증진과 가족의 빈곤율 감소를 위한 다양한 혜택(소득 보조, 보육 지원, 의료 보조금)을 제공받았다. 연구에서는 2년과 5년 후에 추적 관찰을 통해 아동의 학업 성취도, 학습 능력에 대한 신념, 가치관, 효능감, 사회적 관계의 질 및 긍정적/문제 행동(외현화 및 내재화 문제)을 측정하였다.

추적 관찰 결과, 실험군에 속한 소년들은 긍정적인 사회적 행동 및 외현화 문제와 관련하여 더 긍정적인 평가를 받았으며, 학업 성취와 교육열 면에서 대조군의 아동보다 더 우수한 성과를 보였다. 그러나 소녀들 사이에서는 결과가 일관되지 않았다. 2년 추적 조사에서 실험군 소녀들은 외현화 문제에서 더 나쁜 평가를 받았고, 대조군의 소녀들보다 더 많은 문제 행동을 보였다. 5년 후의 조사에서는 실험군 소녀들이 대조군의 소녀들보다 높은 내현화 문제를 가진 것으로 나타났다.

이 결과를 설명하기 위해, 연구진은 기반 조사 시점에서 소년과 소녀의 학업 성취 수준을 비교하였다. 소녀들은 처음에 이미 높은 긍정적 행동 수준을 보였기 때문에, 프로젝트의 개입 이후에 더 큰 개선의 여지가 적었다고 판단되었다. 반면 소년들은 처음에 상대적으로 낮은 수준에서 시작하여, 프로젝트의 개입으로 큰 변화의 여지가 있었다는 점이 지적되었다.

이 연구는 소득과 정신건강 간의 관계를 조사하는 이전의 연구를 완벽하게 반영하지는 않지만, 생애주기 연구 접근법에서 RCT의 장점을 잘 보여준다. 특히 교환 가능성을 확보하고 선택적 편향의 위험을 줄인 것이 큰 장점으로 작용하였다. 즉, 모든 가족이 실험군이나 대조군으로 배정될 확률이 동일하였다.

나인 교환 가능성(exchangeability) 조건이 충족된다.

그러나 정신역학에서의 실험적 설계는 다음과 같은 이유로 진행하기 어렵다. 첫째, 연구자들은 주로 유해한 노출 또는 '위험 요인'이 정신질환에 어떤 영향을 미치는지를 조사하고자 한다. 그러나 참가자에게 유해한 노출을 무작위로 부여하는 것은 윤리적으로 허용되지 않는다(예 외상성 생활 사건).

둘째, 연구의 제반 사항과 높은 비용 때문에 생애 과정 연구에서 RCT의 사용이 제한적이다. 실용적인 제약 사항과 윤리적 고려로 인해, 이러한 잠재적 유해한 조건을 다루는 실험 연구는 정신과 연구에서 자주 시행되기 어렵다.

5) 결론

정신질환의 원인 및 예방에 대한 깊은 이해를 위한 생애주기적 접근 방식은 중요한 연구 과제로 볼 수 있다. 그렇지만 비교적 희귀한 정신질환 연구에는 큰 표본 크기가 요구되며, 사례를 정의하는 데 필요한 복잡한 조건들은 정확한 평가를 위해 많은 노력과 자원을 필요로 한다. 향후 생애주기적 접근에서는 분자 수준부터 사회 수준까지의 다양한 요인을 포함한 노출 평가가 필요할 것이다. 사회경제적 조건과 같은 인간의 복잡한 상태는 잠재적인 교란 요인을 초래할 수 있다.

2. 생애주기적 관점에서 고려할 사항

정신역학 연구에서 생애주기적 접근법의 사용에 대한 관심이 증가하고 있다. 일부 정신질환(예 자폐증)은 생애 초기에 발병하는 경향이 있으나, 우울증과 같은 더 일반적인 장애는 아동기부터 시작되어 청소년기에 유병률이 증가하며 성인기에는 더욱 높아진다.

일부 정신건강 결과의 궤적은 생애 초기에 설정될 수 있고, 어린 시절의 경험은 생애를 통한 정신건강의 발달에 큰 영향을 미친다. 생애 초기의 요인들과 성인기의 정신건강 문제 중 일부는 정신질환의 재발성 에피소드와 연관이 있다.

생애 초기의 위험 요인 노출이 정신건강에 미치는 영향에 대해 여러 가지가 설이 있다. 예를 들면 '결정적 시기'의 개념에 따라 특정 아동기의 경험이 성인의 정신건강에 큰 영향을 미친다는 가설, 또는 생애 초기의 생활습관 요인이 인지, 사회, 감정 또는 신경 정신과적 발달의 다양한 경로를 통해 성인기의 정신건강에 영향을 미치는 가설 등이다. 이 중 몇몇 위험요인은 시간의 흐름에 따라 변화하며 정신건강과 상호작용할 수 있다. 예를 들어 생애 초기의 흡연 경험이 우울증을 유발할 수 있고, 이것이 흡연 습관에 영향을 줄 수 있다. 또한 세대 간의 위험(보호)요인의 전달 역시 고려될 수 있으며, 모성의 우울증이 자식의 심리적 결과에 영향을 미치는 경우 등도 있을 수 있다.

정신건강의 생애주기적 연구를 위해 종단 데이터(longitudinal data) 수집이 요구된다. 특히 정신건강에 관한 생애 과정의 영향을 파악하려면 관련 생애 단계의 데이터는 필수적이다(Koenen, et al., 2013). 이상적으로는 태어나서 성인이 될 때까지, 그리고 여러 세대에 걸쳐 수집된 데이터를 활용하는 것이 좋다. 이러한 데이터를 처리하고 분석하는 기술은 지난 수십 년 동안 발전했으나, 여전히 어려운 과제이다.

1) 결측치

종단 연구에서는 표본 감소(예 사망, 거부 등으로 인한 탈락)나 변수 혹은 항목의 누락(변수에서 정보의 일부 누락) 때문에 데이터 결측이 발생할 수 있다. 이로 인한 바이어스와 검정력 손실의 위험이 있다. 다중 대체(Multiple Imputation:

MI), 역확률 가중(Inverse Probability Weight: IPW) 및 MI와 IPW의 조합으로 결측치를 처리한다. 하지만 이 방법들을 적용하기 위해서는 데이터의 결측이 무작위로 발생했다고(missing at random: MAR) 가정해야 한다. 즉, 특정 변수의 결측 확률은 결측된 값 그 자체보다는 관찰된 값에 따라 결정된다.

2) 정신건강 측정

정신건강 측정용 도구는 각 생애 단계에 맞게 설계되어야 한다. 예컨대 아동기의 우울장애 문제를 측정하기 위해서는 아동 우울증 척도(The Children's Depression Inventory)를 활용할 수 있다. 반면 성인기에서 주로 사용하는 도구로는 벡 우울 척도(Beck Depression Inventory)나 일반 건강 설문지(General Health Questionnaire) 등이 있다. 점수는 대개 숫자(또는 순서형 변수)로 주어지지만, 때로는 연속 변수로 간주되기도 한다. 점수는 특정 값(예 증상이 없는 경우 0)에서의 편향된 분포나 군집을 가질 때가 있으므로, 분석 시 이를 반드시 고려해야 한다.

3) 통계적 방법의 선택

분석을 진행할 때 필요한 통계적 방법은 생애 단계에 대한 가정 및 측정의 종류에 따라서 달라질 수 있다. 특히 생애 중 누적된 효과, 결정적인 시기, 그 이후의 결과를 다루는 유동성 모델 등을 표준 모델과 비교해야 한다. 생애 과정 연구는 시간이 지남에 따른 변화와 관련된다. 반복적인 정신건강 측정은 개인 또는 그룹 간의 변화 궤적을 확인하는 데 사용된다. 특별히, 종단 데이터 분석 시 동일 참가자의 반복 측정 간 상관관계를 고려해야 한다.

상자 6-8 성장 곡선 모델의 예

x_i : 개인에 특정된 공변량(예 아동기 역경에 대한 노출),
Y_{ij}: 결과 변수(예 BDI-II 점수와 같이 연속형 변수),
$_it_{ij}$: 측정할 때의 연령이라고 할 때,
성장 곡선 모델은 다음과 같이 표기할 수 있다.

$$y_{ij} = \beta_{0i} + \beta_{1i}t_{ij} + \alpha x_i + e_{ij} \quad \cdots \text{ 모델 (A)}$$

$$\beta_{0i} = \beta_0 + \mu_{0i}$$
$$\beta_{1i} = \beta_1 + \mu_{1i}$$

각 개인에서의 기본값과 기본 기울기

(1) 성장 곡선 모델(growth curve models)

성장 곡선 모델은 개인이나 그룹의 연령 변화에 따른 연속 변수의 종단적 변화를 설명하는 데 적용된다. 이 모델은 결과 변수가 정규 분포를 따르는 것으로 가정한다. 정신건강 측정치는 종종 비정규 분포(예 양의 치우침을 가진 0이 아닌 값)를 나타내므로, 비선형 변환(예 로그 변환)을 통해 일반적으로 이러한 측정치를 정규화한다(상자 6-8).

(2) 비정규분포를 하는 종단 자료

정신건강 측정치의 분포는 종종 치우치게 나타날 수 있다. 간단한 변환으로 정규 분포 변수를 얻는 것은 항상 가능한 것은 아니다.

심하게 치우치거나 클러스터링된 데이터를 처리하기 위한 한 방법은 해당 측정값을 범주형으로 다시 코딩하는 것이다. 이때 특정 값을 임계치로 설정하여 연속형 변수를 이분형 변수로 변환한다.

그 후 이분형 결과에 대해 무작위 효과 로지스틱 모델을 적용한다(상자 6-9). 예를 들어 아동기 역경을 겪은 아동과 그렇지 않은 아동에서의 성인기 우울증 확률을 측정하고자 할 때, 고정 효과 θ는 두 그룹 간의 우울증에 대한 로그 확

상자 6-9 결과 변수가 이분형일 때 적용할 수 있는 로지스틱 모델의 계산

x_i : 개인에 특정된 노출 변수(예 아동기 역경에 대한 노출),
y_{ij}: 결과 변수(예 성인 우울증에 대한 이분형 변수),
$_i t_{ij}$: 측정할 때의 연령
이라고 할 때, 무작위 효과 로지스틱 모델은 다음과 같이 표기할 수 있다.

$$logit(P(y_{ij}=1)) = \beta_{0i} + \beta_{1i} t_{ij} + \alpha x_i + \theta x_i t_{ij}$$ • • • 모델 (B)

$$\beta_{0i} = \beta_0 + \mu_{0i}$$

$$\beta_{1i} = \beta_1 + \mu_{1i}$$

률의 연령에 따른 차이를 나타낸다. θ의 유의한 양의 값은 아동기 역경 노출과 성인기 우울증 사이의 관계가 성인 연령이 증가함에 따라 강화됨을 나타낸다.

(3) 순서형 결과 변수에 대한 무작위 효과 로지스틱 모델

치우치거나 중도 절단된 분포로 종단 측정값을 분석하는 또 다른 방법은 점수를 순서대로 범주화하고, 이렇게 정렬된 범주에 무작위 효과 순서형 로지스틱 모델을 적용하는 것이다(상자 6-10).

상자 6-10 순서형 결과 변수에 대한 무작위 효과 로지스틱 모델에 대한 계산

x_i : 개인에 특정된 노출 변수(예 아동기 역경에 대한 노출),
y_{ij}: 결과 변수(예 성인 우울증 확률에 대한 범주(90 대 80, 80 대 70 등),
$_i t_{ij}$: 측정할 때의 연령
이라고 할 때, 순서형 결과 변수에 대한 무작위 효과 로지스틱 모델은 다음과 같이 표기할 수 있다.

$$logit(P(y_{ij} \leq c)) = \gamma_c - [\beta_{0i} + \beta_{1i} t_{ij} + \alpha x_i + \theta x_i t_{ij}]$$ • • • 모델 (C)

$$\beta_{0i} = \beta_0 + \mu_{0i}$$

$$\beta_{1i} = \beta_1 + \mu_{1i}$$

이 모델은 반응 변수에 대한 기본 다항 분포를 가정하며, 공변량의 효과는 모든 $c-1$ 누적 로짓(즉, 비례 승산; c는 범주의 수)에서 동일하다. θ의 유의한 양의 값은 공변량이 성인 우울증에 미치는 영향이 시간이 지남에 따라 강화됨을 나타낸다. 고정 효과 θ는 아동기 역경에 노출된 어린이와 그렇지 않은 어린이 사이의 낮은 백분위수(예, 성인 정신건강 점수에서 90 대 80, 80 대 70 등)와 비교하여 더 높은 백분위수를 가질 확률의 로그 확률 차이를 나타낸다. 모델은 노출 효과가 누적 로짓에 따라 달라지게 확장될 수 있다.

(4) 궤적 패턴을 구별하기 위한 성장혼합 모델

(Growth mixture models for identifying distinct patterns of trajectories)

이 방법은 궤적 내의 변화의 이질성을 고려하기 위해 사용된다. 정신건강 연구에서 우리는 때때로 심리적 및 행동 발달에 따른 특정한 궤적 패턴에 관심을 갖는데, 이 때문이다. 예를 들어, 정신건강 문제가 없는 개인과 비교하여 궤적을 통해 해당 정신질환이 만성화되는지 알 수 있다. 또한 조기 발병이나 후기 발병을 나타내는 다른 집단 내 개인들의 공통 특성을 파악한다. 성장혼합 모델은 샘플 내에서 정신건강 발달의 다양한 궤적 또는 하위 집단을 구별하는 데 유용한 방법이다.

성장혼합 모델의 예로, 1958년에 수행된 영국 출생 코호트(British Birth Cohort) (Colman et al., 2007)에서 유년기 행동장애와 성인기 우울증 궤적 사이의 연관성을 조사하기 위해 성장혼합 모델을 사용하였다. AIC(Akaike Information Criterion)와 BIC(Bayesian Information Criterion)를 기반으로 모델 적합도를 평가하였고, 다섯 가지 궤적을 식별하였다. 이에 따라, 네 가지 패턴(낮은 위험/중등도 유지/중등도, 중반기 이후 발병/높은 위험, 계속 악화되는 경과)을 확인할 수 있었다. 각 패턴이 내면화 문제(우울증, 진전 부족, 포기 등)와 외현화 문제(수용에 대한 불안, 적대감, 안절부절못함, 변덕스러운 행동)와 어떤 관련성을 가지는지를 파악할

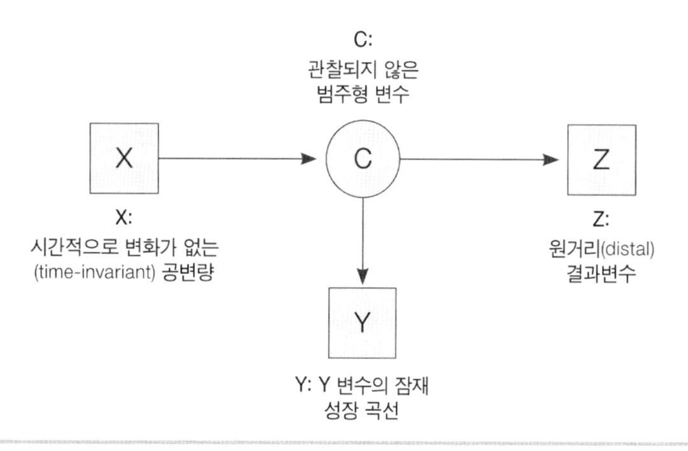

그림 6-4 시간적으로 변화가 없는 공변량에서 성장혼합 모델의 개념도

수 있었다. 성장혼합 모델을 이용해 궤적의 독특한 패턴을 다른 결과와 연관시킬 수 있다는 것을 보여준다.

또 다른 예로, 한국인 유전체 역학조사 사업에 2001년부터 2002년에 참여한 성인 참가자 3347명의 수면 패턴을 분석한 연구를 들 수 있다(Lee et al. 2021). 노출 변수로 사회경제적 지위 변수(교육 수준, 월수입, 직업 상태)를 설정하였고, 결과 변수로는 피츠버그 수면의 질 지수(Pittsburgh Sleep Quality Index: PSQI)로 측정한 수면의 질에 대한 궤적 패턴을 조사하였다. 이때 수면의 질에 대한 궤적은 ⓐ 정상-유지(normal-stable), ⓑ 중등도-유지(moderate-stable), ⓒ 나쁨-유지(poor-stable), ⓓ 점차 나빠짐(developing poor), ⓔ 매우 안 좋은 상태-유지(severely poor-stable)로 구분되었다.

이 연구 결과 역시 궤적에 따라 독특한 패턴을 보이는 다섯 가지 그룹으로 나눌 수 있었고, 특히 두 번째 그룹부터 다섯 번째 그룹까지는 사회경제적 지위와 수면의 질 궤적에서 우울 증상이 유의한 매개 요인 역할을 했다는 것이 밝혀졌다. 이 연관성은 '누적 위험' 가설과 비교했을 때 중요한 시사점을 제공한다.

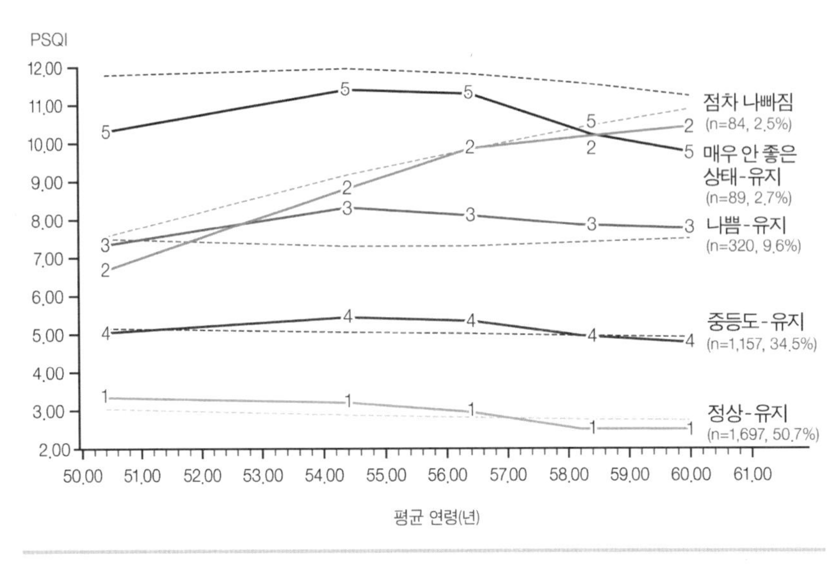

그림 6-5 성장기 혼합 모델의 예로서 한국인 유전체 역할 조사 사업에서 분석한 12년 동안 수면의 질에 대한 궤적 및 패턴화

자료: Lee et al.(2021).

4) 요약

정신건강에 관한 생애 과정 연구는 진행하고 해석하는 데 어려움이 있다. 연구 질문의 복잡성과, 종단 데이터 분석 시 필요한 분석적 고려사항 및 잠재적인 바이어스 때문이다. 특히, 결측치와 주제 간의 상관관계 존재 여부를 고려해야 한다. 이 장에서는 정신건강의 생애 과정 연구에서 중요한 연구 질문에 대한 답을 찾기 위한 데이터 유형과 그에 적용될 수 있는 통계적 방법들을 논의하였다.

더 읽을 거리

- David D. Celentano, Moyses Szklo. 2020. 『고디스 역학』(제6판), 「제2부 질병 원인 규명을 위한 역학의 적용」. 범문에듀케이션.
- Jung, T. and K. A. S. Wickrama, 2008, "An Introduction to Latent Class Growth Analysis and Growth Mixture Modeling." *Social and Personality Psychology Compass*, 2: 302~317. https://doi.org/10.1111/j.1751-9004.2007.00054.x

7장

정신질환의 연령, 기간, 출생 코호트 효과

정신질환의 위험은 생애주기에 따라 다르며, 특정 중요한 발전 기간 동안 발생 가능성이 가장 높다. 생애주기적 접근 방식이 주목받게 되면서, 질병 분포에서의 생물학적 및 환경적 요인의 역할을 이해하기 위해 과거 데이터의 기간 및 코호트 효과 분석이 필수적으로 되었다. 특히, 예상했던 것보다 높은 유병률을 보이는 정신질환을 갖는 인구집단을 파악하는 것은 공중보건학적으로 매우 중요하다. 이에 따라 연령, 기간 및 코호트 효과의 중요성이 대두되었다.

1. 연령, 기간 및 코호트 효과(APC effects)

(1) 연령 효과

연령 효과(age effects)는 개인적인 수준과 생태학적 수준에서 모두 개념화될 수 있다. 개인 수준의 연령 효과는 나이가 들어감에 따른 개인의 건강 변화를 반영한다. 반면, 생태학적 수준의 연령 효과는 인구의 연령 구조를 나타낸다.

(2) 기간 효과

기간 효과(period effects)는 특정 연도와 관련된 건강 결과의 유병률 변화를 설명하며, 이는 모든 연령대에 영향을 미친다. 예를 들면, 2019년에 발발한 코로나19 팬데믹은 어린아이부터 노인에 이르는 모든 연령대의 정신건강에 영향을 미쳤다.

(3) 코호트 효과

코호트 효과(cohort effects)는 특정 연도에 태어난 특정 연령 그룹과 관련된 결과의 유병률 변화를 설명한다. 예컨대, 한국에서 1955년에서 1963년 사이에 태어난 '베이비붐 세대(baby boomers)'는 다른 세대보다 자살율이 높다고 알려져 있다(S. Kim, 2021). 이들은 같은 시대를 같은 연령대로 경험하며 유아기, 성인기, 노년기까지의 과정에서 공통의 경험을 가지고 그 코호트만의 독특한 특성을 지니게 된다.

다음과 같은 경우에 연령-기간-코호트 모델을 사용하는 것이 바람직하다.

① 연령, 기간 및 코호트 효과가 어떻게 발생하는지에 대한 포괄적인 가설을 설정하려는 경우
② 연령, 기간 및 코호트 효과가 함께 작동하는 메커니즘을 알고자 할 때
③ 데이터의 기술적 패턴을 이해하기 위한 그래픽 분석을 수행하려는 경우
④ 가설과 그래픽 데이터 패턴을 모두 적절히 설명하는 통계 분석 방법을 선택하려는 경우

2. APC 모델을 활용한 연구 설계와 분석

대부분의 연구는 반복된 단면 연구를 사용하여 연령, 기간 및 코호트 연구를

수행한다. 그러나 정신질환에 대한 이러한 데이터가 부족한 경우가 많은데, 이는 특정 정신질환의 진단 기준이 변경되기 때문이다. 단면 연구에서는 연령-기간-코호트가 서로 연결되어 있어, 한 변수의 영향이 다른 변수의 영향으로 잘못 해석될 수 있다. 예를 들면 치매의 유병률이 연령 증가와 함께 상승하는 것은 예상되지만, 이 증가가 연령 효과에만 기인하는지 아니면 코호트의 영향인지는 단면 연구만으로는 판단하기 어렵다. 실제로 단면 연구에서 다른 연령대의 사람들은 서로 다른 코호트에 속하므로 비교가 어렵다. 추가로, 노인은 과거의 질환에 대해 잘 기억하지 못할 수 있어서 비교 시 코호트 효과가 나타날 수 있다. 또한, 노년까지 생존한 사람들은 평소 건강했을 가능성이 높아, 이들 중에서는 약물 남용이나 다른 정신질환의 병력이 적을 수 있다. 따라서 단면 연구는 코호트 효과에 대한 중요한 정보를 제공할 수 있으나, APC 분석 시 주의하여 해석해야 한다.

연령, 기간 및 코호트 효과를 구분하려면 여러 나이대의 사람들을 여러 기간 동안 측정하는 데이터가 필요하다. 그러나 이러한 상황에서도 기존의 모델링 방법에 따라 연령, 기간 및 코호트의 독립적인 효과를 각각 추정하는 것은 어렵다. 이는 세 변수 간의 공선성 때문이다(X 연령과 Y 기간이 주어지면, Z 출생 코호트는 $Y-X$로 결정된다). 따라서 세 가지 변수를 동시에 모델링할 때는 아래와 같은 추가적인 가정이 필요하다.

가정 ① 연령, 기간 및 코호트 공변량에 제약(constraint) 조건을 설정하여 결과와의 비선형 관계를 도출한다.

가정 ② 기본 기울기를 특정 기간 또는 코호트 효과에 집중하지 않고, 시간 경과에 따른 변화 방향만을 해석한다.

가정 ③ 코호트 효과를 연령과 기간의 상호작용으로 정의하고, 코호트별 변이를 평가한다.

3. APC 분석의 적용: 주요우울장애 연구의 예

양 등(F. Yang et al., 2023)의 연구에서는 1990년부터 2019년까지 204개 국가와 지역에서 우울장애의 전 세계적·지역적 및 국가별 부담을 추정하였다. 데이터는 2019년 세계 질병 부담(Global Burden of Disease: GBD) 연구에서 얻어졌으며, APC 분석을 통해 우울증 발병에 대한 연령, 기간, 및 출생 코호트의 세 가지 효과를 분리하였다. APC 분석 결과, 우울증 발병률은 전 세계적으로 감소했으나, 높은 사회-인구학적 지수(socio-demographic index: SDI)를 가진 지역에서는 발병률이 여전히 증가하고 있으며, 특히 젊은 세대에서 증가하고 있음을 확인할 수 있었다. 그러나 여기에 포함된 대부분의 연구는 생애 전체의 우울증에 대한 자가보고를 기반으로 한 단면 연구였다. 이러한 연구 방식은 우울증 유무에 따른 사망률 및 기억력의 차이로 인한 바이어스가 존재하기 때문에 한계가 있다.

코스텔로 등(Costello, Erkanli and Angold, 2006)의 메타분석 연구에서는 연속된 출생 코호트에 포함된 6만 명 이상의 어린이 및 청소년 데이터를 분석하였다. 이 연구에서는 출생 코호트 전체에서 우울증 및 우울 증상의 유병률에 큰 변화가 없었다. 이에 대해 저자들은 이전의 회상을 통한 자가보고로 조사된 연구들이 회상 바이어스의 영향을 받았을 수 있다고 지적하였다.

결론적으로, 1980년대와 1990년대 초의 인구 기반 연구에 따르면 젊은 출생 코호트에서 우울증 유병률이 증가했다는 결과가 나왔지만, 최근의 연구에서는 발병률이나 유병률의 큰 증가는 확인되지 않았다. 이런 연구 결과들을 해석할 때 다음 사항을 고려해야 한다.

① 이전 연구에서는 회상 효과로 인한 바이어스가 발생했을 수 있다.

② 시간이 지나면서 우울증에 대한 인식이 증가했기 때문에 이러한 변화가 나타난 것일 수도 있다.

4. APC 분석의 적용: 알코올 사용 장애

지금까지의 연구에 따르면 알코올 사용 장애와 관련한 사망은 환경 변화에 민감하다는 것이 알려져 있다. 또한 모니터링 데이터는 시간이 지남에 따라 알코올 사용 및 사망에 따른 상당한 시간적 경향이 있음을 시사한다. 알코올 사용 장애와 관련하여 연령, 기간 및 코호트 효과를 동시에 공식적으로 모델링할 수 있는 연구는 거의 없었지만, 코호트 효과를 평가하기 위해 몇몇 연구가 수행되었다. 이러한 연구의 대부분은 미국에서 수행되었으며, 출생 코호트별 평생 알코올 사용 장애 유병률의 차이를 평가하는 데 단면 연구의 결과가 사용되었다. 이를 통해서 20세기 후반에 태어난 코호트가 1900년대 초반에 태어난 사람들보다 알코올 사용 장애에 더 높은 위험이 있다는 것이 밝혀졌다(Koenen, et al., 2013).

이 외에도 알코올 사용 장애를 유발하는 다양한 환경 요인의 역할에 대한 연구가 있지만, 알코올 사용 장애와 관련하여 연령, 기간 및 코호트 효과가 발생하는 기본 메커니즘은 아직까지 불분명하다. 키즈 등(Keyes et al., 2012)은 최근에 미국에서 전국적으로 대표성 있는 청소년 설문조사를 사용하여 1960년대부터 1990년대까지 출생 코호트의 알코올 관련 사회적 규범을 조사하였으며, 알코올 소비에서 출생 코호트 효과에 영향을 끼치는 요인으로서 시간이 지남에 따라 변하는 또래의 행동에 대한 사회적 제재의 정도를 언급하였다.

또한 최근에 태어난 코호트의 여성이 남성보다 더 빠른 속도로 음주량을 늘리고 있다는 연구 결과들이 있으며, 이는 한국에서도 같은 경향을 나타낸다(Kim and Kim, 2008). 이는 여성에 대한 사회적 규범에 큰 변화가 있어 알코올 사용에도 영향을 주었을 것이라는 설명이다.

5. APC 분석의 적용: 자폐 스펙트럼 장애

자폐증 및 자폐 스펙트럼 장애(Autism spectrum disorders)의 진단은 지난 20년 동안 한국과 다른 많은 서방 국가에서 증가하였다(Seo et al., 2022; Abdelnour, Jansen and Gold, 2022; Kooij, J.J.S., et al., 2019). 이는 질병 자체에 대한 인식의 증가, 진단 관행의 변화, 개인 수준의 위험요인 증가 등에서 영향을 받은 것으로 생각된다(Koenen, et al. 2013). 자폐 스펙트럼 장애의 진단은 아동 연령과 밀접한 관련이 있지만, 연령 보정률(age-adjusted rate)이 시간이 지남에 따라 여전히 현저한 증가를 보여주기 때문에 연령 영향(age effect)이 자폐 진단율 증가를 모두 설명하지는 않을 것이다. 기간 효과와 코호트 효과의 조합 가능성이 더 강하게 제기된다. 기간 효과는 특정 시기에 모든 연령대에 영향을 미치는 광범위한 환경 요인이 질환 증가에 영향을 주는 것을 의미하며, 특정 시간에 특정 연령대에 영향을 미치는 코호트 효과를 통해 환경적 영향을 고려해야 한다. 그러나 자폐증 진단이 일반적으로 발생하는 상대적으로 제한된 연령 범위(2~8세)를 감안할 때 기간 효과의 가능성은 떨어진다고 할 수 있으며, 강력한 코호트 효과가 있을 것으로 추정 가능하다.

지금까지의 논의를 요약하면, 연령, 기간 및 코호트 효과에 대한 평가는 정신 역학에 대한 생애 과정 접근에 매우 중요하다. 아동기, 청소년기 및 청년기 동안 정신질환의 유병률은 증가하는데, 이러한 젊은 집단이 중년 및 노년기에 도달함에 따라 인구 전체적으로 향후 수십 년 동안 사회 및 의료이용과 질병부담을 예측할 수 있어, 이에 대한 관리가 필요하다.

더 읽을 거리

- 허종호·전선영·오창모·황종남·오주환·조영태. 2017. "The unrealized potential: cohort effects and age-period-cohort analysis." *Epidemiology and Health*, 39, 1~7.
- Fosse E. and C. Winship. 2019. "Analyzing Age-Period-Cohort Data: A Review and Critique." *Annual Review of Sociology*, 45: 1, 467~492

8장

정신역학에서 유전체 정보의 이용

1. 정신질환에서의 유전역학

역학자들은 일반적으로 질병의 분포와 결정 요인을 일부 환경 변수에 대한 노출로 설명하는 데 관심을 가진다. 반면, 유전학자들은 유전적 메커니즘에 초점을 맞추며, 실험 연구에서 환경을 엄격하게 통제하려 한다. 정신유전학(psychiatric genetics)은 유전역학(genetic epidemiology)의 입장을 취하는데, 이는 '친척 집단에서 질병의 병인학, 분포 및 통제, 그리고 인구집단에서 질병의 유전적 원인을 다루는 과학'으로 정의된다.

유전 역학자들은 질병의 유전적 및 환경적 원인을 찾는 것을 목표로 가족 내 질병의 분포를 조사한다. 대부분의 정신과 유전 연구에서는 '유전형에서 표현형으로의 경로가 개인의 질병을 유발하는 환경 인자에 대한 고려 없이는 이해될 수 없다'는 가정을 바탕으로 한다. 최근 연구들은 유전적 및 환경적 위험 요인, 그리고 이들의 기여 정도와 상호작용 방식을 찾으려 하고 있다.

1) 가족성 질환의 판별

유전성 질환을 연구할 때 가장 먼저 가져야 하는 질문은 그 질병이 '가족성'인지 여부이다. 이 질문을 먼저 하는 다른 이유는, 이것이 후속 유전 역학 연구의 근본적인 방향을 제공하기 때문이다. 만약 질병이 가족성 전파를 보이면 다른 방법으로 추적 관찰해야 하고, 가족 유사성이 관찰되지 않으면 환경 요인 등 다른 가정하에 질병 조사를 하게 된다. 가족성이 임상 환경에서 추정될 경우 가족 연구 방법(family study method)을 통해 확인한다.

표 8-1 정신유전역학에서 질문의 순서

질문	방법
이 질환이 가족성인가?	가족 연구(family study)
유전체와 환경의 상대적인 기여도가 무엇인가?	쌍둥이/입양 연구
질병 전파의 양식이 어떤가?	분리 연구(Segregation analysis)
이 유전자가 어디에 위치하는가?	연결 분석(linkage analysis)
질병에 대한 위험 변이는 무엇인가?	연관성 분석(association analysis)

자료: Tsuang, Tohen, and Zahner(1995).

(1) 가족 연구

가족 연구는 눈가림 환자-대조군(blind case control) 패러다임을 사용하는데, 이 환자/사례(case)와 대조군(control)을 프로밴드(proband)라고 한다. 우리가 관심 있는 질병이 빈번하게 나타나는 인구집단에서 프로밴드를 선택해야 하는데, 예를 들면 정신과 외래 및 입원 환자들 중에서 프로밴드를 선택할 수 있다. 일반 인구에서 적절한 수의 사례를 얻기 위해서는 많은 사람을 선별해야 하므로, 병원에서 프로밴드를 선택하는 것이 유용하다.

다단계에 걸친 확인(multistage ascertainment)은 샘플에서 '진짜 사례(case)'의 비율을 높이는 데 사용되며, 이는 양성 예측도를 향상시키지만 위음성 비율을 증가시킬 수 있다. 대조군은 연구 중인 질환에 대해서만 선별해야 하며, 다른 정신질환에 대해서는 선별하지 않아야 한다(Kendler, 1990). 즉, 주요우울장애 연구에서 대조군을 선별할 때는 주요우울장애를 확인할 수 있는 항목만을 검사하여 대조군을 선정해야 한다는 뜻이다. 대조군의 선택은 결과 변수를 제외한 모든 측정 항목에서 환자군 선정 기준과 같은 원칙을 따라야 한다. 2차 연구를 통해 환자-대조군 연구를 수행할 경우, 일반화에는 제약이 생길 수 있다. 이런 일반화의 문제를 고려한다면 노출 변수와 결과 변수가 아닌 제3의 변수에 매칭을 함으로써 연구 데이터셋을 확보할 수 있다.

프로밴드를 선택한 후에는 환자군과 대조군의 친척에서 질병의 발생 비율을 비교한다. 가능한 한 많은 친척을 평가할 때 주의를 기울여야 한다. 질병이 있는 가족 구성원은 다른 구성원에 비해 참여를 거부할 가능성이 더 높기 때문이다.

질병에 유전적 병인이 있다면, 질병을 가진 프로밴드의 친척은 대조군의 친척보다 질병에 대한 위험이 더 크게 될 것이며, 그 친척이 질병에 걸릴 위험은 그들이 공유하는 유전자의 양에 따라 증가해야 한다.

이러한 유전적 위험도의 증가는 생물학적 유사성의 증가와 완전히 비례하지 않는다. 예를 들면, 100%의 유전자가 일치하는 일란성 쌍둥이의 위험도가 공통의 유전자가 절반만 있는 사람보다 두 배 이상 높은 것을 볼 때, 유전적 위험도가 기하급수적으로 증가한다는 것을 알 수 있다. 이러한 결과는 정신질환의 유전적 기반이 복잡하다는 것을 강조하며, 유전자 간의 상호작용과 환경 요인이 병인에 중요한 역할을 한다는 것을 암시한다.

(2) 가족력 방법

가족 연구 방법은 각 가족 구성원을 직접 인터뷰하여 진단을 결정하는 반면, 가족력 방법(family history method)은 한 가족의 한 명 또는 여러 명의 정보 제공자를 통해 가족 구성원의 진단 상태를 평가한다. 가족력 방법의 주요 장점은 비용이 저렴하다는 것이며, 일부 가족 구성원만을 인터뷰하는 것은 전체를 인터뷰하는 것보다 비용이 적게 든다. 그러나 실제로는 가족력 방법에서 많은 정신질환의 발생 비율을 과소평가할 수 있다(Tsuang, Tohen and Zahner, 1995).

데이터 품질과 데이터 수집 비용 사이에서 적절한 균형을 찾아야 할 때, 이 두 방법 중 하나를 선택해야 한다. 예산이 제한적이거나 충분한 데이터를 수집하기 어려울 때는 가족력 방법을 선택하는 것이 좋다.

가족력 방법을 사용할 때는 아래 사항을 고려해야 한다(Tsuang, Tohen and Zahner, 1995).

① 유전 연구를 위한 가족 인터뷰나 가족력 조사를 위한 반(半)구조화된 인터뷰 방법을 사용한다.

② 가족력 방법의 민감도가 상대적으로 낮기 때문에, 직접적인 면담보다는 좀 더 유연한 진단 기준을 사용한다.

③ 진단받은 사람에 관련된 여러 정보 제공자를 활용한다.

④ 진단을 받은 사람과 실질적인 접촉이 있었던 정보 제공자를 선정한다.

⑤ 대상자의 질병이 발병했을 때의 상태를 파악하기 위해 인터뷰를 하는 것이 정보의 정확도가 높다.

질병이 가족 내에서 전파된다고 해서 반드시 유전적인 요인 때문이라고 결론지을 수는 없다. 질병의 발생은 공유된 환경, 바이러스 전파, 사회적 학습과 같은 비유전적인 요인에 의해서도 영향을 받을 수 있다. 가족 구성원 간에 공유되는 문화나 환경적 요인은 촌수가 가까울수록 더 유사할 가능성이 있어, 환경적 요인이 만들어내는 위험 패턴은 유전적 관계에서 기대하는 패턴과 비슷할 수 있다.

가족 내에서의 질병 전파 패턴은 명확하게 해석되기 어렵다. 가족 연구는 질병의 가족성을 확인하는 데 중요하지만, 그 원인이 유전적인지 환경적인지는 명확히 알 수 없다.

2) 유전자와 환경 간의 상대적 질병 기여도

(1) 쌍둥이 연구

질병의 유전적 요인과 환경적 요인, 그리고 이들의 상호작용을 분석하고 상대적 비율을 알아보기 위해 쌍둥이 및 입양 연구를 이용한다.

표 8-2 일란성 쌍둥이와 이란성 쌍둥이의 유전적 차이

일란성 쌍둥이(MZ, monozygotic twins)	이란성 쌍둥이(DZ, dizygotic twins)
• 유전자 100% 공유 • 환경적 영향	• 유전자 50% 공유 • 유전적 혹은 환경적 영향

표 8-2와 같이, 쌍둥이 연구에서 일란성 쌍둥이는 동일한 염색체를 물려받아 100%의 유전자를 공유한다. 이란성 쌍둥이는 약 50%의 유전자만을 공유한다. 그렇기 때문에 일란성 쌍둥이 간의 특성 차이는 주로 환경적 영향 때문이라고 가정하며, 이란성 쌍둥이의 경우 유전적이나 환경적 영향 모두가 가능하다. 두 쌍둥이 모두 같은 장애를 가지면 이를 일치(concordance)라고 부르며, 한 쌍둥이만 장애를 가지는 경우를 불일치(discordant)라고 한다. 동일한 환경에서 자라는 두 유형의 쌍둥이를 기준으로, 일란성 쌍둥이의 일치율이 이란성 쌍둥이보다 높다면 이는 유전자가 영향을 미치고 있음을 나타낸다.

쌍별 일치율(Pairwise concordance rate)은 일치하는 쌍둥이의 비율로 정의되며, 프로밴드 일치율(Proband concordance rate)은 한 쌍둥이에게만 질병이 발생하는 경우를 나타낸다.

쌍둥이 연구를 통해 질병의 '유전 가능성'을 추정할 수 있다. 유전성은 질병 발현의 다양성에 얼마나 유전자가 영향을 미치는지를 나타낸다.

- 표현형 변이(Vp) = 유전적 변이(Vg) + 환경적 변이(Ve)
- 유전성=Vg / Vp

표현형 변이(phenotypic variability: Vp)는 유전적 변이(genetic variability: Vg)와 환경적 변이(environmental variability: Ve)로 구분된다. 유전성(Heritability: h^2)은 유전적 변이를 표현형 변이로 나누어 표현되며, 유전성이 0일 경우 표현형 변이는 전적으로 환경 요인에 의해 발생한다고 볼 수 있다.

쌍둥이 연구의 주요 가정은 '환경이 모두 동일하다'는 것이다. 함께 자란 일란성 쌍둥이와 이란성 쌍둥이는 동일한 환경적 요인에 노출된다고 볼 수 있다. 만약 일란성(MZ) 쌍둥이가 서로 다른 환경에서 자라도 표현형이 유사하다면, 이는 주로 유전적 요인에 기인하는 것으로 해석될 수 있다. 추가로, 일란성 쌍둥이 중 한 명만 장애가 있는 경우에 대한 연구 디자인도 존재한다. 이런 쌍둥이는 동일한 유전형을 가지고 있으나 환경적 요인에서만 차이가 나기 때문에, 건강한 쌍둥이의 자녀는 장애가 있는 쌍둥이의 자녀와 동일한 장애 위험을 가질 것으로 예상된다.

(2) 입양 연구(Cadoret, 1995)

입양 연구를 통해 생물학적 가족 또는 입양 가족 간의 질병 전파 패턴을 파악하여 질병의 유전적 및 환경적 기여도를 설명할 수 있다. 만약 유전자가 중요한 요인이라면, 생물학적 가족에서는 질병의 전파가 관찰되어야 하며, 입양 가족에서는 그렇지 않아야 한다. 반면 환경적 요인이 주요 원인이라면, 입양 가족에서 질병 전파가 관찰될 것이다.

입양 연구에는 세 가지 주요 연구 설계가 있다. 첫 번째는 부모를 프로밴드로 하는 설계(parent-as- proband design)'로, 질병이 있는 부모와 없는 부모의 입양된 자녀 간 질병 발병률을 비교하는 방법이다. 만약 유전적 요인이 주요한 역할을 한다면, 건강한 부모의 입양 자녀에 비해 아픈 부모의 입양 자녀에서 질병 발병률이 높을 것이다. 두 번째는 '입양자를 프로밴드로 하는 설계(adoptee-as-proband design)'로, 입양된 아이의 생물학적 친척과 입양 친척의 질병 발병률을 조사하는 방법이다. 만약 입양된 아이의 생물학적 친척에서 질병 발병률이 입양 친척보다 높다면, 이는 유전적 요인의 영향을 나타낼 수 있다. 세 번째는 '교차 양육 설계(cross- fostering design)'로, 두 그룹의 입양된 아이들의 질병 발병률을 비교하는 방법이다. 한 그룹은 건강한 생물학적 부모와 아픈 양부모를 가지고, 다른 그룹은 아픈 생물학적 부모와 건강한 양부모를 가진다. 만약 후자의 그룹에서 첫 번째 그룹에 비해 질병 발병률이 더 높다면, 이는 질병 전파가 주로 환경적 요인 때문임을 의미한다.

하지만 입양 연구에는 방법론적 한계가 있을 수 있다. 예를 들어, 입양된 아이와 그 가족이 일반적인 인구를 정확히 대표하지 않을 수 있다. 또한, 입양된 아이들은 비입양 아이들에 비해 정신질환 발병 위험이 높을 수 있다. 이 외에도 아이가 입양되기 전에 부모와 짧은 시간이라도 함께 지내면, 그 환경적 영향이 연구 결과에 영향을 줄 수 있다.

이러한 한계를 극복하기 위해 아버지의 이복형제를 대상으로 하는 연구도 있다. 이 디자인은 어머니가 다르기 때문에 태아기나 신생아기 때 동일한 환경을 공유하지 않으므로, 자궁 내 환경적 요인이나 출생 시 외상 등의 영향을 배제할 수 있다.

입양 연구에 한계가 있음에도, 이는 정신질환의 유전적 및 환경적 요인을 탐구하기 위한 중요한 연구 방법론 중 하나이다.

3) 정신질환 전파의 양식

정신질환의 유전적 요인에 의한 영향을 입증한 후 다음 과제는, 정신질환이 어떻게 부모로부터 자녀에게 전파되는지를 파악하는 것이다. 이러한 정보는 후속 연구에 대한 방향을 제시하며, 유전 상담의 필요성을 판단하는 데 도움을 준다. 가족 전파 모델은 유전적 및 환경적 원인의 가정을 수학적 방정식으로 표현한다(Faraone, Tsuang and Tsuang, 1999). 이 방정식을 통해 가계 또는 쌍둥이에서의 예상 질병 분포를 예측한다. 질병의 전파 패턴을 평가하기 위한 분석 방법으로 분리 분석(segregation analysis)이 활용된다.

(1) 유전과 환경 전파에 대한 수학적 모델링

유전 모델링은 두 가지 주요 요소로 구성되는데, 하나는 질병이 어떻게 전달되는지에 대한 설명이며, 다른 하나는 이를 유전의 법칙에 따라 해석하는 것이다. 침투율(penetrance)은 특정 유전자형이 질병을 발생시킬 확률을 나타낸다. 만약 질병을 발생시키는 다른 원인이 존재한다면, 질병 유전자를 갖지 않은 사람들에서의 침투율도 0을 초과할 수 있다.

유전 모델링은 가족 내에서 관찰된 질병의 패턴을 모델 예측이 적절히 반영하는지 여부를 판단하는 절차가 필요하다. 이를 통해 가족 내에서 얼마나 많은 친척이 정신질환을 가지게 될지를 예측한다. 가계도(pedigree) 데이터를 가족의 각 구성원의 질병 비율을 나타내는 숫자로 변환하고, 이를 기반으로 수학적 모델에서 가장 정확하게 관찰된 비율을 재현하는 값을 선택한다. 관측값과 예측값은 카이제곱 검정을 통해 비교한다. 만약 모든 가족 데이터를 하나의 테이블로 통합한다면, 세대 간의 유전자 전달을 직접적으로 모델링하기 어렵다.

가계 분석(pedigree analysis)은 각 가족의 질병 발병 패턴의 가능성을 계산한다. 이때, 각 개인의 상태와 그들의 가계도 내의 위치를 기반으로 분석한다. 이후, 알고리즘은 주어진 가계 데이터를 사용하여 가정된 모델의 정확성을 평가하는 확률을 계산한다. 가장 높은 모델 적합도를 보이는 값이 최종 추정치로 선택된다. 이 과정에서는 우도비 카이제곱 검정을 활용하여 모델의 적합도를 판단한다.

(2) 정신질환 전파 모델 유형

첫 번째로, 단일 주요 유전자 모델(single major gene model)은 하나의 유전자가 질병의 유전 원인 대부분을 설명한다는 가설이다. 다른 유전자나 환경적 조건은 질병의 발현을 조절하거나 발병 연령을 결정하는 데 보조적인 역할을 할 수 있다. 두 번째, 올리고제닉 모델(oligogenic model)은 둘 이상의 유전자가 결합하여 작용함으로써 질병을 유발한다는 가정을 포함한다. 마지막으로, 다인자 폴리제닉 모델(multifactorial polygenic model)은 여러 유전자와 환경적 요인들이 합쳐져서 질병을 유발한다고 설명한다. 여기서 유발 책임(liability)은 질병 발병에 기여하는 모든 유전적 및 환경적 요인(직접 관찰할 수 없는 요인까지 포함)을 의미한다. 유발 책임이 증가하면 질병 발병의 확률도 높아지며, 특정 임계값을 넘게 되면 질병이 발생한다고 생각할 수 있다.

4) 질병 유전자의 위치 추적을 위한 연결 분석과 그 방법

결국, 정신과 유전 연구는 '정신질환을 일으키는 유전자는 어디에 있는가?'라는 질문으로 발전한다. 이 질문에 대한 답을 찾기 위한 분석 방법으로 연결 분석(linkage analysis)이 사용된다. 연결 분석은 감수 분열 과정에서 두 개의 상동 염색체 사이에 발생하는 '교차(crossing over)' 때문에 가능하다. 감수 분열 중에 염색체 쌍이 서로 교차하여 DNA의 일부를 교환한다. 여러 번의 교차 후에 형성된 염색체는 새롭고 고유한 유전자 조합을 가지게 된다.

또한, 같은 염색체 내에서 두 유전자의 위치(locus)가 서로 아주 가까워 교차가 거의 일어나지 않으면, 이 두 유전자는 '연결(link)'되어 있다고 말한다.

(1) 상대적 쌍 방법(Tsuang, Tohen and Zahner, 1995)

연결 분석에는 두 가지 주요 방법론이 있다. 첫 번째는 상대적 쌍 방법(the affected relative pair method)이며, 이는 형제 쌍 방법(affected sib-pair method)에서 발전한 방식이다(Ward, 1993). 이 방법은 마커 위치(locus)에 네 개의 다른 대립 유전자를 가진 부모의 질병을 가진 형제 정보를 활용한다.

예를 들면, 그림 8-1과 같이 아버지가 대립 유전자 *A*와 *B*를 가지고 있고, 어머니가 *C*와 *D*를 가졌다면, 연결이 없다는 귀무가설하에서 아버지가 첫째아이에게 *A* 유전자를 전달할 확률은 0.50이며, 둘째아이에게도 그 확률은 0.50이다. 그러므로 아버지가 두 자녀 모두에게 *A* 유전자를 전달할 확률은 0.50 × 0.50, 즉 0.25가 된다.

만약 마커 위치와 질병 위치가 가까이 위치하면 자녀에게 질병이 유전될 확률이 높아진다. 즉, 질병 유전자 위치와 마커 위치의 근접성에 따라 마커 유전자의 존재로 인해 질병이 발생할 확률이 증가한다.

자식에서 관찰된 질병 대립 유전자가 부모의 대립 유전자와 동일하다면,

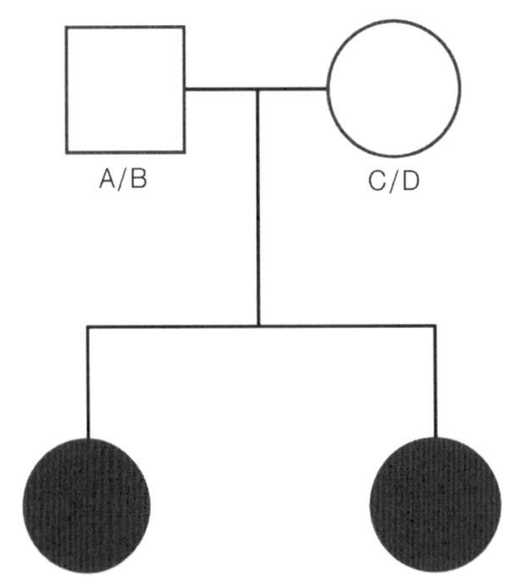

연관성이 없다는 귀무가설에서,

- 아버지가 첫 아이에게 유전자 A를 전달할 확률 = 0.50.
- 유전자 A를 두 번째 자녀에게 전달할 확률 = 0.50.
- 따라서 그가 유전자 A를 두 자녀 모두에게 전달할 확률 = 0.50 × 0.50 = 0.25.

그림 8-1 상대적 쌍 방법을 설명하기 위한 가계도

마커 대립 유전자는 '기원에 따른 일치(identical by descent: IBD)'로 간주된다.

그림 8-2에서 *A*로 표시된 부분은 부모의 유전자와 동일하므로 '기원에 따른 일치'라 할 수 있다. 이는 부모의 모든 유전자가 다른 대립유전자(allele)일 때에도 부모와 자녀가 동일한 대립 유전자(*A*)를 가지는 경우를 나타낸다.

이에 반해 '상태에 따른 일치(identical by state)'는 두 대립 유전자가 동일하다는 것을 의미하지만, 해당 유전자들이 동일한 부모 유전자에서 유래했는지는 알 수 없다. 예를 들어 아버지가 대립 유전자 *A*와 *B*를 가지고 있고, 어머니가 *B*와 *C*를 가지고 있다면, 두 자녀가 모두 대립 유전자 *B*를 가졌다 해도 아버지로부터 받았는지 어머니로부터 받았는지는 확인할 수 없다(그림 8-3).

이런 상황은 부모가 같은 대립유전자를 가지고 있을 때, 어느 부모로부터 해당 대립유전자를 받았는지를 알 수 없는 경우를 지칭한다. 이 경우에

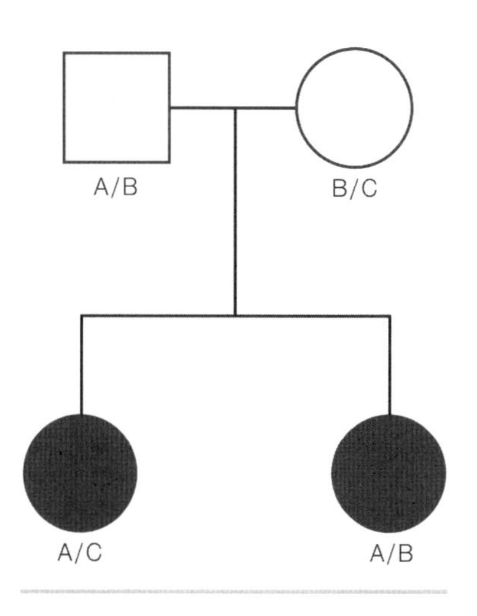

그림 8-2 '기원에 따른 일치'를 설명하기 위한 가계도

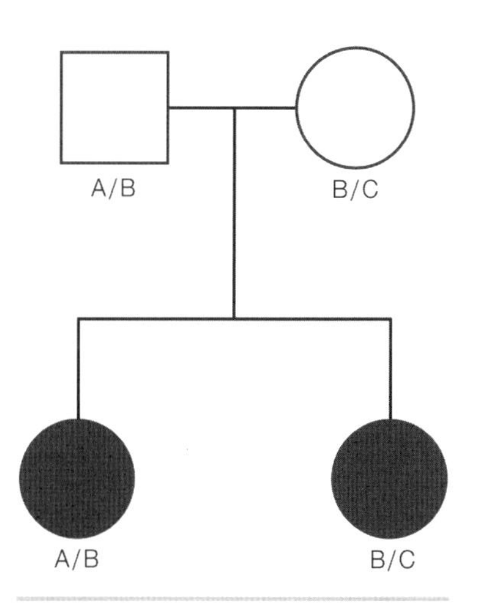

그림 8-3 '상태에 따른 일치'를 설명하기 위한 가계도

는 대립 유전자가 '상태에 따른 일치'인지는 알 수 있지만 '기원에 따른 일치'인지는 확정할 수 없다. 그 결과 통계적 검정력이 약화될 수 있다.

상대적 쌍 방법은 이런 형제 쌍 방법을 확장한 방법으로, 유전자의 가족 내 전달을 결정하는 유전적 및 환경적 요인에 대한 사전 지식 없이 연결(linkage)을 파악할 수 있다.

(2) LOD 점수 방법(the LOD score method)(Rice et al., 2001; Tsuang, Tohen and Zahner, 1995)

이 방법은 유전(inheritance)에 대한 지식을 필요로 한다. 일반적인 접근법은 가정된 유전 모델을 기반으로 재조합 분획(recombination fraction)을 추정하고 연관성을 검증하는 것이다. 재조합 분획은 감수분열 과정에서 질병과 마커 유전자 사이의 재결합 확률을 의미한다. 재조합은 이전에 언급한 교차(crossing over)와 같다고 생각하면 되며, 이 확률이 낮을수록 연결 가능성은 높아진다. 우도비 검정을 이용하여 실제 재조합 분획이 0.5일 때의 오즈(odds)와 관찰된 재조합 분획의 오즈를 비교한다.

이 오즈비에 로그(log)를 취하여 계산하므로 LOD(log of the odds ratio) 점수라 부른다. LOD 점수가 3 이상이면 연결이 있다고 판단하며, -2 미만이면 연결이 없다고 판단한다.

지금까지는 두 개의 위치에 대한 연관성 분석만을 논의했지만, 다지점 분석(multipoint analysis)은 여러 마커를 동시에 고려하는 연결 분석 방법이다. 다지점 매핑은 추정된 질병의 위치 영역에 있는 모든 마커 정보를 활용하여 통계적 검정력을 높일 수 있다. LOD 점수 방법은 연결의 이질성(heterogeneity)을 감지하기 위해 일반화되었다. 즉, 모든 가족이 연결되어 있음을 나타내는 귀무가설과 일부만 연결되어 있다는 대립가설을 검증할 수 있다.

LOD 점수를 계산하는 여러 방법 중, 윅스(D. Weeks)가 제안한 컴퓨터 시뮬레이션을 고려할 수 있다. 이 방법은 실제 데이터와 시뮬레이션 데이터를 활용하여 연결 분석을 반복적으로 수행하며 최대 LOD 값을 도출한다(Weeks et al., 1990). 연결이 없다는 귀무가설하에 최대 LOD 값의 분포를 추정하고, 1 - α 값에 해당하는 LOD 값을 구하는 방법이다.

5) 질병 관련 변이체의 존재와 연관성 분석

여기서는 어떤 변이체(variant)가 유전자에 위험을 부여하는지와 그 변이체가 어떠한 메커니즘으로 질병을 유발하는지에 대해 설명한다. 이러한 질문들에 대한 답을 찾기 위해 연관성 분석을 시행한다. 세대를 거치며 유전자는 계속해서 한 염색체에서 다른 염색체로 전달된다. 따라서 우리는 동일한 염색체상의 대립 유전자 간에 연관성이 없다고 예상할 수 있다. 예를 들어, 위치(locus) 1에는 대립 유전자 *A*와 *a*가 있고, 위치 2에는 대립 유전자 *B*와 *b*가 있다고 가정했을 때, 유전자 *Ab*의 발생 확률은 각 대립 유전자의 발생 확률을 곱한 것과 같다. 그러나, 일부 위치들은 서로 연관되어 있어 예상된 확률과 다르게 나타날 수 있는데, 이를 연결 불균형(linkage disequilibrium: LD)라고 부른다.

이론적으로, 만약 마커 위치(locus)가 질병 위치와 매우 가깝다면 그 사이의 연관성을 감지할 수 있을 것이다. 연결 분석(linkage study)과는 달리, 연관성 분석(association study)에는 여러 명의 질환을 가진 구성원들이 포함된 큰 가계도가 필요하지 않다. 단순히 환자와 대조군에서의 마커 대립 유전자(또는 유전자형, genotype) 분포를 표준 통계 테스트와 비교하면 된다. 환자-대조군 연관성 분석에서는 환자군에서 발견되는 각 유형의 유전자 대립 유전자 수를 계산하고 이를 대조군의 대립 유전자 분포와 비교한다.

두 군의 차이를 통계적 테스트로 검정하였을 때 차이가 있으면, 질병과 유전적 연관성이 있다는 근거가 된다.

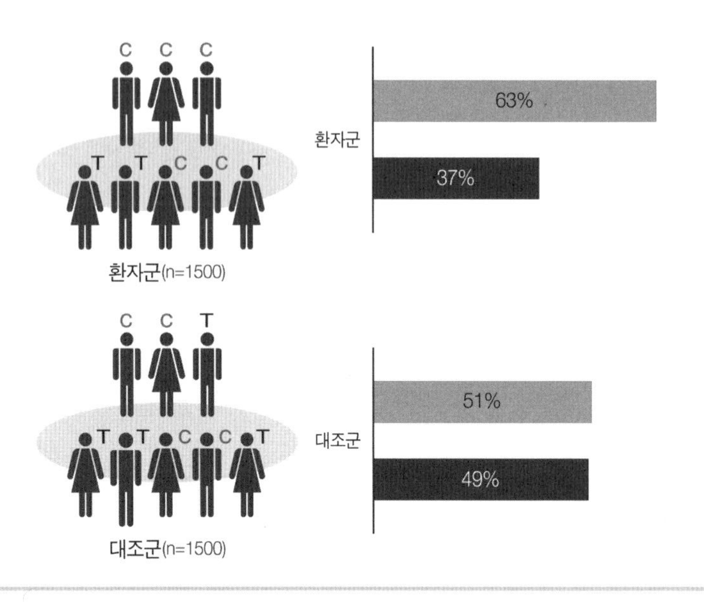

그림 8-4 환자-대조군 연관성 분석에서 환자군과 대조군의 대립 유전자 분포의 비교

이러한 연관성 분석에서 오즈비나 상대위험비 등의 값이 통계적으로 유의미할 만큼 큰 경우, 결과에 대한 다음 네 가지 설명이 가능하다.

① 위험을 주는 대립 유전자와 진짜 연관성이 있다.

② 연관된 다형성이 원인 변이와 연결 불균형 상태에 있다.

③ 결과에 바이어스를 주는 교란 요인이 존재한다.

④ 결과가 단순한 우연 또는 무작위 오류 때문일 수 있다.

연관성 분석의 한계로는 DNA 마커가 질병 유전자 자체에 있거나 그와 매우 인접해야 한다는 점, 분석에 사용할 유전자 후보 결정 방법이 제한적이라는 점, 그리고 위양성 결과에 따른 복제의 어려움을 들 수 있다. 이러한 문제점들에 대응하여 몇몇 연구자들은 환자의 부모를 대조군으로 사용하는 연관 불균형 테스트를 도입했고, 이 방법은 환자와 대조군 간의 조상성 불일치 문제를 해결할 수 있다고 제안되었다.

전달 불균형 검정(Transmission disequilibrium test: TDT)은 이형접합인 부모와 질병을 가진 자녀가 적어도 한 명 이상 있는 가족의 유전자 정보를 활용한다(Spielman, McGinnis and Ewens, 1993). TDT는 부모가 전달하는 관련 대립 유전자와 그렇지 않은 대립 유전자의 전달 횟수를 비교한다.

가족 기반 연관 검정(family-based association tests: FBAT)은 TDT를 기반으로 확장되었으며, 환자의 부모나 형제자매를 대조군으로 사용한다. 각 부모는 자녀에게 하나의 대립 유전자만 전달하므로, 자녀에게 전달되지 않은 대립 유전자를 대조군의 대립 유전자로 간주한다.

6) 요약

정신 유전학 연구의 중요한 사안은 다음과 같다.

먼저, 표준화된 진단 기준을 사용하며, 연구 시작 전에 해당 진단 기준을 명확히 정의해야 한다. 위양성 진단의 가능성을 줄이기 위해 노력해야 하며, 다른 연구자들이 재현 가능하도록 데이터를 철저히 수집해야 한다. 상세한 임상 및 인구통계학적 정보 또한 수집이 필요하다. 모든 참가자에 대한 맹검(blindness)을 보장해야 하며, 가족 구성원의 추적 조사(f/u)를 위한 절차를 마련해야 한다. 실험적 오류를 최소화하는 것은 물론, 비멘델리안 질환 분석을 위한 적절한 임계값 설정이 필요하다. 마지막으로, 연구 결과는 다른 연구자들이 접근할 수 있도록 공개해야 한다.

2. 정신질환에서의 유전-환경 상호작용

앞 장에서 본 바와 같이, 정신질환의 발생에는 부모로부터 받은 유전자만이 작용하는 것이 아니다. 일란성 쌍둥이의 정신질환 일치율이 조현병이나 기분장애에서 50~70% 정도임을 고려하면, 정신질환의 표현형에 유전적 요인 이외의 다른 요인이 작용함을 알 수 있다. 특히, 질병이 없는 일란성 쌍둥이가 상당히 높은 비율로 나타나는 것을 보면 환경적 요인의 중요성을 강조하게 된다.

1) 유전역학 연구의 유형

유전역학 연구에서는 유전자와 환경의 상호작용을 판별하기 위해 다음과 같은 연구 방법을 사용한다.

(1) 발생률 연구(Analysis of the rates of disease)

시간의 경과, 장소의 차이, 하위 집단 내의 변동 등을 기반으로 질병의 발생률 변화를 분석한다. 이로써 이주한 인구나, 다른 사회 경제적 계층에 속하는 사람들 사이에서의 유전 및 환경적 요인의 차이에 따른 질병 발생률의 차이를 확인한다.

(2) 환자 가족 이환율 경향 연구(Tendency of disorder in families)

환자의 가족 중에서 질병의 발생률이 더 높은지를 확인한다. 이 방식은 매우 견고한 연구 디자인이라고 할 수 있으나, 가족 간에 공유되는 것이 유전자뿐만 아니라 환경적 요인도 포함됨을 고려해야 한다.

(3) 유전적 전달 모형 연구(Type of genetic transmission)

이 연구의 주요 목표는 다음과 같다.

- 단일 유전자 모형: 주로 하나의 유전자가 유전적 요인을 설명한다.
- 올리고제닉 전달(Oligogenic transmission) 모형: 소수의 유전자(예 10개 미만)로 유전적 요인을 설명한다.
- 다유전자 전달(Polygenic transmission) 모형: 수많은 유전자(예 100~1000개)와 그들 간의 상호작용을 통해 유전적 요인을 설명한다.
- 다유전자 모형(Polygenic Model): 여러 유전형이 정규분포를 따르는 표현형 분포를 가정하며, 이를 바탕으로 유전적 요인을 설명한다.

(4) 연관성 연구(Association study, single gene association study, genome-wide association study: GWAS)

이 연구는 실제 샘플 내에서 질병과 관련된 원인 유전자를 확인한다. 가족 및 인구집단 기반의 환자-대조군 연구를 진행하며, 후보 유전자 위치(locus)의 유전자형을 비교하여 관련성의 강도를 추정한다. 정신유전역학의 큰 문제점 중 하나는 정신질환의 발병 기전이 아직 명확히 정의되지 않아서, 이론적으로 수많은 유전자가 관련될 수 있음이다. 100만 개 이상의 유전자 마커를 조사하는 연관성 연구(GWAS)에서는 여러 유전자에 대한 다중 비교로 인한 1종 오류의 위험을 고려해야 한다. 여러 유전자 간의 상관관계로 인해 연구의 재현성(reproducibility)이 떨어질 수 있음을 주의해야 한다. 이러한 문제를 극복하기 위해서는 환경적 요인과 유전적 요인의 상호작용을 고려한 연구가 필요하다.

2) 유전-환경 상호작용의 유형

유전-환경 상호작용을 뜻하는 용어에는 유전-환경 상관관계(GEr)와 유전-

환경 상호작용(GxE)이 있다(Tsuang, Tohen and Zahner, 1995).

(1) 유전-환경 상관관계(Gene-environment correlation: GEr)

이는 환경 노출에 대한 반응의 차이가 유전으로 인해 발생하는 유형이다. 이 모델에 따르면, 최근까지 개인의 유전형은 환경요인에 아무런 영향을 미치지 않는다고 생각했다. 유전 요인은 스트레스, 사회적 지원 및 결혼관계와 같은 다양한 환경적 요인에 대한 노출 정도에 영향을 미칠 수 있다고 가정한다. 일부 환경 노출은 실제로 유전될 수 있으며 확장된 표현형(extended phenotype)이라고 부른다. 예를 들어, 설치류와 같은 사회적 동물에서 부모의 양육 행동(㉮ 섭식 습관)은 유전적 변이에 의해 예측되는 부분이 크다는 점을 들 수 있다. 그림 8-5에서와 같이 GEr은 인과적일 수도 있고(ⓐ) 비인과적일 수도 있다(ⓑ). 이는 ⓑ의 경우 유전자가 환경 요인과 정신질환의 교란 요인으로 작용하여 비인과적임을 뜻한다.

인과적(Causal) **유전-환경 상관관계**는 환경요인을 한 수준으로 고정하여, 정신질환 관련 유전자가 질환에 인과적으로 영향을 주는 경우를 뜻한다. '관찰된 상관성'은 유전형과 질환 간의 상관성이 관찰되지만, 실제로 환경이 질환에 영향을 주는 경우를 말한다. **비인과적**(Non-causal) **유전-환경 상관관계**는 결과 변수(질환)와 환경 변수 모두가 유전에 의해 영향을 받지만, 환경과 결과 변수 사이에 진정한 선후 관계적 관련성이 없는 것을 의미한다. 이와 같은 '교란된 상관성'은 겉으로 보이는 환경 변수와 결과 변수 간의 상관성이 유전에 의해 교란된 결과로 볼 수 있다. 예를 들면, 환경 변수를 인식하는 인지능력이나 성격적인 개인 특성이 유전에 의해 결정된다면, 대상자의 환경 변수에 대한 응답은 유전에 영향을 받는다고 할 것이다. 이는 정보 바이어스(information bias)의 일종이라고 볼 수 있다.

GEr에서, 유전자형은 행동 및 성격과 같은 요인을 통해 특정 환경 노출에 간

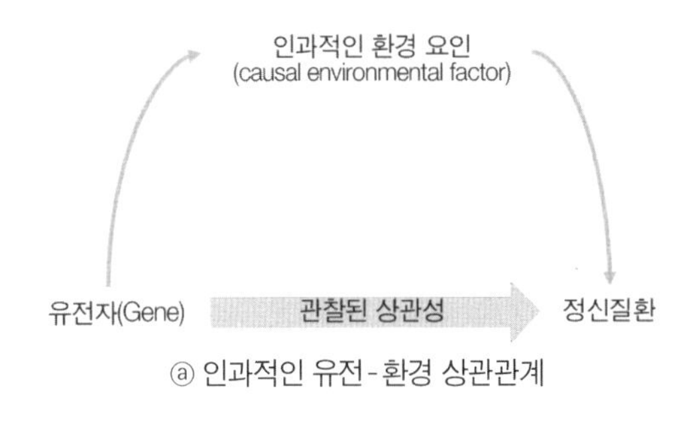

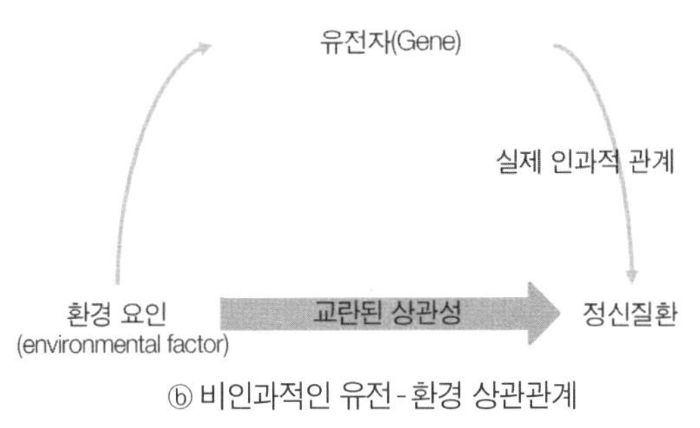

그림 8-5 유선, 환경, 정신질환의 관계에서 인과적/비인과적 상관관계 모식도

접적으로 영향을 준다. 이에는 다음과 같은 세 가지 유형이 있다:.

① **수동형 유전-환경 상관관계**(passive GEr) | 어릴 적 생물학적 부모로부터 유전적 특성과 초기 환경을 동시에 물려받는 경우를 말한다.

　예 반사회적인 행동도 유전되며, 반사회적 특성(유전적 특성)을 가진 부모는 자녀를 학대할 가능성이 높다.

　예 부모의 학대(초기 환경)는 아동기 품행 장애와 관련이 있다.

② **반응형 유전-환경 상관관계**(reactive GEr) | 개인의 행동이 사회적 환경, 특히 타인의 행동에 대한 반응을 통해 발생한다.

　예 수줍음이 많은 사람과 사교적인 사람은 동일한 사회적 환경에서도 다른 반응을 보인다.

③ 능동형 유전-환경 상관관계(active GEr) | 유전적으로 결정된 성격과 행동이 환경에 직접적인 영향을 주는 경우를 말한다. 연구에 따르면, 개인의 행동에 크게 영향을 받는 사건(예 성격 차이로 인한 이혼)이 개인이 직접 통제할 수 없는 사건(예 사별로 인한 이혼)보다 유전될 가능성이 더 높다.

(2) 유전-환경 상호작용(gene-environment interaction: GxE)

GxE는 특정 환경 노출에 대해 유전에 의해 발생한 감수성 차이와 후성 유전적 기전(epigenetic mechanisms)을 뜻한다(Rutter, 2008). 이는 유전에 의해 환경 노출에 대한 감수성의 차이가 발생하는 것이며, 예를 들면, 흡연에 더 감수성 있는 유전자는 흡연으로 인한 폐암 발생이 더 높다는 것이다.

이와 관련하여 '충분조건 인과성 조건 모델(sufficient-component cause framework)'을 고려해 볼 수 있다(Tsuang, Tohen and Zahner, 1995). 이 모델은 다유전적(polygenic) 질환에 관한 현대적인 개념으로, 질병이 다양한 발생 기전을 가지고 있다는 전제에 기반한다. 각 발생 기전은 여러 요인들의 결합으로 작용하되, 특정 요인이 반드시 필요하거나, 유일하게 질병을 일으키는 것은 아니다. 예를 들어 질환 A의 발생 요인이 a, b, c, d일 때, 특정 요인이 꼭 필요하다거나, 유일하게 질병을 일으키는 것은 아니다. 이는 특정 요인들이 다른 요인들

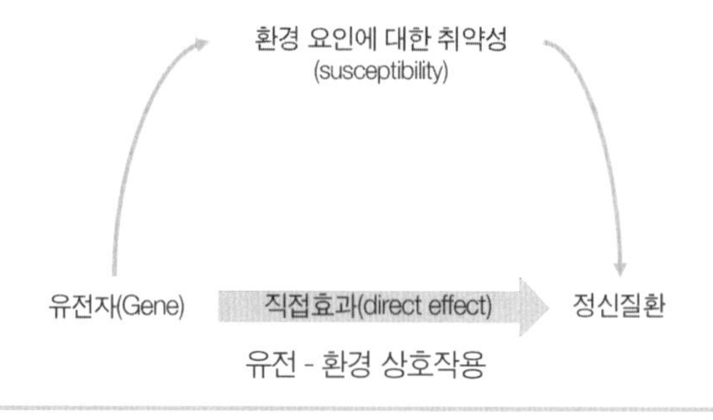

그림 8-6 유전, 환경, 정신질환의 관계에서 유전자 환경 상호작용의 모식도

과 결합하여 질병을 유발할 수 있다는 것을 의미한다. 이러한 공동 작용 메커니즘은 특정 질병 발생 모델에만 국한되는 것이 아니며, 구성 요소들이 동시에 작용해야만 하는 것도 아니다. 즉, 하나의 요인이 여러 인과 메커니즘에서 역할을 할 수 있다는 것을 의미한다.

3) 유전형, 환경요인, 병리적 표현형의 측정

(1) GxE 연구에서 유전 요인의 측정

GxE 연구에서는 유전 요인을 측정하는 세 가지 주요 접근 방식이 있다: 가설 기반의 후보 유전자 접근, 가설이 없는 전장 유전체 스캐닝 접근법, 그리고 대리변수를 활용한 옴니버스 접근법. 특히, 후보 유전자 접근법과 전장 유전체 스캐닝은 DNA 배열(array)을 사용할 수 있다.

GxE 연구에서 흔히 사용되는 DNA 마커로는 SNP(Single Nucleotide Polymorphism, 단일 염기 다형성), CNV(Copy Number Variation, 복사 수 변이체), SSR (Single Sequence Repeats, 단순 서열 반복)가 있다.

가설 기반의 후보 유전자 접근법을 사용할 때는 생물학적 가설이 필요하다. 후보 유전자의 기능과 SNP 정보는 유전자 정보 웹사이트에서 확인할 수 있다 (예 dbSNP: https://www.ncbi.nlm.nih.gov/snp/). 후보 유전자를 선택할 때는 기능, 아미노산 변화, 프로모터 다형성, 잠재적 스플라이스 부위, 동의 코딩 영역, 인트론과의 연관성을 고려해야 한다. SNP를 선택할 때는 중복을 피하기 위해 LD(Linkage Disequilibrium)를 고려한다.

가설 없이 유전자를 스캐닝하는 접근법을 사용할 경우 유전형 오류가 발생할 위험이 있어, 분석의 품질 관리(Quality Control: QC)가 중요하다. 또한, 옴니버스 접근법을 사용하여 유전적 위험의 대리 변수를 활용할 때는 질병과의 연결 경로에서 질병의 증상보다 유전형에 더 가까운 위치에 있는 변수의 선택이 중요하다.

(2) GxE 연구에서 환경 노출의 측정

이상적으로 GxE 연구에서 사용되는 환경 노출 변수는 결과 변수와의 인과관계를 가져야 한다. 하지만 일반적인 정신질환에 대한 환경 위험 요소가 이 기준을 충족하는 경우는 드물다. 따라서 환경과 유전의 주된 효과(main effect)와 상호작용 효과(interaction effect)를 바이어스 없이 평가하려면 다양한 측면을 고려해야 한다. 환경 요인 측정 시에는 특정 발달 단계나 투여 간격, 노출의 연속성, 그리고 노출 강도(㉵ 대마초 흡연 방식에 따른 흡수율 차이) 등을 제대로 파악해야 한다. 환경 노출은 대부분 이분형 변수로 취급되지만, 연속형으로 측정된 변수를 범주화하면 정보와 통계적 검정력의 손실이 있기 때문에 가능하면 연속형 변수로 유지하는 것이 바람직하다.

(3) 질환 표현형의 측정

대부분의 정신질환은 범주형으로 분류된다. 그렇지만 척도나 스케줄을 사용하여 연속형 변수로 개념화하는 경우도 있으며, 이에 대한 논란도 존재한다. 내인성 표현형(endophenotype)과 같이 병태생리학적 메커니즘에 더 가까운 표현형을 사용하는 것이 도움이 될 수 있다. 예를 들어, 리슈 등(Risch et al., 2009)은 세로토닌 수송체 유전자와 우울증의 스트레스 사건과의 연관성에 대한 메타 분석을 수행하였다. 그 결과 스트레스 사건의 개수는 우울증과 유의한 상관관계를 보였으나, 세로토닌 수송체 유전자인 5-HTTLRP는 우울증과 어떠한 연구에서도 유의한 상관관계를 보이지 않았다. 또한 유전자형과 스트레스성 사건은 유의한 상호작용이 보이지 않았다. 이는 스트레스 사건의 측정이 오히려 상호작용을 검정하기에 검정력이 약할 수 있음을 뜻하며, 편도체 활성화와 같은 더 생물학적인 마커가 분석에는 더 적합했을 수 있음을 밝혔다.

4) 유전-환경 상호작용을 검정하기 위한 연구 설계

유전자와 환경의 상호작용은 다음과 같이 표현할 수 있다.

*E*를 환경적 위험인자, *G*를 단일 유전자 변이 위험인자, *r*를 질병(장애) 발병자 비율로 본 질병 위험도라고 한다면, *G*와 *E*의 상호작용이 존재하지 않는 경우(즉, 독립), 질병 위험에 대한 *G*의 효과는 *E*로 층화했을 때 동일하다. 또한 질병의 위험이 *E*에 따라 다르면 상호작용이 있다고 판단한다. 통계적으로 변수 측정의 척도에 따라 상호작용(interaction)은 달라질 수 있으며, 가산적(additive) 척도에서는 위험차(risk difference)로, 승법(multiplicative) 척도에서는 위험비(risk ratio)로 표현한다.

유전-환경 상호작용을 판단하기 위한 척도 선택에 대한 논란은 계속되고 있다. 이때 생물학적 병렬성(The concept of biological parallelism)이라는 개념을 고려해 볼 수 있다. 이는 실제 상호작용이 유전자와 환경요인에 동시에 노출된 개인에서는 직접 측정하기 어렵지만, 두 요인의 상호작용 효과가 두 독립적인 효과의 합을 초과할 때만 측정이 가능하다는 것이다. 특정 생물학적 모델이 정해져 있지 않을 경우 임의로 척도를 선택할 수 있으며, 다단계 모델은 승법적 상호작용으로 설명이 가능하다. 하지만 이때의 전제 조건은 각 단계에 작용하는 요인이 서로 독립적이며, 두 단계의 영향은 그들의 곱으로 표현된다는 것이다.

(1) 기본 연구 설계

① **코호트 설계** | 이는 흔한 질병에 대하여 가장 일반적으로 고려되는 설계이다. 희귀 질병이거나 발병 연령이 늦을 경우 경제적으로 비효율적일 수 있는데, 그 이유는 큰 표본과 긴 추적 기간이 필요하기 때문이다. 이 설계의 연구에서는 건강한 인구를 대상으로 기반 조사를 실시하며, DNA 샘플 및 환경 노출

정보를 전향적으로 수집한다. 추적 관찰 중에 참가자들의 이탈이 있을 경우 선택 바이어스의 위험이 있으므로, 높은 추적률을 유지하는 것이 중요하다. 잠복기가 긴 질환의 경우 수십 년의 관찰이 필요할 수 있어 이 설계를 적용하기 어렵다. 또한 DNA 샘플은 환자군 및 대조군에서 모두 높은 비율로 수집되어야 하며, 샘플링 비율에 차이가 있으면 선택 바이어스의 위험이 증가한다.

② **환자-대조군 설계** ㅣ 이 설계는 코호트 연구에 비해 경제적이며, 희귀 질환 및 긴 잠복기를 가진 질환의 연구에 적합하다. 그러나 대조군의 선택 때문에 선택 바이어스의 위험이 있으므로 주의가 필요하다. 환자군은 대체로 병원에서 모집되기 때문에 경증의 질병이나 장애의 경우 연구 참여율이 낮을 수 있다. 환경 노출 정보는 후향적으로 수집되기 때문에 회상 바이어스의 위험이 있다. 따라서, 노출 정보를 수집할 때는 병원 기록이나 실시간 기록 등을 활용하여 이러한 바이어스를 최소화하는 것이 좋다.

(2) 환자군 단일 설계(case only design)

이 설계는 유전 요인이 환경 요인과 관련이 없고 드문 질환에 적용 가능하다. 특정 유전 요인을 가진 군과 그렇지 않은 군에서 질환의 유병률이 다를 경우 환경 요인의 상호작용을 의미한다. 단, 유전과 환경 각각의 주요 영향을 파악하기는 어렵다는 단점이 있다.

(3) 가족 설계(family designs)

표현형이 일치하는 형제자매 쌍은 비슷한 유전 요인을 공유하며, 표현형이 다른 형제자매 쌍은 유전 요인이 다를 가능성이 있다는 기본적인 전제에 따른 연구 설계이다. 이 설계는 형제자매 쌍 간의 유전적 유사도를 추정하여 후보 유전자의 염색체 위치를 찾는 데에도 도움을 준다.

(4) GEWIS(Gene-Environment Wide Interaction Studies)

이 연구 설계는 GWAS에서 발전하여 유전 요인과 환경 요인의 상호작용을 판별하기 위해 개발되었다. 제한점으로는, 정신질환의 병리학적 배경 지식이 부족하여 대립형질 구조 모델링이 부족하다는 것을 들 수 있다. 다유전적 모델이 가장 근사적으로 타당하다고 생각되나 논란의 여지는 여전히 존재한다. 만약 다인자(다유전적) 모델이 근사적으로 올바르다면 GWAS는 적합한 연구 설계가 될 것이다. 그러나 유전자 간의 효과가 상쇄될 수 있는데, GWAS에서는 이를 확인하기 어렵다. 더욱이 GWAS 연구에서 고위험 유전자를 정확하게 식별하기 위해서는 최소 3만 건 이상의 사례와 대조군이 필요하다. 이러한 GWAS 연구에서 환경 요인까지 고려한 것이 GEWIS라고 볼 수 있다(Khoury and Wacholder, 2008).

5) 역학에서의 유전-환경 상호작용 연구의 문제점

위에서 소개한 연구 설계들은 관찰 연구이기 때문에 고려해야 할 바이어스들이 존재한다.

(1) 유전-환경 상관관계에 의한 교란

앞서 설명한 모델들은 대부분 환경 요인과 유전 요인이 독립적이라고 가정했다. 그러나 많은 환경 요인은 유전 요인과 독립적이지 않다. 이런 상황에서 환경노출 변수의 측정 바이어스로 인해 환자-대조군 설계에서 큰 바이어스가 발생할 수 있다. 이를 해결하기 위한 방법은 다음과 같다.

① **적합한 환경요인 변수의 선택** | 환경 변수에 대한 자가 보고식 설문은 회상 바이어스를 일으킬 수 있다. 특히 회상은 성격(유전에 영향을 받는)에 의해 영향을 받을 수 있다. 이때, 다양한 자료를 활용하여 환경노출 변수를 측정하는

것이 바람직하다.

② **적합한 유전적 대리척도의 선택** | 유전-환경 상호작용을 평가하는 데에서 가족력이나 중간표현형과 같은 대리척도가 쓰일 수 있다. 그러나 성격이나 스트레스성 사건과 같은 것은 유전과 환경 모두에서 영향을 받으므로, 적합한 유전적 대리척도라고는 할 수 없다.

③ **유전자형으로 층화 분석하여 환경요인에 따른 효과 크기 비교** | 이는 유전자형별로 특정 질환-노출의 오즈비를 구하고 이질성 검정을 하는 것을 뜻한다.

(2) 인구 계층화

인구 계층화(Population stratification) 는 환자-대조군 연구 및 코호트 연구에서 가족이 아닌 일반 인구 대조군을 사용할 때 문제가 될 수 있다. 특히 이런 연구에서 측정되지 않은 유전적으로 이질적인 소집단이 대조군 내에 포함될 수 있어, 환자군과 대조군 간의 유전적 분포 차이로 인한 바이어스가 생길 가능성이 있다.

(3) 검정력 문제

검정력을 결정하는 데에는 표본 크기, 상호작용 효과의 크기, 환경 요인의 분산, 유전 요인의 다양성, 변수 측정의 정확도가 영향을 미친다. 특히 측정의 정확도가 감소하면 같은 수준의 검정력을 얻기 위해선 표본 크기가 커져야 한다. 따라서 변수를 정확하게 측정하는 것이 중요하다. 다중 검정에서의 1종 오류(위양성)는 유전역학에서 큰 문제로 여겨진다. 본페로니(Bonferroni) 검정, FDR (false discovery rate) 등 여러 방법이 제안되고 있지만, 아직 통일된 해결 방법은 없다.

(4) 후성 유전체

유전 요인과 환경 요인이 정신질환에 각각 독립적으로 관련되어 있다는 기본 가정에서 벗어나, 후성 유전체(epigenetic mechanisms)는 이 두 요인을 연결함을 시사한다. 이는 유전 요인이 환경 선택에 영향을 주는 것으로만 가정한 것에 반해, 환경 요인이 유전에 역으로 영향을 줄 수도 있다는 것을 시사한다. 이러한 후성 유전체의 존재를 고려해야 올바른 유전-환경 상호작용을 평가할 수 있다.

더 읽을 거리

- Costello E.J, L.Eaves, P.Sullivan et al. "Genes, environments, and developmental research: methods for a multi-site study of early substance abuse." *Twin Res Hum Genet.* 2013, 16(2): 505~515. doi:10.1017/thg.2013.6

3부

정신역학의 활용과 윤리

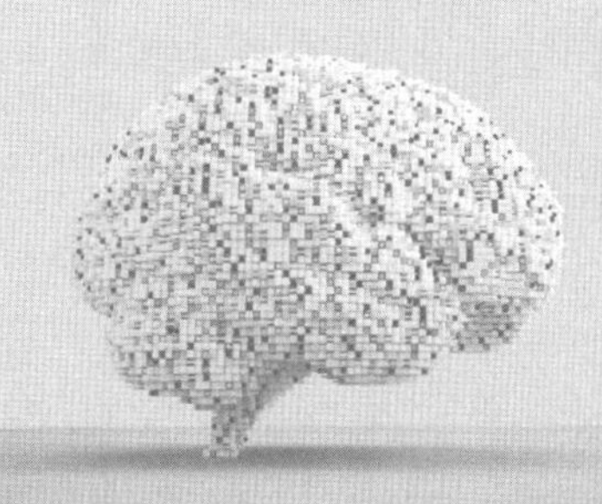

9장

우울증의 역학

1. 들어가기

우울증은 현대사회에서 빈번하게 발생하며, 때로는 심각하고 재발이 잦은 질환이다. 이는 삶의 질을 낮추며, 이환 및 사망과도 연관이 되어 있다(Üstün et al., 2004). 이는 오랜 시간 동안 우울한 기분이나 활동에 대한 즐거움 및 관심을 잃는 증세로 나타난다. 전 세계 인구의 약 3.8%가 우울증을 경험하는 것으로 알려져 있으며, 성인의 5%(남성의 4%, 여성의 6%), 60세 이상 성인의 5.7%가 우울증을 경험한다고 알려져 있다(Institute of Health Metrics and Evaluation, 2023). 국가 혹은 지역사회에서 우울증에 대응하기 위한 정책을 수립하지 않을 수 없으며, 이를 위해서는 많은 수의 양질의 역학조사가 필요하다.

전 세계 우울증 역학 연구에서는 크게 두 연구회가 주목받는데, 첫 번째는 1980년에 시작된 범국가 간 협력 집단으로, 아메리카, 아시아, 오세아니아, 유럽, 중동의 정신건강 유병률을 조사하였다. 여기에 포함된 미국의 ECA (Epidemiological Catchment Area) 연구는 2만 명 이상의 큰 표본과 현대적인 진단 도구(DIS, version III)를 활용했다. ECA는 미국에서 신뢰도와 정확성이 높은 정신질환 유병률을 첫 번째로 조사하였다(Weissman et al., 1988). 그러나 ECA는 미국의 다섯 개 지역에서만 수행되었고, 집중적으로 정신질환의 치료 요구에 초점을 맞췄다. 두 번째로 주목받는 연구는 1990년대에 시작된 국제 정신역학 컨소시엄(International Consortium of Psychiatric Epidemiology: ICPE)으로, 미국, 유럽, 아시아 등 다양한 지역에서 진행되었다. 여기에 포함된 미국 내 연구로는 NCS (National Comorbidity Study)가 있으며, 이후 NCS-R(National Comorbidity Replication Study)로 연속되었다. 이 연구는 미국 일반 인구를 대상으로 하였으며, 미국 전체의 정신건강 유병률 추정치를 처음으로 제공하였다(Blazer et al., 1994; Kessler et al., 1993; 2003).

대부분의 연구는 표본 크기가 1500명에서 1만 명 사이지만, 미국에서 이루어진 다음 두 연구는 이보다 훨씬 더 큰 규모로 수행되었다. 첫 번째 연구는 1992년에 시행된 전국 종단 알코올 역학조사(National Longitudinal Alcohol Epidemiologic Survey: NLAES)로, 약 4만 2000여 명을 포함했으며 주요우울증상군에 대한 정보를 제공하였다(Hanna and Grant, 1999). 두 번째 연구는 2001~2002년에 진행된 알코올 및 관련 질환에 대한 국가 역학조사(National Epidemiologic Survey on Alcohol and Related Conditions: NESARC)로, 이 연구는 4만 3000여 명을 포함했으며 2차 조사를 거쳐 현재 3차 조사에 이르고 있다(Hasin DS, Grant, 2015). 이 두 연구는 정신질환 및 관련 질환에 대한 역학적 정보를 광범위하게 제공하였다.

미국 ECA는 완전 구조화되어, 비전문가가가 사용할 수 있었던 DIS (Diagnostic Interview Schedule)를 도입하였고, 한국에서도 한글판 DIS-III를 이용한 전국 단위 역학 연구가 시행되었다(Lee et al., 1985). 국가별 정신역학조사 비교를 위하여 세계보건기구(WHO)는 CIDI(Composite International Diagnostic Interview)를 개발하였고(Cho et al., 2002), 이 도구를 이용하여 2001년에 한국

KECA(Epidemiologic Catchment Area)(Cho et al., 2010)가, 2006년에는 한국 KECA-R(Epidemiologic Catchment Area Replication)(Cho et al., 2007)이 수행되었다. 이 조사들에서 주요우울장애의 평생 유병률은 2001년 4.3%, 12개월 유병률 1.7%에서 2006년 평생 유병률 5.6%, 12개월 유병률 2.5%로 증가하였다.

2011년에 실시된 전국 정신질환 실태 역학조사(Cho et al., 2015)에서는 그 전년도 인구조사 데이터를 기반으로 다단계 클러스터 샘플링 방법을 사용하였다. 총 246개의 샘플링 단위에서 1만 4204가구를 선택했으며, 가구당 한 명을 무작위로 응답자로 선정하여 만 18세 이상 74세 이하의 총 6022명을 응답자로 포함하였다.

2. 주요우울장애의 정의와 측정 방법

1978년부터 2006년까지 대부분의 역학 연구들은 DSM-III, DSM-III-R 또는 DSM-IV 진단 기준을 사용하였고, DSM 진단 기준은 1980년 이후 정신역학 조사에서 표준으로 활용되었다. 그러나 미국을 제외한 다른 국가들에서는 임상 및 건강 통계 목적으로 ICD 기준을 더 널리 사용하였다. ICD 기준이 미국 외 국가에서 널리 사용됨을 감안하면, DSM과 ICD의 유병률을 비교하는 것은 중요하다.

오스트레일리아 국립 정신건강복지조사(Australian National Survey of Mental Health and Wellbeing: ANSMHW) 연구에서는 DSM-IV와 ICD-10 기준을 모두 활용하여 우울증을 평가하였다. 이 연구에서는 '지난 한 달'이라는 다른 시간 프레임을 사용하였다. ANSMHW에서 DSM-IV 기준으로 측정된 주요우울장애의 한 달 유병률(3.2%)은 ICD-10 기준의 한 달 유병률(3.3%)과 매우 유사하였다. 또한, 나이와 성별로 데이터를 분석했을 때, 한 달 유병률 사이에는 차이가 없었다(Wilhelm et al., 2003).

한동안 정신역학 연구의 기준이 되었던 DSM-IV에서의 주요우울삽화(Major depressive episode: MDE) 진단은 불쾌한 기분(dysphoric mood) 또는 흥미나 즐거움의 상실(loss of interest or pleasure)을 포함하여 기타 증상 중 넷 이상이 최소 2주간 지속되어야 한다. 해당 기타 증상에는 상당한 체중 변화나 식욕 장애, 수면 장애, 정신 운동 동요나 지체, 피로나 에너지 상실, 무가치감, 부적절한 죄책감, 집중력 장애, 그리고 자살충동 등이 있다. DSM-IV의 진단 기준에 따르면, 이런 증상들은 임상적으로 유의한 디스트레스나 사회적·직업적·기타 중요 영역에서의 기능 장애를 일으켜야 하며, 약물(예 medication)이나 일반적인 의학적 질환의 직접적인 생리적 효과(예 hypothyroidism)에 의한 것이 아니어야 한다. 순수한 사별은 주요우울장애에서 배제된다. 주요우울장애는 양극성 장애의 진단력이 없는 사람에게만 진단될 수 있다. 일부 주요우울장애의 역학 연구에서는 양극성 장애의 유무를 판단하지 않는데, 이럴 경우 주요우울장애가 아닌 주요우울삽화로 진단한다. 이러한 연구들은 생애 전반의 양극성 장애 진단을 배제한다는 전제 없이, 현재의 주요우울장애 진단 기준을 만족하는 증상 또는 그러한 증상의 생애 병력을 추정한다. 다른 조건이 동일할 때, 이런 연구들은 양극성 장애 케이스를 배제한 연구에 비해 약간 더 높은 주요우울장애 유병률을 보일 수 있다.

새롭게 개정된 DSM-5에서는, DSM-IV와 크게 다르지 않지만 기존의 기분장애 카테고리에서 주요우울장애로 명칭이 변경되었다. 또한, 혼합형 삽화와 애도 반응은 이제 배제 기준으로 더는 취급되지 않는다. DSM-IV에서는 '기분장애'로 구분되었지만, DSM-5에서는 '주요우울장애'로 변경되었고, DSM-IV의 몇몇 항목은 DSM-5에서 삭제되었다.

- 증상이 혼합형 삽화의 기준을 만족하지 않음
- 증상이 애도 반응으로 설명되지 않음(애도 반응: 사랑하는 사람을 잃은 후 2개

월 이상 증상이 지속되거나 현저한 기능적 손상, 무가치감에 대한 병적 집착, 자살 충동, 정신병적 증상 또는 정신운동 지체 등으로 나타나는 반응)

지역사회 역학조사에서 모든 연령층에 가장 많이 사용하는 우울증상 평가도구에는 벡 우울척도(Beck Depression inventory II: BDI-II), 역학 연구센터의 우울증 척도(Center for Epidemiologic Studies Depression Scale: CES-D), 환자건강설문지(Patient Health Questionnaire 9: PHQ-9)가 있다.

벡 우울척도(BDI)는 1961년 벡(A. T. Beck)이 고안한 것으로서 21개의 객관식 질문으로 구성된 자가보고 설문지이며, 1996년에 BDI-II로 개정되었다. 지난 2주 동안의 증상을 평가하게 되어 있으며, 5~10분 내외의 시간이 소요된다. 각 문장마다 0점에서 3점으로 채점되어 총점의 범위는 0점에서 63점까지이다. 점수가 높을수록 우울증이 심각함을 나타낸다. 미국에서 표준화되었을 때는 약간의 우울(0~13점), 경미한 우울(14~19점), 중등도 우울(20~28점), 심각한 우울(29~63점)로 절단점(cut-off)이 나뉘었으나(Beck, Steer and Brown, 1996), 한국 연구에서는 22점을 절단점으로 경증 이상의 우울삽화를 가진 환자군과 정상대조군을 나누었다(성형모 외, 2008).

역학 연구센터의 우울증 척도(CES-D)는 1971년 미국 정신보건연구원(National Institute of Mental Health: NIMH)에서 지역사회 일반인을 대상으로 개발하였다. 자가보고형 우울증상 척도로 20개의 객관식 질문으로 이루어져 5~10분 내외의 시간이 소요된다. 문장마다 0점에서 3점으로 채점되어 총점의 범위는 0점에서 60점까지이다. 지난 1주 동안의 증상을 평가하게 되어 있으며, 절단점이 16점 이상인 경우 유력우울증(probable depression), 25점 이상인 경우 확실우울증(definite depression)으로 제시하였다. 한국에서는 1993년도에 표준화가 이루어졌으며(Cho and Kim, 1993), 이후에 한글판 역학 연구센터의 우울증 척도가 개발되었다(전겸구·최상진·양병창, 2001).

표 9-1 역학 연구센터의 우울증 척도(CES - D), 한글판

	나는 지난 1주일 동안	극히 드물다	가끔	자주	거의 대부분
		1일 이하	1~2일	3~4일	5~7일
1	평소에는 아무렇지도 않던 일들이 귀찮게 느껴졌다	0	1	2	3
2	먹고 싶지 않았다; 입맛이 없었다	0	1	2	3
3	가족이나 친구가 도와주더라도 울적한 기분을 떨쳐버릴 수 없었다	0	1	2	3
4	다른 사람들만큼 능력이 있다고 느꼈다	0	1	2	3
5	무슨 일을 하든 정신을 집중하기 힘들었다	0	1	2	3
6	우울했다	0	1	2	3
7	하는 일마다 힘들게 느껴졌다	0	1	2	3
8	미래에 대하여 희망적이라고 느꼈다	0	1	2	3
9	내 인생은 실패작이라는 생각이 들었다	0	1	2	3
10	두려움을 느꼈다	0	1	2	3
11	잠을 설쳤다; 잠을 잘 이루지 못했다	0	1	2	3
12	행복했다	0	1	2	3
13	평소보다 말을 적게 했다; 말수가 줄었다	0	1	2	3
14	세상에 홀로 있는 듯한 외로움을 느꼈다	0	1	2	3
15	사람들이 나에게 차갑게 대하는 것 같았다	0	1	2	3
16	생활이 즐거웠다	0	1	2	3
17	갑자기 울음이 나왔다	0	1	2	3
18	슬픔을 느꼈다	0	1	2	3
19	사람들이 나를 싫어하는 것 같았다	0	1	2	3
20	도무지 무엇을 시작할 기운이 나지 않았다.	0	1	2	3

자료: 전겸구·최상진·양병창(2001).

환자건강설문지(PHQ-9)는 1999년에 스피처(R. L. Spitzer) 등이 고안하였으며, 일차적 임상현장에서 접하기 쉬운 정신질환들을 선별하기 위하여 개발되었다. 이는 DSM-IV의 우울삽화의 진단기준과 일치하도록 고안되었다. 지난 2

표 9-2 환자 건강 설문지(Patient Health Questionnaire-9, PHQ-9), 한글판

	지난 2주 동안에 아래와 같은 생각을 한 날을 헤아려서 해당하는 숫자에 표시하세요	없음	2,3일 이상	7일 이상	거의 매일
1	기분이 가라앉거나, 우울하거나, 희망이 없다고 느꼈다.	0	1	2	3
2	평소 하던 일에 대한 흥미가 없어지거나 즐거움을 느끼지 못했다	0	1	2	3
3	잠들기가 어렵거나 자주 깼다/ 혹은 너무 많이 잤다	0	1	2	3
4	평소보다 식욕이 줄었다/ 혹은 평소보다 많이 먹었다.	0	1	2	3
5	다른 사람들이 눈치 챌 정도로 평소보다 말과 행동이 느려졌다/ 혹은 너무 안절부절 못해서 가만히 앉아 있을 수 없었다.	0	1	2	3
6	피곤하고 기운이 없었다.	0	1	2	3
7	내가 잘못했거나 실패했다는 생각이 들었다/ 혹은 자신과 가족을 실망시켰다고 생각했다.	0	1	2	3
8	신문을 읽거나 TV를 보는 것과 같은 일상적인 일에도 집중할 수가 없었다.	0	1	2	3
9	차라리 죽는 게 더 낫겠다고 생각했다/ 혹은 자해할 생각을 했다.	0	1	2	3

자료: 박승진 외(2010).

주 동안의 증상을 평가하게 되어 있으며 아홉 가지 문항으로 각 항목당 0점에서 3점까지 분포되어 총 0점부터 27점까지 합산할 수 있다. 이 중 절단점은 10점으로, 이는 우수한 민감도와 특이도를 가진다고 보고되었다(Spitzer, Kroenke and Wiliams, 1999). 이 도구는 약 5분 내외의 소요시간이 들고, 다른 도구보다 문항수가 적기에 일차 임상현장에서 적합한 도구로 여겨지고 있다. 한국에서도 타당화 연구가 이루어졌다(박승신 외, 2010).

이러한 주요우울장애는 유병률 및 발생률로 측정할 수 있다. 유병률은 특정 시간대에 특정 인구집단에서 환자의 수를 의미한다. 발생률은 새롭게 질병에 걸린 사람의 비율을 나타내며, 이를 정확히 측정하기 위해선 대규모 표본을 대상으로 두 번 이상 평가하는 연구 설계가 필요하다.

3. 주요우울장애의 유병률

2015년 기준, 세계 인구 중 우울증을 겪고 있는 사람의 비율은 약 4.4%로 추산된다. 우울증은 여성(5.1%)에서 남성(3.6%)보다 더 자주 발생한다. WHO의 지역별 발병률은 다양하며, 서부 태평양 지역의 남성에서는 2.6%로 가장 낮고, 아프리카 지역의 여성에서는 5.9%로 가장 높다. 국가별로는 http://ghdx.healthdata.org/gbd-results-tool에서 확인 가능하다. 또한, 발병률은 연령에 따라 변하며, 노년기(55~74세)에서는 여성 중 7.5% 이상, 남성 중 5.5% 이상이다. 15세 미만의 어린이와 청소년에서도 우울증은 발생하지만, 노년층에 비해 발병률이 낮다. 전 세계적으로 우울증을 겪는 사람의 추정 인원은 약 3억 2200만 명이며, 이 중 절반가량이 남동아시아와 서부 태평양 지역에 거주한다. 이는 해당 지역들의 큰 인구수(예 인도와 중국 포함)를 반영한 것이다. 2005년부터 2015년 사이에 우울증 환자의 추정 총인원은 18.4% 증가했다(World Health Organization, 2017).

주요우울장애는 100명당 평생 유병률(Lifetime prevalence)이 유럽에서 중앙값 12.8로 가장 높았으며, 그다음으로 중앙값 9.5인 아메리카와 중앙값 12.6인 오세아니아였다(Kessler et al., 2005a; 2005b; Weissman et al., 1988; American Psychiatric Association, 1994; Takeuchi et al., 2007; Bland, Orn and Newman, 1988; Canino et al., 1987; Alonso and Lépine, 2007). 중동에서는 중앙값 8.1로 상대적으로 낮았고(Alegría, M. et al., 2008), 아시아 국가에서는 중앙값 3.5로 매우 낮았다(Hwu, Yeh and Chang, 1989; Kessler et al., 2007). 나라별로 보면, 미국, 브라질, 뉴질랜드에서 가장 높은 평생 유병률이 보고되었으며, 중국의 쿤밍 시와 일본에서는 가장 낮게 보고되었다. 전반적으로, 낮은 평생 유병률을 보이는 국가에서도 주요우울장애가 일반 인구에서 희귀한 질환은 아님이 드러난다(American Psychiatric Association, 1994).

한국은 2011년에 실시된 전국 정신질환실태 역학조사에 따르면 성인 6.7%가 평생 한 번 이상의 주요우울증을 경험하는 것으로 나타났다(Cho et al., 2011). 또한 1985년부터 2010년까지의 국내 조사 결과에서도 주요우울증의 평생 유병률은 0.5~5.6%로 조사되었다. 도시 지역에서는 평생 유병률이 2.4~3.3%로 조사되었으며 농어촌 지역의 주요우울증의 평생 유병률은 1.9~3.5%로 조사되었다(박준혁·김기웅, 2011).

CIDI를 이용해 주요우울장애를 진단하였을 때, 미국은 평생 유병률 16.6%, 12개월 유병률 6.7%였으며, 유럽은 평생 유병률 12.8%, 12개월 유병률 3.9%로 한국보다 더 높은 수준이었다. 그러나 아시아 문화권인 중국은 주요우울증의 평생 유병률을 3.5%로 보고하였고, 일본은 6개월 유병률이 2.9%로 한국보다 낮거나 비슷하였다(박준혁·김기웅, 2011).

이러한 경향에 대해 장성만 등(Chang et al., 2008)은 한국인이 서구권 사람들보다 DSM 진단기준에서 요구하는 우울장애 문항에 대해 쉽게 증상이 있다고 하지 않고, 사회적으로 더 바람직하다고 생각되는 방식으로 응답하는 경향이 있음을 밝혔다.

유럽 국가의 유병률 추정치는 다양하다. 예를 들면, 네덜란드의 평생 유병률은 체코 공화국에서보다 두 배 더 높다(15.7 대 7.8). 흥미롭게도 체코 공화국의 지난 12개월 주요우울장애 유병률은 다른 유럽 국가보다 매우 낮았지만, 평생 유병률은 비슷하다. 이는 국가의 경제적이나 정치적 상황에 대한 역학 연구의 민감도를 보여준다. 체코 연구는 1970년 이전에 태어난 사람들 중 전쟁과 불안정을 경험했지만 1990년대 후반 이후의 평화와 번영에서 이익을 얻은 사람들을 포함하였다. 표본 크기와 조사 지역 면에서 가장 대표적인 유럽 연구는 '정신질환의 역학에 관한 유럽 연구(European Study of the Epidemiology of Mental Disorders)'로, 유럽 여섯 개 국가의 2만 명 이상의 데이터를 제공한다. 아쉽게도 개별 국가의 유병률은 제공하지 않지만 전체적인 추정치는 다른 유럽 국가들의 추정치 중간 수준이다(Alonso et al., 2004).

가장 낮은 유병률은 아시아 국가, 특히 중국과 일본에서 보고되었다. 중요한 질문은 이러한 국가 간 차이가 실제 위험 요인의 변동성과 관련이 있는지, 아니면 연구 방법론 간의 차이와 관련이 있는지에 대한 것이다.

미국 NCS 연구의 초기 논문이 출판될 당시, NCS의 매우 높은 우울장애 유병률은 큰 주목을 받았으며, 이 연구의 결과를 설명하기 위한 다양한 노력이 있었다. 많은 연구자들은 NCS에서 사용한 DSM-III-R 기반의 완전 구조화된 인터뷰와 다른 연구의 평가 방법 사이에 차이가 발생한다고 주장하였다(Kessler, et al., 2005b). 그러나, 동시에 진행된 다른 방법을 채택한 조사에서는 유사한 결과가 나타났다. 따라서 NCS에서 관찰된 높은 정신질환의 유병률은 타당하다고 판단되었다. 이러한 판단은 이후의 캐나다/미국 공동 건강조사(Joint Canada/United States Survey of Health: JCUSH)에서 관찰된 높은 정신질환 유병률로 뒷받침되었으며, JCUSH에서도 NCS와 동일한 진단 도구를 사용하였다(Tsuang, Tohen and Zahner, 1995).

4. 주요우울장애의 발생률

발생률 정보는 질병의 원인을 이해하기 위한 위험 요인 연구에 매우 중요하다. 정확한 발생률을 추정하기 위해서는 대규모이고 전향적인 관찰 표본이 필요한데, 정신역학 연구에서는 이러한 데이터를 쉽게 얻기 어렵다. 우리는 정신질환의 발생률 정보를 주로 미국의 ECA와 NESARC 연구, 그리고 일부 국제 연구에서 얻었다(Anthony and Aboraya, 1992). 아직 한국에는 해당하는 정보가 부족하여, 향후 정신질환에 대한 대규모 전향 연구가 필요하다.

미국의 일부 연구자들은 ECA 연구를 통해 발생률 데이터를 제공하였다. 다섯 개 지역 중 네 곳에서 관찰된 첫 발병 주요우울장애의 연간 발생률은 100명 중 1.6명이었다(Anthony and Aboraya, 1992).

NESARC의 규모와 3년간 4만 3093명 중 3만 4653명을 후속 조사했다는 사실은 주요우울장애와 다른 정신질환의 발생률과 위험요인을 연구하는 데 전례 없는 기회를 제공하였다. 첫 번째 조사에서 주요우울장애의 평생 최초 발생 위험이 있는 NESARC 응답자 2만 8859명 중에서 주요우울장애 최초 발생의 가중 추정치는 1.51%였다. 모든 기분장애 중에서 주요우울장애의 발생률이 가장 높았다 (양극성장애 1: 0.53%, 양극성장애 2: 0.21%). 주요우울장애의 최초 발생률은 불안장애와 비슷하며(1.57), 알코올 의존보다 낮고(1.7), 약물 장애보다 높았다(0.31). 주요우울장애 최초 발생의 위험요소에는 여성, 나이 18~55세, 낮은 수입, 미혼이 포함되었다. 주요우울장애 최초 발생 위험에 기여하는 과거력으로는 기분부전증(OR = 4.7), 모든 불안장애(ORs 1.9~2.2), 분열형 인격장애(OR = 2.6), 경계성 인격장애(OR = 3.6), 자기애성 인격장애(OR = 1.8)가 있다. NESARC에서 보고된 주요우울장애의 발생률은 1.5로 ECA에서 발견된 발생률인 1.6과 사실상 동일하며, 이는 미국 내에서 이와 같은 우울증 발생률의 일반화가 가능함을 시사한다(Anthony and Aboraya, 1992).

미국 외의 1년 발생률은 1~3년 추적조사를 포함한 두 차례의 전향적 연구에서 추정되었다. 이 두 연구는 주요우울장애를 DSM-III 기준으로 측정하였다. 캐나다 에드먼튼(Edmonton)에서의 주요우울장애 1년 발생률은 2.8%이었고 네덜란드에서는 2.7%이었다. 이 추정치는 미국의 추정치보다 높다. 발생률이 높은 이유는 불분명한데, 국가 간 차이나 방법론적 차이 등이 원인으로 고려될 수 있다(Bijl et al., 2002; Newman and Bland, 1998).

5. 주요우울장애의 하위 유형

1) 정신증 양상의 우울증

정신증적 양상을 보이는 주요우울장애의 타당도를 지지하는 증거를 제시하는 ECA 연구가 많다. 한 ECA 연구에서는 주요우울장애의 14%가 정신증적 양상을 동반하였으며, 이 경우 비정신증적 우울증과 비교했을 때 재발, 1년 이상의 증상 지속, 자살 시도, 입원, 동반질환, 경제적 의존의 위험이 증가하는 등 더욱 심한 경과를 보였다(Johnson, Horwath and Weissman, 1991). 유럽 다섯 개 국가에서의 최근 연구는 정신증적 양상을 동반한 우울증의 현재 유병률이 0.4%로, 주요우울장애 선별 도구에서 양성 반응을 보인 응답자 중 18.5%를 차지한다고 보고하였다(Ohayon and Schatzberg, 1992). 정신증적 양상을 동반한 주요우울장애의 비율에 관한 연구들은 서로 비슷한 결과를 나타냈고, 이는 임상 표본에서의 보고와 일치한다. 그 결과들은 정신증적 양상을 동반한 주요우울장애가 주요우울장애의 하위 유형임을 시사한다(Carragher et al., 2009).

2) 비전형적 양상의 우울증

몇십 년 전, 임상가들은 주요우울장애의 '전형적' 양상을 불면증과 식욕 저하로 꼽았다. 따라서 과도한 수면과 섭식 패턴이 증가한 환자들은 '비전형적(atypical)'으로 여겨지게 되었다. ECA 데이터는 비전형적 양상을 나타내지 않는 주요우울장애에 비해, 과도한 섭식과 수면으로 정의되는 비전형적 양상의 주요우울장애가 더 이른 나이에서 발병하고, 더 많은 정신운동 지체와 공황장애, 약물 남용/의존, 신체화 장애를 동반한다는 것을 보여준다(Horwath et al., 1992b).

이러한 비전형적 우울증은 일반인구 및 외래 환자 중에서 가장 흔한 형태일 것으로 제안된다(Nierenberg et al., 1989). DSM-IV 기준으로 주요우울장애 및 기분부전증 환자들의 약 40%가 이러한 비전형적 우울증일 것이라고 추산되고 있다. 특히 이는 여성에게서 두 배 정도 더 높게 나타났다(Benazzi, 1999).

이러한 비전형적 우울증은 전형적인 우울증보다 발병 연령이 낮아, 10~20대의 젊은 연령에서의 우울장애는 이러한 유형일 확률이 더 높을 것으로 보인다(Stewart and McGrath, 2002).

3) 분석에서 파생된 하위 유형

2009년 NESARC 연구에서는 잠재계층분석법(latent class analysis)을 활용해 우울증의 세 가지 하위유형을 제안하였는데, 이는 각각 '매우 우울한 군', '정신신체형', '인지-감정형'으로 명명되었다.

'매우 우울한 군'에 속하는 사람들은 시골 지역보다는 도시 지역에 거주할 확률이 더 낮았고(OR: 0.7, 95% CI: 0.6, 0.9), 기혼 또는 동거 중인 사람보다 미혼일 확률이 높았다(OR: 1.5, 95% CI: 1.2, 1.8). '정신신체형'에 속하는 사람들은 30~44세보다 18~29세일 확률이 낮았고(OR: 0.7, 95% CI: 0.5, 0.7), 백인보다는 히스패닉일 확률이 더 낮았다(OR: 0.4, 95% CI: 0.2, 0.7). '인지-감정형' 및 '매우 우울한 군'에 속한 응답자들은 고소득층일 확률이 낮았다(각각 OR: 0.7, 95% CI: 0.5, 0.98; OR: 0.8, 95% CI: 0.6, 0.97)(Carragher, N. et al., 2009).

우울증의 이런 하위유형 분류는 국내 자료에서도 확인되었다. 국민건강영양조사 2014~2016년도 자료에서 우울 증상(PHQ-9) 응답 분석 결과, '전형적 우울증'과 '기타 유형'으로 구분되었고, 특히 '전형적 우울증' 응답자들은 자살 행동과 더 큰 연관성을 보였다. 또한 한국 지역사회 코호트 조사에서도 BDI-II 분석 결과, '인지-감정형'과 '신체-감정형'으로 나뉘는 것이 확인되었으며, 특히 '신체-감정형' 유형이 심혈관 건강과 더 큰 상관관계를 갖는 것이 밝혀졌다(Jeon et al., 2020; Lee, Kim and Jung, 2021; Lee et al., 2020).

6. 우울증의 질병 부담

우울증은 전반적인 기능에 심각한 손상을 일으킬 수 있다. 연구들은 우울증이 초래하는 광범위한 장애를 강조하며, 그 정도는 다른 많은 의학적 만성질환과 비교될 만하다.

1990년 WHO에서 시행한 세계질병부담연구(Global burden of disease study)는 전 세계적으로 단극성 주요우울장애와 공황장애를 포함한 정신질환의 유병률과 장애를 조사하였다. 이 연구에서는 장애 보정 생존년수(Disability-Adjusted Life Years: DALYs)라는 측정 지표를 도입하여, 전 세계 인구에서의 장애와 손상 정도와 조기 사망으로 인한 질병 부담을 비교하였다. DALY는 두 가지 요소로 구성되며, 하나는 조기 사망으로 인한 수명 손실년수(the years of life lost: YLL)이고, 다른 하나는 장애 심각도 장애 보유 생존년수(the years lived with disability (YLD) adjusted for severity of disability)이다. 이러한 지표를 바탕으로, 우울증은 세계에서 가장 많은 장애를 초래하는 질병 중 하나로, 하부 호흡기 감염, 설사병, 주산기 질병을 제치고 장애 부담이 큰 질병 4위에 해당한다(DALY = 50.8). 다른 질병들의 DALY 점수는 2~6점 사이로 점진적으로 감소하는데, 3위인 주산기 질병과 4위인 단극성 우울장애 사이에는 40점의 큰 차이가 있다. 2001년에 이어진 연구에서는 단극성 우울장애가 고소득 국가에서의 DALY 총점 중 5.6%를 차지하며 세 번째로 큰 장애 부담을 가지는 것으로 나타났다. 또한, 우울증은 전 세계에서 YLD의 주요 원인 중 하나로 간주된다(Lopez et al., 2006).

7. 주요우울장애의 위험요인

1) 성별

정신역학에서 가장 일관적으로 나타나는 결과는 주요우울장애의 유병률과 발생률에서의 성별 차이이다. 매우 소수의 예외를 제외하고, 여성은 단극성 주요우울장애에 대한 위험이 남성보다 더 높다. 이러한 여성의 높은 주요우울장애 비율은 DSM-III와 DSM-III-R을 이용한 일반 인구 연구에서도 보고되었다. 여성과 남성 사이의 주요우울장애 비율은 약 2:1 정도로, 중국에서는 0.8:1, ECA에서는 2.7:1까지 다양하게 나타난다(Alonso et al., 2004; Kessler, et al., 2006).

일관된 성별 차이를 설명하기 위한 초기 연구에서는 여성의 높은 위험성이 여성이 남성보다 더 많은 디스트레스를 보고하거나 더 쉽게 도움을 청하는 경향 때문이 아니라고 나타났다. 여성의 높은 위험은 주로 단극성 우울장애에 특정되어 있는 것으로 보이며, 이는 양극성 장애의 유병률과 발생률이 남녀 사이에서 비슷하기 때문이다.

단순히 유병률 데이터에만 의존하면, 여성의 높은 위험성이 주요우울장애의 지속적 경과 또는 재발성 경과로 설명될 수 있으며, 이로 인해 한 시점에서 더 많은 활동성 사례를 확인할 수 있다. 평생 장애 위험에서 여성이 더 높게 나타나는 것은, 여성이 남성보다 기억력이 좋거나, 과거의 문제를 더 자주 보고하기 때문일 수도 있지만, 이 두 가지 설명은 발생률 데이터와 맞지 않는다. ECA의 네 개 지역 발생률을 보면, 여성의 연간 발생률이 남성보다 거의 두 배였다. 비슷하게 NESARC 데이터에서도 여성이 남성보다 1년 주요우울장애 발생을 덜 보고한다는 결과가 나왔다(OR: 0.5, 99% CI: 0.4, 0.8). ECA와 NESARC의 결과는 미국 내에서 여성의 유병률이 높은 것은 실제로 높은 주요우울장애 위험을 반영한다는 것을 보여준다(Grant et al., 2009).

여성의 높은 주요우울장애 위험은 전체 문화에 걸쳐 일관되게 나타난다. 여성의 우울증 발생률이 증가한 것은 다양한 표집 방식과 측정 방법을 사용한 연구에서도 확인되었다. 1980년대 후반의 연구에서는 제2차 세계대전 이후 출생한 세대에서 성별 차이가 줄어들었다고 제시되었으나, 성별 간의 차이는 완전히 사라지지 않았다(Klerman and Weissman, 1989). 더욱이, 우울증이 세계 질병부담 연구에서 장애로 인한 연손실(years lost due to disability: YLD)의 주요 원인 중 하나였으나, 모든 우울증의 부담은 여성이 남성보다 50% 높았다(Lopez et al., 2006). 여성의 주요우울장애 위험 증가는 확실하게 인정받는 사실이나 그 원인은 아직 분명치 않다.

2) 연령

1980~1990년대 연구들은 현재/평생 주요우울장애 위험이 젊은 집단에서 가장 높았다고 결론 내렸다. 나아가 1980년대 후반 이전에 실시된 연구를 검토한 결과에서도 주요우울장애 유병률이 젊은 코호트에서 높았으며, 이들은 제2차 세계대전 이후에 출생하였다. 이는 연령에 따른 차이가 수치적 오류인지, 실제 연령 효과인지, 또는 제2차 세계대전 이후 출생한 코호트(베이비 붐 세대)에 영향을 미치는 특정 위험 요인에 의한 것인지에 대한 질문을 하게 된다. 대부분의 인위적 설명이 있지만, 생물학적·문화적·경제적 요인 등의 설명은 아직 불분명하다(Farrer et al., 1989; Hasin and Link, 1988; Klerman and Weissman, 1989; Lavori et al., 1987).

한국의 대표성 있는 표본인 국민건강영양조사에서 2014년부터 2022년까지의 환자건강조사(PHQ-9)를 통해 측정한 우울증상의 유병률에는 연령별로 추이에 변화가 있었다. 해외에서 수행된 이전 연도의 결과와 다르게, 한국에서는

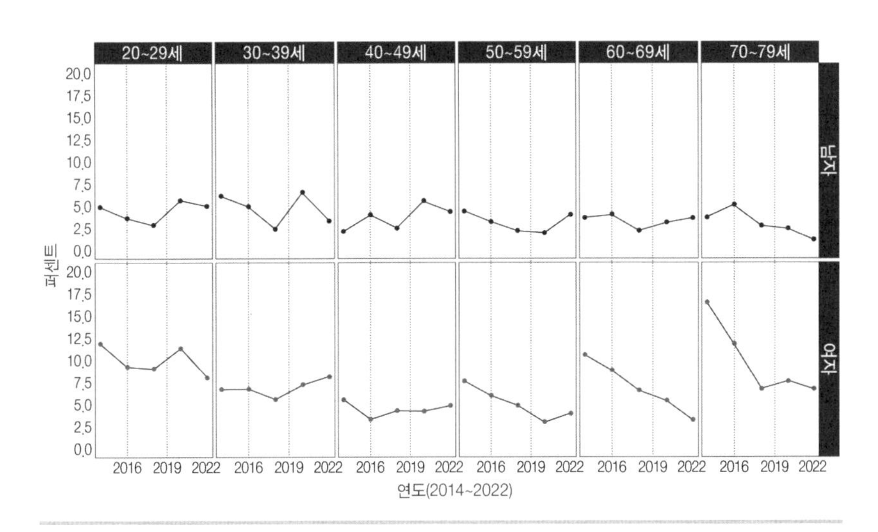

그림 9-1 국민건강영양조사 자료(2014~2022년)에서 환자건강조사(PHQ-9)를 이용하여 측정한 성별, 연령별 우울증상의 차이

자료: 질병관리청(2022).

70세 이상 여성인구에서 다른 연령대보다 상대적으로 우울증상이 높게 나타났으나, 시간별 추이는 감소하는 양상이었다. 오히려 10~20대 젊은 층에서 우울증상의 빈도가 시간이 갈수록 증가하는 양상이었다.

이는 미국 NLAES와 NESARC에서도 유사한 소견이 관찰되었다. 1990년대 최대 규모의 미국 표본을 보유한 1991~1992년 NLAES에서 18~ 29세, 30~44세, 45~64세, 65+세에서 나타난 지난 12개월간 주요우울삽화의 유병률은 각각 5.99, 3.86, 1.80, 0.55%였다. 같은 연령 그룹에서 평생 유병률은 10.38, 9.48, 6.79, 1.50%였다(Grant and Harford, 1995). 따라서 주요우울삽화의 위험은 현재와 평생 주요우울삽화 모두 젊은 연령 집단에서 높게 나타났다. 반면 동일한 연령 집단에 대한 NESARC 데이터는 12개월 유병률이 6.39, 5.52, 5.62, 2.69%였으며, 평생 유병률은 12.02, 14.03, 15.91, 8.91%였다(Hasin et al., 2005). 그러므로 NESARC에서는 젊은 집단과 30~65세 집단의 12개월 유병률 차이가 NLAES의 동일한 연령 집단 간 차이보다 더 적었다. 나아가 NLAES에 비해 NESARC의 평생 유병률은 중년(30~64세) 응답자들에서 가장 높았다. 연구 결과는 젊은 응답자들의 높은 위험이 결국 출생 코호트 효과로 나타날 수 있음을 제시하였다. 이것의 원인을 밝히는 것은 주요우울장애 원인에 대한 중요한 정보를 제공할 것이다(Grant and Harford, 1995; Hasin et al., 2005).

국제적 연구에서도 젊은 성인의 주요우울장애 유병률 추정치를 알 수 있다. 스위스 취리히의 19~24세 6193명 응답자 중 지난해 유병률은 7.0%였으나 독일의 14~25세 3021명 응답자 중에서는 5.2%였다(Angst and Dobler-Mikola, 1984). 오스트레일리아에서 DSM-IV 주요우울장애는 나이와 함께 증가하며 45~54세에 정점을 찍었고, 45~54세 응답자는 18~24세 응답자에 비해 지난 월 주요우울장애를 보고할 가능성이 높았다(OR: 1.9, 95% CI: 1.2, 3.1). 나아가 브라질, 칠레, 캐나다, 체코 공화국, 일본, 멕시코, 중국에서는 주요우울장애의 유병률에서 연령에 따른 차이가 없었다(Wilhelm et al., 2003; Andrade et al., 2003; Kessler et al., 1994; Lee et al., 2009; Lu et al., 2008).

이와 같이 한 나라의 연령과 우울장애에 대한 관련성이 다른 나라에도 동일하지는 않다는 것을 알 수 있다.

한국에서는 2005년에 청소년 우울증 유병률이 29.9%였고, 2020년에는 25.2%로 전반적으로 감소하였지만, 상대적으로 높은 유병률을 보이고 있다(Kim, Lee and Jung, 2023). 미국 청소년 중 주요우울장애의 평생 유병률은 8.1~15.8%로 추정된다(Wilson and Dumornay, 2022). 영국에서는 이 연령 집단에서의 대규모 연구가 1999년 아동·청소년 정신건강조사(British Child and Adolescent Mental Health Survey)에서 이루어졌다. 이 연구에서는 영국의 5~15세 어린이 1만 438명 중 DSM-IV 장애의 유병률을 조사하였다. 소년과 소녀의 현재 주요우울장애 유병률은 각각 0.9%와 1.0%였다. 유병률은 연령과 함께 상승하여 5~6세에서는 0.1%였다가 13~15세에서 2.5%에 이르렀다(Ford, Goodman and Meltzer, 2003). 영국 아동·청소년 정신건강조사에 따르면, 최소 하나의 정신질환 진단을 받은 아이들 중 우울증을 겪는 아이들은 다른 질환을 동반할 가능성이 높았다. 66%는 최소 한 개 이상의 다른 장애를 가지고 있었다. 동반 이환은 청소년에게 큰 부담을 준다. 단일 또는 동반된 형태의 우울증을 가진 14~18세 지역사회 청소년 1507명을 대상으로 한 연구에서 불안, 물질 사용, 파괴적 행동 등 여섯 가지 임상 결과를 비교했는데, 동반된 장애를 가진 청소년은 학업 성적이 낮고, 정신건강 치료에 대한 요구가 높으며, 자살 시도 위험이 컸다(Lewinsohn, Rohde and Seeley, 1995). 청소년기에 주요우울장애 발병의 재발 위험 요인은 19~23세의 미국 지역사회 표본을 통해 조사되었다. 재발 위험 요인으로는 여성성, 청소년기의 다발성 우울장애 삽화, 재발성 주요우울장애에 대한 가족의 부담이 큰 경우, 경계성 성격 증상 등이 있었다(Lewinsohn et al., 1999).

3) 인종 및 민족성

미국 ECA 연구에서 주요우울장애의 위험은 아프리카계 미국인과 백인 간에 일관적으로 차이가 나타나지 않았다. 로스앤젤레스 지역에서 주요우울장애 평생 유병률은 다른 인종에 비해 히스패닉에서 더 낮았으나 발생률은 높았다. 푸에르토리코의 히스패닉에서 주요우울장애 유병률은 ECA의 유병률과 비슷했다. NCS에서 흑인은 다른 정신질환의 동반 이환 없이 순수한 주요우울장애에 대한 위험이 백인보다 낮았으나, 동반 이환이 있는 주요우울장애의 위험은 비슷했다. 히스패닉에서 동반 이환이 있는 주요우울장애의 위험은 백인보다 높았으나 순수한 우울증의 위험은 비슷했다. 이러한 차이의 원인은 분명하지 않다(Blazer et al. 1994; Wilhelm et al., 2003; Somervell et al., 1989).

미국 NESARC에서 히스패닉과 아시안/태평양 섬 주민 응답자는 백인에 비해 평생 유병률이 낮게 나타났다. 백인에 비해 MDD 평생 유병률이 높은 유일한 NESARC 인종/민족 집단은 북미 원주민이었다. 이 집단은 평생 유병률이 매우 높게 나타났다(19.17). 발생률을 고려할 때 NESARC의 인종/민족 집단 간에는 큰 차이가 없었는데, 이는 발생률이 낮고 인종/민족 간 차이를 감지하기 위한 통계적 검정력이 제한적이었기 때문일 수 있다(Hasin et al., 2005).

일반적으로 주요우울장애의 유병률은 서양 국가보다 아시아 국가에서 매우 낮다. 예를 들어, NESARC에서 나타난 평생 유병률(13.2%)은 일본(3.0%)과 중국(2.0%)의 결과와 크게 대조된다(Andrade, 2003). 아시아인의 우울증 증상은 더 많이 신체화될 수 있으며, 서구의 주요우울장애 측정도구로는 완전히 측정되지 않을 수 있다. 이는 전형적인 우울증 증상보다는 인지 장애나 신체화 증상으로 보고될 수 있다.

4) 사회경제적·직업적 요인

일반적으로 ECA에서 사회경제적 지위는 주요우울장애와 관련이 없었으나, 주요우울장애의 위험은 주부를 포함한 실업자에게서 높았다. 이 관계의 인과적 방향은 불분명하다. 확실한 것은 직업 상실과 취업의 불안정성이 심리적·사회적·경제적 스트레스에 기여할 수 있고, 이는 우울증에 취약하게 만들 수 있다는 것이다. 반면, 우울한 사람은 직업을 찾거나 유지하는 능력에 손실을 입었을 수 있다. 이러한 주부의 높은 주요우울장애 위험은 반복적으로 나타났다(Kaplan, 2023; Amiri, 2021).

미국 NESARC에서 주요우울장애의 평생 유병률은 연간 7만 달러 이상을 버는 사람에 비해 연간 2만 달러 이하를 버는 응답자에게서 더 높게 나타났으며, 다른 수입 집단과는 유의하게 차이가 없었다. NESARC에서는 전업 주부 여성과 전일제 직장을 가진 여성 사이에 지난해 주요우울장애의 차이가 관련된 인구통계학적 특징을 통제한 후에도 나타나지 않았다(Hasin et al., 2005).

또한 오스트레일리아에서는 실업 상태인 사람에게서 주요우울 증상 위험이 더 높았으며, 캐나다와 네덜란드의 연구에서는 수입이 많은 집단에서 12개월 주요우울삽화 위험이 유의하게 낮았다는 것을 발견하였다. 그러나 교육 수준에 따라서는 브라질, 칠레, 체코공화국, 일본, 멕시코, 터키에서 12개월 주요우울 증상의 차이가 없었다(Andrade et al., 2003).

(1) 도시-농촌 거주 상태

도시와 농촌의 거주 상태와 우울증과의 연관성은 일관되지 않다. 1999년에 미국 국가건강인터뷰조사(National Health Interview Survey: NHIS)에서 CIDI 단축형으로 조사하였을 때, 260만 명의 농촌거주 성인이 우울증을 갖고 있었으며 도시 인구보다 유의하게 높았다(6.1% vs. 5.2%). 이러한 도시/농촌 여부를 보정한 후에는 주거지에 따라 우울증의 유병률이 차이 나지 않았다(Probst et al., 2006). 중국에서는 농촌에 거주하는 노인의 우울증상 유병률이 도시에 거주하는 노인들보다 높았다. 이러한 격차는 젊을수록(60대) 커졌으며, 80세 이상 연령 그룹에서는 줄어들었다(Wu et al., 2023). 미국 NCS와 NESARC에서는 주요우울장애의 유병률 또는 발생률에서 도시와 시골의 차이를 발견하지 못했다(Andrade et al., 2003).

(2) 결혼 상태

캐나다, 칠레, 네덜란드의 연구에서 미혼 응답자는 결혼한 응답자에 비해 지난 해 주요우울삽화를 보고할 가능성이 유의하게 높았다. 또한 다른 연구에서는 별거, 이혼, 사별 상태의 사람들이 기혼이나 미혼인 사람보다 성별, 나이, 우울증과 관련된 다른 요인들을 통제한 후에도 유의하게 높은 우울증 위험을 보였다(Andrade et al., 2003). 오스트레일리아의 연구에서도 별거, 이혼, 사별 상태의 응답자는 결혼한 응답자에 비해 지난 달 주요우울삽화에 대한 위험이 두 배 이상이었다(Wilhelm et al., 2003).

캐나다, 칠레, 네덜란드에서는 미혼 응답자가 결혼한 응답자에 비해 지난 해 주요우울삽화를 보고할 가능성이 유의하게 높았다. 이에 반해 결혼한 응답자의 위험률이 증가한 소수의 연구 결과들도 있으며, 이는 브라질, 체코 공화국, 일본, 멕시코, 터키에서 수행되었다(Andrade et al., 2003).

주요우울장애 비율과 별거나 이혼의 관계와 그 방향에 대한 인과적 추론은 매우 어렵다. 주요우울장애 증상은 종종 결혼 부적응을 수반하며, 급성 우울 증상 이후에도 몇 년 동안 지속될 수 있다. 반면, 별거나 이혼의 스트레스는 우울증 발병을 촉발할 수 있다. 결혼, 이혼 및 우울증 간의 순서는 연구에서 명확하지 않아, 그 연구의 한계가 있음을 의미한다.

미국 NESARC 연구에서 첫 번째 조사 인터뷰 시 별거, 이혼, 사별한 응답자는 결혼한 응답자에 비해 후속 주요우울장애 발병 위험이 유의하게 높았다. 반면, 한 번도 결혼하지 않은 사람은 결혼한 응답자에 비해 주요우울장애 발생 위험이 증가하지 않았다. 이러한 결과는 결혼의 종료(이혼 혹은 사별에 의해)가 주요우울장애의 원인이 될 수 있는 위험 요인임을 나타낸다(Ohayon and Schatzberg, 2002).

5) 동반 정신질환

ECA의 발생률 데이터는 기분부전장애가 주요우울장애 최초 발병의 위험을 다섯 배 증가시키며, 조현병은 세 배 증가시킴을 나타냈다(Horwath et al., 1992a). NCS에서의 우울증 응답자 중 다른 정신질환의 동반 이환은 매우 흔하며 주요우울장애의 평생 유병률은 한 가지 이상의 불안 장애와 관련이 있었다.

주요우울장애의 동반 이환은 공황 장애, 범불안장애, 사회불안장애와 가장 큰 관련이 있었다(Andrade, Eaton and Chilcoat, 1994; Fava et al., 2000; Kessler et al., 1998; Regier et al., 1990).

NESARC의 두 번째 조사 발생률 데이터는 주요우울장애 발생 위험이 첫 번째 조사에서 알코올 의존, 기분부전증, 공황장애, 사회불안장애, 특정공포증, 범불안장애를 12개월 이내에 나타냈던 응답자에게서 유의하게 높았음을 보고했다. 추가적으로 조현형, 경계성, 자기애성 성격 장애의 진단 기준을 충족한 응답자는 주요우울장애 발생을 보고할 가능성이 더 높았다(Hasin et al., 2005).

6) 가족력/유전

가족 연구는 일반인 대조군의 1촌에 비해 주요우울장애를 가진 사람의 1촌에서 주요우울장애 위험이 두세 배 높음을 나타냈다. 가족 간 결집(familial aggregation)은 그 원인이 유전적 또는 환경적일 때 나타나며, 가족 연구는 그러한 위험이 유전적인지 환경적인지를 판단할 수 없다. 쌍둥이 연구는 DNA가 동일한 일란성 쌍둥이의 일치성과 환경은 공유하나 DNA는 절반만 공유하는 이란성 쌍둥이를 비교함으로써 유전과 환경의 원인을 구분할 수 있다. 몇몇 쌍둥이 연구에서는 주요우울장애 위험의 유전적 기여가 중간 수준임을 발견하였다(Maier et al., 2005; Weissman, Kidd and Prusoff, 1982; Weissman et al., 1993; Winokur and Morrison, 1973).

유전적인 요인을 고려할 때, 기초 데이터는 염색체 15q, 17q12, 8q22 p21.3의 하나 이상의 DNA 시퀀스 변이가 주요우울장애의 취약성을 높일 수 있음을 제안하였다. 또한, 세로토닌 수송체 유전자의 다형성이 우울증에 대한 스트레스 반응을 조절한다는 증거도 있다. 많은 연구에서는 5HTTLPR이라는 세로토닌 수송체 유전자 프로모터가 주요우울장애 위험과 환경과의 상호작용하는 결과가 반복적으로 나타났다(Holmans et al., 2007; Verma et al., 2008).

8. 요약

전반적으로 주요우울장애의 평생 유병률과 12개월 유병률은 시대, 지역 및 응답자의 특성에 따라 다르다. 주요우울장애의 유병률은 아시아 국가보다 서양 국가에서 더 높으며, 제2차 세계대전 이후 출생한 '베이비 붐' 세대의 유병률 증가는 NESARC의 최근 데이터로 확인되었다. 이 베이비 붐 세대는 더 젊은 출생 코호트에 비해 주요우울장애 진단 위험이 다소 높게 나타났다.

한국에서 조사된 바에 따르면, 우울장애는 모두 고등학교 시절인 16~18세에서 46.8%(유력우울증), 22.7%(확실우울증)로 가장 높았고, 이후 40대까지 감소하는 경향을 보이다가 다시 증가하는 양상을 보인다. 노인의 경우에 연령이 증가하면서 우울증상의 유병률이 증가하는데, 노년기에는 특히 신체적 질환이나 사회적 역할의 상실, 배우자 및 친지 등의 사회적 연결망의 상실로 인해 유병률이 증가하는 것으로 보인다(박준혁·김기웅, 2011).

역학 연구는 주요우울장애의 위험 요인에 대한 정보를 제공하였다. 여성은 대부분의 유병률 및 발병률 연구에서 주요우울장애의 위험 요소로 지목되었으나, 이러한 성별 차이는 아직 설명되지 않았다. 또한 과거에 결혼한 후 별거나 이혼한 사람들은 주요우울장애 위험이 높았다는 결과가 나타났다. 주요우울장애를 경험하지 않은 사람들 중 이혼 경험이 있는 사람들은 주요우울장애 발생 위험이 높다는 것이 제시되었다.

주요우울장애와 다른 정신질환의 동반 발생에 대한 연구가 진행되었으나, 어떤 특정 장애가 어느 정도로 나타나는지는 이전 연구의 표본 크기 문제로 명확하지 않다. 주요우울장애와 다른 정신질환의 동반 발생 정도에 대해 추가 연구가 필요하다.

더 읽을 거리

- Wilson S, U. Vaidyanathan, M. B. Miller, M. McGue, and W. G. Iacono. "Premorbid risk factors for major depressive disorder: are they associated with early onset and recurrent course?" *Dev Psychopathol.* 2014 Nov; 26(4 Pt 2): 1477~1493. doi: 10.1017/S0954579414001151. PMID: 25422974; PMCID: PMC4244653.
- Lee J, Kim H, Hong J. P, Cho S. J, Lee JY, Jeon H. J, Kim B. S, and Man Chang S. "Trends in the Prevalence of Major Depressive Disorder by Sociodemographic Factors in Korea: Results from Nationwide General Population Surveys in 2001, 2006, and 2011." *J Korean Med Sci.* 2021 Aug; 36(39): e244. https://doi.org/10.3346/jkms.2021.36.e244

10장

외상 후 스트레스 장애의 역학과 응용

외상 후 스트레스 장애(Post Traumatic Stress Disorder, PTSD)는 트라우마 사건(전쟁, 자연재해, 사고 등)을 경험한 후 사건에 공포감을 느끼고 침투(intrusion) 증상, 회피, 인지 및 기분의 변화, 각성과 반응의 변화 등으로 나타나는 신체/심리적 부적응적 반응과 연관이 있다. 초기의 PTSD에 대한 역학 연구에서는 주로 고소득 국가와 여성에서 높은 유병률을 보였으며, 다른 동반질환과 높은 상관성을 보였다(Breslau et al., 1998; Kessler et al., 1995). 그 이후에는 다양한 저소득 국가 및 중간소득 국가에서도 PTSD 연구가 수행되어 국가적인 비교도 가능하게 되었다. 특히 세계정신건강조사(World Mental Health survey)에서는 PTSD에 대한 국가적 비교를 수행하였다(Carmassi et al., 2014; Kawakami et al., 2014).

1. 트라우마의 측정

세계정신건강조사에서는 24개의 나라에서 6만 8894명의 응답자를 대상으로

29개의 평생 노출된 트라우마를 조사하였으며, 세계보건기구의 CIDI(Composite International Diagnostic Invetory)를 사용하여 PTSD를 함께 조사하였다. 후에 이러한 트라우마 사건은 여덟 개의 범주로 분류되었는데 전쟁, 신체적 폭력, 성폭력, 사고, 사랑하는 사람의 예측하지 못한 죽음, 사회적 연결망 내의 사건, 트라우마의 목격, 기타 트라우마, 응답자가 밝히길 거부한 사적인 사건(private event)으로 분류되었다(Atwoli et al., 2013). 이 조사에서 전체 응답자의 70.4%가 평생 트라우마 사건을 경험했다고 응답했으며, 평균 3.2회의 트라우마 사건을 겪는다고 보고하였다. 트라우마 사건의 종류는 PTSD 발병의 차이에는 영향을 주지만 지속에는 영향을 덜 준다고 보고되었다. 사람 사이의 폭력(interpersonal violence)이 가장 PTSD의 발병 위험이 높았다. 트라우마 유병률과 관련 PTSD 위험 및 지속성을 곱하여 PTSD 질병부담(burden)을 정의할 때, 이 질병부담의 순위가 높은 것으로는 강간, 기타 성폭행, 스토킹, 사랑하는 사람의 예측하지 못했던 죽음 순서로 나타났다. 이전의 트라우마 경험은 미래의 트라우마 노출 및 PTSD 발병 위험을 모두 예측하였다(Kessler et al., 2017).

대부분의 연구에서 응답자들은 평생 동안 많은 수의 트라우마를 경험하였다고 보고한다. 이러한 연구들에서는 지금까지 경험한 최악의(worst) 트라우마 사건을 질문하고, 이에 해당하는 PTSD 증상을 평가하였다. 이러한 방법은 가장 일반적으로 경험되는 사건이 아니며, 일반적인 외상보다 PTSD 위험이 더 높아 이러한 접근법은 PTSD의 위험을 과대평가할 수 있다. 무작위사건(random event)을 사용하면 이보다 낮은 PTSD 유병률을 측정할 수 있는데 이는 지역사회조사에서 광범위한 트라우마 사건을 포착하기 위해서 시행된다.

트라우마와 PTSD에 대한 연구들을 살펴보았을 때, 전 세계적으로 트라우마 노출률과 특정 트라우마 사건의 발생률은 그 지역의 역사적·문화적·정치적 요인을 반영하는 것으로 보인다. 예를 들어 인종분리정책이 있었던 남아프리카 공화국의 경우, 국가가 승인한 차별과 정치적 폭력은 다른 나라들에 비해 공공장소에서의 범죄적 폭행의 비율이 증가시켰다고 할 수 있다. 그렇기 때문에 남아프리카에서는 신체적 폭력 및 다른 사람에게 발생하는 트라우마의 목격이 트라우마 경험의 가장 큰 부분을 차지했다(Atwoli et al., 2013). 또한 북아일랜드의 응답자들은 전쟁이 트라우마 사건의 큰 부분을 차지하는데, 이는 북아일랜드의 오랜 내전의 역사를 반영한다고 할 수 있다(Ferry et al., 2014). 이에 반해 유럽과 일본에서는 사고와 사랑하는 사람의 예상치 못한 죽음, 사회적 연결망 내의 사건이 가장 큰 트라우마의 부분을 차지했다. 특히 일본에서는 10% 정도가 사적인 사건을 트라우마로 보고하였는데, 이는 상대방에게 모든 것을 공유하지 않는 일본 문화의 특성을 반영한다고 할 수 있다(Kawakami et al., 2014).

2. PTSD의 분포와 위험요인 및 보호요인

세계정신건강조사에서 PTSD의 평생 유병률은 이탈리아 2.4%, 스페인 2.2%, 남아프리카 공화국 2.3%로 유사하였으나 일본의 경우 1.3%로 유병률이 더 낮게 나타났다(Atwoli et al., 2015). 한국의 경우 6242명의 성인 집단을 대상으로 할 때 1.5%로 일본과 유사한 양상을 보인다(Kim, Ryu and Ahn. 2005). 그러나 북아일랜드는 PTSD의 평생 유병률이 8.8%로 가장 높았다. PTSD만 따로 측정하는 것이 아니라 트라우마를 경험한 사람들에서 PTSD 유병률을 나타내는 조건부 위험(Conditional risk)은 북아일랜드(17.6%)를 제외하고는 다른 국가들에서 상대적으로 낮았다(Ferry et al., 2014). 특히 사랑하는 사람의 예상치 못한 죽음은 높은 조건부 위험과 관련이 있으며, 세계정신건강 조사의 많은 국가들에서 PTSD의 많은 부분을 차지했다.

이러한 PTSD의 위험요인으로는 여성 성별, 낮은 교육수준, 65세 미만 연령,

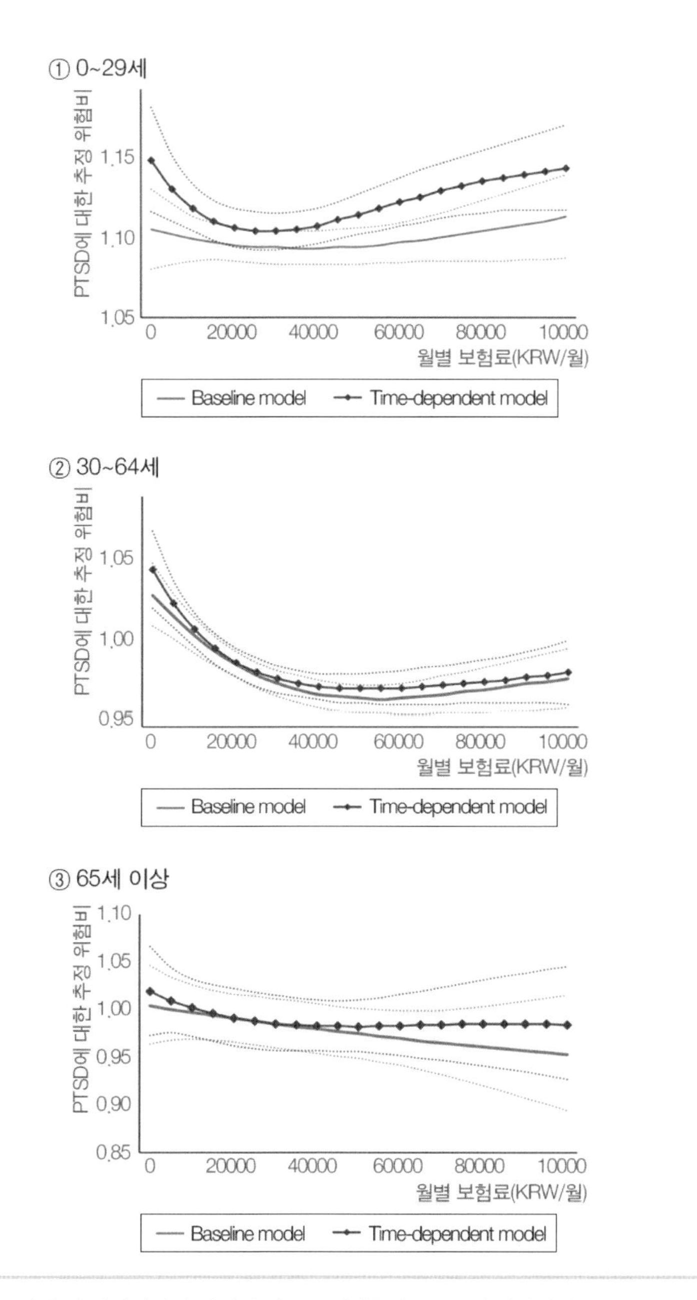

그림 10-1 연령 및 사회경제적 지위에 따른 도시화율과 PTSD의 상관관계

결혼한 상태, 은퇴, 무직 등이 있다. 또한 모든 주요 신체질환의 병력, 정신장애의 가족력도 위험요인으로 제기되었다(Tortella-Feliu et al., 2019).

한국에서는 도시거주와 PTSD 유병률에 대한 분석이 10만 9230명의 국민건강보험공단 자료를 이용하여 진행되었다. 유럽 국가들보다 동아시아 국가의 산업화와 도시화가 더 빠르게 발전했으며, 이러한 주위 환경의 변화가 PTSD 발병에 영향을 미칠 것이라 가정하였다. 이 연구에서는 건강보험공단 자료상 PTSD 진단이 있는 사람과 연령, 성별, 등록연도가 일치하는 대조군을 1:4로 매칭하여 분석을 진행하였다. 도시화 정도는 한국 통계청(Korea Statistical Information Service: KOSIS) 및 한국토지주택공사에서 정의하는 도시화율을 적용하였다(그림 10-1). 그 결과 도시지역에서 사는 것은 PTSD의 위험과 관련이 있었으나, 이는 연령에 따라 다르게 나타났다. 0~29세 사람들은 더 도시화된 거주지역에 살수록 PTSD의 위험이 증가했으나, 30~64세 사람들은 음의 상관관계를 보였다. 또한 이러한 상관관계는 사회경제적 지위의 양 극단에서 더 뚜렷이 나타났다(Kim, Tsai et al., 2023).

이와 달리, PTSD의 발병에 보호요인도 존재한다. 한국에서 코로나19 기간에 조사된 한 연구에 따르면 코로나19 이전에 형성된 사회적 연결망의 특성에 따라 이후에 발생하는 PTSD에 영향을 준다는 결과가 관찰되었다(그림 10-2). 이 조사는 코로나19 기간 동안 PTSD를 네 차례 측정하였는데, 성별에 따라 PTSD의 발병에 중요한 사회적 연결망의 특성이 달랐다. 남성에서는 형성되어 있던 사회적 연결망의 크기가 클수록, 여성에서는 형성되어 있던 사회적 연결망의 총친밀도가 클수록 PTSD의 발생률이 낮았다(Yang et al., 2023).

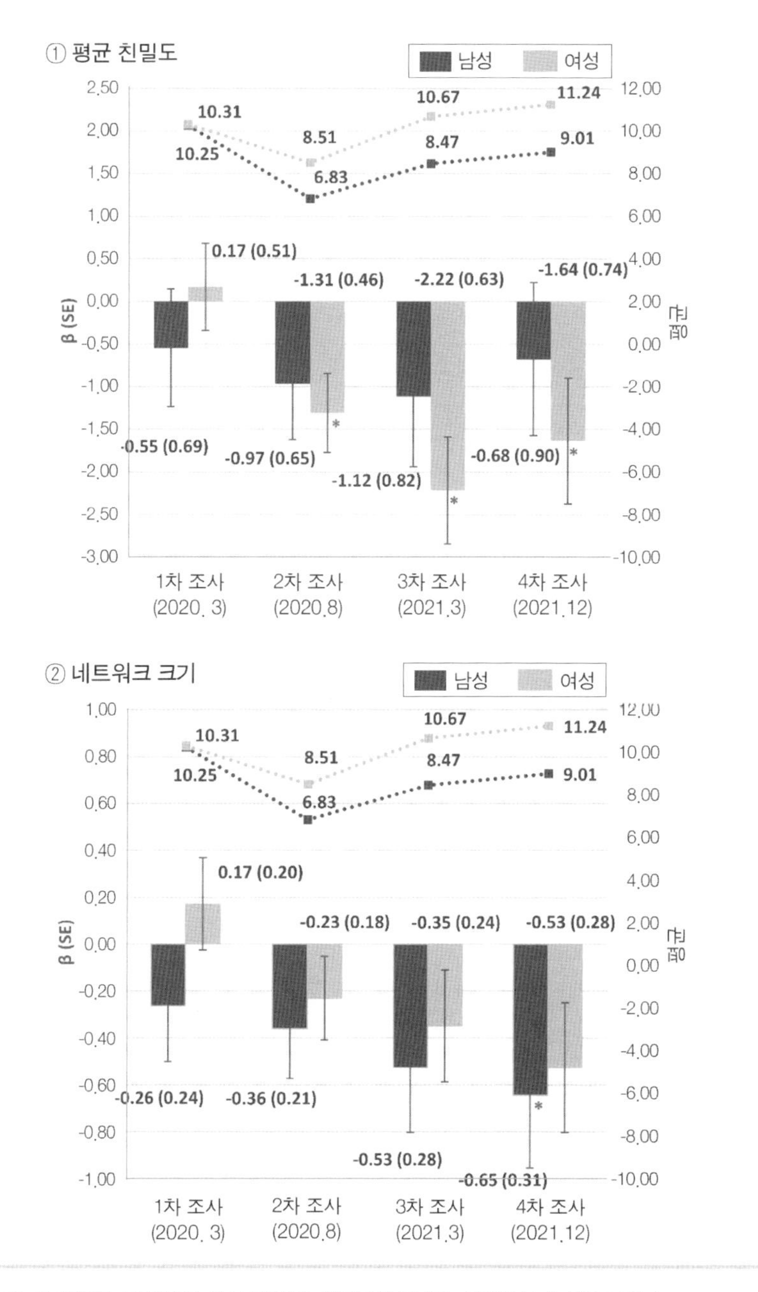

그림 10-2 사회적 연결망의 특성에 따라 PTSD에 미치는 영향이 남녀별로 다름

3. PTSD의 경과

몇몇 요인들은 PTSD의 만성화와 관련이 있는데, 예를 들어 남아프리카 조사에서는 트라우마 사건을 목격할 때 만성화와 연관이 큰 것으로 나타났으며, 유럽의 조사에서는 성폭력 및 신체적 폭력과 전쟁 사건이 증상의 긴 지속기간과 연관되어 있음을 나타냈다(Ferry et al., 2014). 일본에서는 사회적 연결망 관련 사건 및 사적인 사건이 증상 지속기간이 가장 긴 것으로 나타났다(Kawakami, 2014). 이러한 차이점은 트라우마와 PTSD의 관계에서 문화의 역할이 중요하다고 할 수 있다.

4. 트라우마, PTSD와 신체건강

많은 연구들은 트라우마 노출 자체가 PTSD 효과와는 별개로 이후의 신체건강에 영향을 미친다는 것을 밝혔다. 특히 노출된 트라우마의 개수가 이후의 신체건강과 관련이 있었으며, 네 건 이상의 외상 사건에 대하여 심장질환, 두통, 고혈압, 천식, 위궤양, 만성 폐질환, 뇌졸중, 관절염 등과 관련이 있음이 드러났다(Atwoli et al., 2015).

특히 전쟁 이후의 PTSD와 관련하여 자율신경계 항진과 심혈관질환에 대해서 오랫동안 보고되었다(McFarlane, 2010). 2013년도에 수행된 체계적 문헌고찰 및 메타분석에서는 36만 2950명의 자료에서 PTSD가 심혈관질환을 27% 증가한다고 보고하였고(Edmondson et al., 2013), 이는 2018년 메타분석에서 다시 확인되었다(Akosile et al., 2018). 퇴역한 군인들을 대상으로 한 연구에서는 PTSD가 심부전의 위험을 47% 증가시켰으며(Roy et al., 2015), 2016년에 수행된 메타분석은 뇌졸중의 위험도 상대위험이 2.36으로 증가시키는 것으로 나타났다(Emdin et al., 2016).

PTSD가 심혈관질환을 일으키는 데까지 여러 가지 생물학적 기전이 관여할 수 있으나, 특히 고혈압, 고지혈증, 당뇨를 통해서일 것으로 추측된다. 미국 NCS에서는 PTSD가 우울증과 상관없이 고혈압과 상관관계를 보였고(Kibler, Joshi and Ma, 2009), 2010년 수행된 체계적 문헌고찰에서는 PTSD를 가지고 있는 사람에서 대조군에 비해 더 좋지 않은 지질수치를 확인하였다(Von Känel et al., 2010). 14만 8926명을 조사한 메타분석에서는 PTSD 환자들에서 제2형 당뇨가 증가함을 보였으며, PTSD 증상이 좋아질 경우 이 위험은 감소하는 것을 관찰하였다(Vancampfort et al., 2016).

이러한 연구들은 대부분 환자의 자가보고나 행정기록자료를 이용하여 심혈관질환을 측정하였다. 최근에는 이러한 한계를 극복하기 위하여 트레드밀 시험이나 심근관류스캔, 핵의학 영상, 관상동맥석회화점수 등을 이용한다. 또한 초기 연구들은 대부분 남성 군인들을 위주로 진행되었는데, 이후의 미국 간호사 연구 등 여성과 일반인구 자료에서도 분석이 되어, 남성과 여성 모두에서 비슷하게 PTSD는 심혈관질환을 높인다는 것이 밝혀졌다(Remch, 2018).

한국에서 수행된 한 연구는 생애경험조사(Life Experience Survey)의 50항목 중 다음과 같은 항목을 트라우마로 정의하여 측정하였다.

- 배우자의 죽음
- 가까운 가족의 죽음
- 친한 친구의 죽음
- 가까운 가족의 심각한 질병 또는 손상
- 유산(여성의 경우)
- 본인의 질병 혹은 손상
- 친한 친구의 심각한 손상 혹은 질병

이 경우 트라우마 사건에 노출된 사람에서 유의하게 높아진 동맥경화의 유병을 관찰하였다(Jung et al., 2020).

또한 북한이탈 주민을 대상으로 한 연구에서는 탈북 과정 시 거쳐 간 나라의

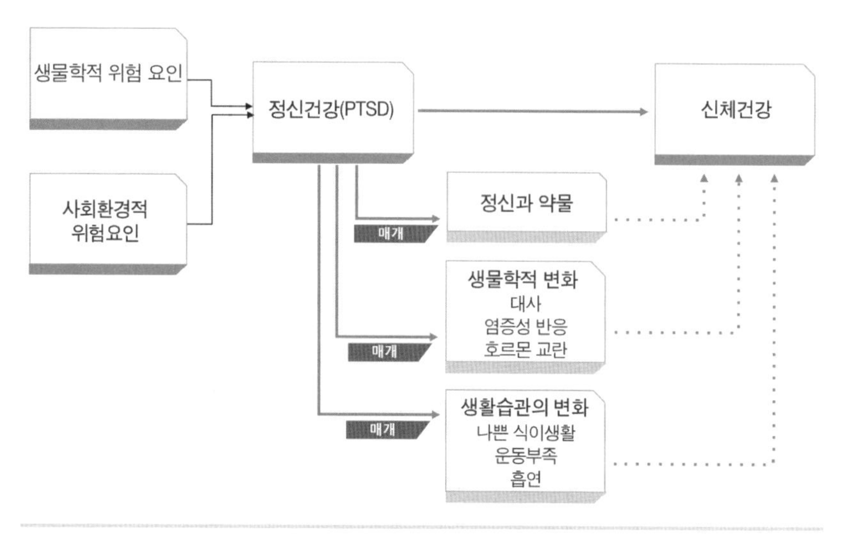

그림 10-3 정신건강이 신체건강에 영향을 미칠 수 있는 메커니즘

수를 트라우마 사건의 대리지표(proxy)로 삼았다. 나라의 수가 증가할수록 대사성 증후군의 위험이 선형으로 증가하는 것이 밝혀졌다. 한국에서도 트라우마 사건이 신체질환의 위험을 높일 수 있다는 것이 자료로 확인되었다(Lee et al., 2023).

이러한 PTSD가 신체질환을 일으키는 것에 대한 메커니즘으로 다음과 같이 크게 세 가지를 생각해 볼 수 있다. 일단 PTSD의 증상을 치료하기 위하여 사용하는 약물들이 심혈관질환 등에 영향을 끼치는 경우이다. 또한 생물학적으로 PTSD라는 질환이 체내의 대사/염증성 반응/호르몬계에 영향을 줌으로써 신체건강에 직접적으로 영향을 미칠 수 있다. 마지막으로 나쁜 식이생활이나 운동부족, 흡연 등 생활습관이 변함으로써 신체질환에 영향을 미칠 수 있다(그림 10-3).

한국의 건강보험공단 자료로 2만 7170명의 PTSD를 가진 사람들을 분석한 결과, PTSD 환자들에서 항우울제 약물 사용이 주요 심혈관사건(Major adverse

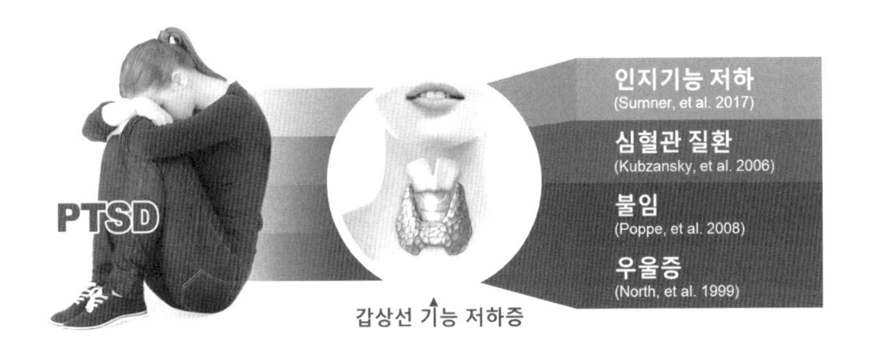

그림 10-4 PTSD 이후 발생하는 갑상선 기능 저하증이 다른 신체질환에 미칠 수 있는 영향

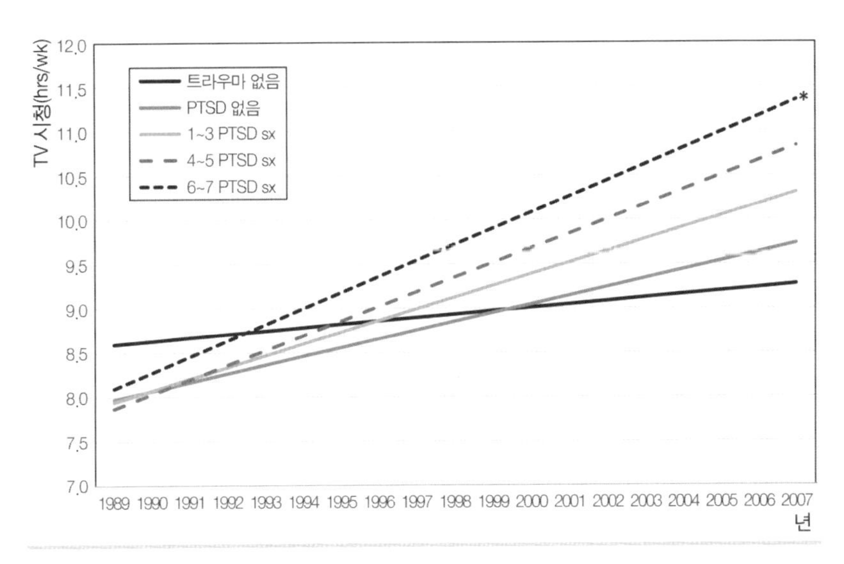

그림 10-5 미국 간호사건강조사에서 PTSD의 중증도에 따른 TV 시청시간 증가 경향성

cardiovascular event)과 연관되어 있다는 것을 밝혔다(Kim, Kang et al., 2023). 또한 미국의 간호사건강조사 II(Nurses Health Study II) 자료에서는 PTSD에 걸린 사람들이 갑상선기능 저하증이 높은 확률로 발생함을 밝혔고, 이는 향후에 심혈관질환이나 인지기능 저하 혹은 우울증 등과도 연관이 될 수 있음을 시사했

다(Jung, Kang et al., 2019).

또한 같은 미국 간호사건강조사 II에서는 PTSD에 진단된 이후에 PTSD의 중증도에 따라 TV를 보는 시간이 더 늘어나는 것을 밝혀, PTSD 이후 생활습관의 변화가 앉아 있는 시간을 늘리고 운동하는 시간을 감소하게 하여 심혈관 질환의 위험이 증가할 수 있음을 밝혔다(Jung, Winning et al., 2019).

5. 정리

트라우마와 PTSD의 역학은 계속해서 발전하는 영역이다. 이는 세계 여러 곳에서 끊임없이 발생하는 전쟁과 자연재해, 도시화로 인한 빈번한 사고 등에 영향을 받기 때문에 트라우마의 종류 및 분포는 지역에 따라 크게 다르며, 이는 사회정치적·문화적인 영향을 받는다. 트라우마를 측정하는 데에는 최악(worst)의 사건을 사용하였으나, 최근에는 이에 대한 비판과 함께 무작위 사건의 방법을 이용한다.

지금까지의 연구는 대부분 고소득 국가에서 이루어져 왔으며, PTSD의 위험요인은 이러한 사회 환경을 반영한다. 그러나 남아프리카에서와 같이 저소득 및 분쟁이 있는 사회에서는 그 패턴이 바뀔 수 있다.

PTSD는 그 자체로서도 중요한 정신질환이지만, 또한 이후의 많은 신체질환에 영향을 줄 수 있다. 이러한 메커니즘으로는 약물, 생물학적 변화, 생활습관의 변화를 들 수 있다. 이러한 연결요인에 대한 조사 및 규명은 PTSD 환자들의 신체질환의 예방이라는 부분에서 중요하다.

11장

노인 정신역학

치매, 우울, 자살

1. 노인 정신건강과 유병률

한국 사회에서 65세 이상 인구는 꾸준히 증가하고 있으며, 노인 인구에서 정신질환의 중요성이 커지고 있다. 베이비부머 세대의 은퇴가 이루어지면서 2025년경에는 노인 인구비율이 20%를 넘어 초고령 사회에 도달할 것으로 예상된다(국가통계포털, 2020). 또한 한국은 노인 빈곤율이 높고 독거노인 비율이 점차 증가하면서, 노인정신건강이 취약점으로 대두되고 있다. 노년기는 신체적인 질병이나 퇴직 등 사회적 역할의 상실, 증대되는 사회적 소외감, 배우자 등 주변인의 사망으로 인해 다른 연령층에 비해 우울장애를 쉽게 경험할 수 있다(신원우, 2011).

2005년 미국 NCS(National Comorbidity Survey)에 따르면, 모든 DSM-IV 정신질환의 유병률은 60세 이상 인구에서 낮다고 보고되어 있다(Kessler et al., 2005b). 하지만 시간이 지나면서 현재 중년 연령층에서 나타나는 정신질환이 노인층의 문제가 될 것이다. 이번 장에서는 노인 인구의 정신 역학적 연구들을 다루려고 하며, 주로 노인 우울증과 치매 연구를 소개하려고 한다.

노인의 정신질환에서는 신체질환에 따른 신체적 증상 및 고령에 따른 변화를 정신 증상과 구분하는 것이 쉽지 않다. 예를 들어 노령자는 새벽에 일찍 일어나는 경우가 많은데, 이것이 우울로 인한 수면 장애와 어떻게 다른지 구분하기 힘들 때가 있다. 또한, 정신질환 진단 기준에 맞지 않는 노인이면서도 정신질환이 분명한 증상을 보이며 기능 저하를 겪는 경우도 있다. 그렇기에, DSM에 기반한 진단 체계를 노인들에게 그대로 적용하기에는 어려울 수 있다.

이런 경우 주로 정신 증상을 측정하는 MMSE(mini-mental state examination), CES-D, GDS(Geriatric Depression Scale)와 같은 측정도구에 임의의 임계치(cut-off)를 적용하여 사례(case)를 정의한다. 이렇게 되면, 임계치 아래의 값들에 대해서는 아증후 우울증(subsyndromal depression)이나 경도인지장애(mild cognitive impairment) 같은 개념을 도입하게 된다. 또한 노인에서 여러 정신질환(특히 치매와 우울증)이 공존하는 경우가 많아, 사례 정의가 어려울 때도 있다.

한국에서는 1990년대부터 노인정신건강에 대한 역학 연구가 수행되었다. 2011년에 조사된 바에 따르면 한국 전체 노인 중 주요우울장애의 유병률은 4.2~9.1%였으며, 임상적으로 유의한 우울 증상의 유병률은 9.1~33.0%로 높게 나타났다. 이는 다른 아시아권 국가들이나 미국 및 유럽 인구의 유병률보다 2~4% 높았다(박준혁·김기웅, 2011). 이는 한국은 상대적으로 DSM에 대한 주요우울장애 진단의 역치가 높아 과소 보고되는 점을 고려한다면 실제 주요우울장애 유병률이 다른 나라보다 더 높을 것으로 예측된다.

한국에서 치매 유병률은 6.3~13.0%였으며, 알츠하이머병의 유병률 추정치는 4.2~9.0%, 혈관성 치매의 유병률 추정치는 1.0~4.8%였다. 2011년 조사에서도 알츠하이머병의 연간 발생률은 2.7~3.4%인 반면, 혈관성 치매의 발생률은 0.3% 정도였다. 2011년 당시 조사에서 알코올 사용장애가 있는 사람은 노인 인구의 최대 13.6%를 차지하고 있었으며, 노인의 22~58%가 수면장애를 동반하는 것으로 나타났다(Cho et al., 2011).

미국에서는 노인인구에서 정신질환에 대한 대규모 연구가 주로 ECA(Epidemiologic Catchment Area)와 NCS-R(National Comorbidity Survey-Replication), 알코올 중독과 관련 질환에 대한 국가 역학조사(National Epidemiologic Survey of Alcoholism and Related Conditions: NESARC) 등에서 이루어졌다. 특히 ECA에서는 65세 이상 인구 중 정신질환을 한 가지 이상 가진 사람의 1개월 유병률은 12.3%였으며, 그중에서 불안장애가 5.5%로 가장 높았다(Regier er al., 1988). NCS-R에서는 60세 이상 인구 중 하나 이상의 정신질환의 평생 유병률은 26.1%였으며, 특히 주요우울장애는 10.6%, 특정공포증은 7.5%, 사회 공포증은 6.6%, 알코올 이용 장애는 6.2%로 나타났다(Kessler et al., 2005b). NESARC에서는 65세 이상 인구 중에서 특정공포증은 7.5%, 주요우울장애는 2.7%, 사회불안증은 1.6%, 범(凡)불안장애는 1.0%, 공황장애는 0.8%로 보고되었다. 이러한 여러 연구들을 종합했을 때, 노인의 정신질환 유병률은 2.7~17.0%로 추정(1~12개월 기준)되며, 특히 여성 노인과 시설에 입소한 노인에서는 정신질환의 유병률이 더 높다는 것을 알 수 있다(Grant et al., 2005a; 2005b; 2006; Hasin et al., 2007; Stinson et al., 2007).

이와 같이 여러 연구에서 측정된 노인의 정신질환 유병률은 다른 연령층보다 낮게 나타난다. 이러한 현상의 원인으로는 다음 세 가지를 들 수 있다.

① 측정의 문제(information bias)

- 노인들은 우울 증상을 덜 보고하는 경향이 있다.
- 노인들이 보고하는 우울 증상의 특성이 다르다. 예컨대, 신체적 증상을 더 많이 보고하며, 우울감이나 슬픔은 상대적으로 덜 보고한다.

② 선택 바이어스

- 정신질환이 있는 노인들이 연구에 참여하는 빈도가 더 낮아질 가능성이 있다. 이는 정신질환 및 동반되는 신체질환의 영향 때문일 수 있다.

- 정신질환에 따른 높은 사망률로 인한 생존 편향(survival bias)이 있을 수 있다.
- 입원 환자나 요양 시설에 거주하는 노인들이 연구에서 제외되었을 때의 영향을 받을 수 있다.

③ 코호트 효과

- 노인들이 속한 출생 코호트(birth cohort)가 더 좋은 정신건강 상태를 가질 가능성이 있다.
- 대공황이나 세계대전과 같은 역경을 겪으면서 어려운 시기를 극복한 경험으로, 현재의 상황을 상대적으로 더 안정적이고 편안하게 느끼는 가능성이 있다.

2. 노인 우울증

1) 유병률

2015년 한국보건사회연구원에 따르면 한국의 노인 인구 중 33.1%에서 우울증상이 나타났다. 특히 연령 증가에 따라 우울증상 유병률이 증가하는 경향을 보였는데, 65~69세에서 23.9%, 70~74세에서 31.5%, 75~79세에서 38.5%, 80~84세에서 41.9%, 85세 이상에서 49.0%로 나타났다(오영희, 2015).

한국 건강과 노화 종단연구(Korean Longitudinal Study on Health and Aging, KLoSHA)에서 2010년에 1118명의 무작위 추출 노인인구를 조사한 바에 따르면, 65세 이상 주요우울증의 유병률은 5.3%였다. 또한 전체 노년기 우울증(late life depression: LLD)은 10.89%로 조사되었다. 주요우울증의 위험요인으로서는 이전의 주요우울증 에피소드, 여성, 낮은 교육 수준, 낮은 수입, 뇌졸중 혹은 일과성 허혈발작 병력이 제기되었다.

미국 ECA의 연구에 따르면 주요우울장애의 1년 발생률은 100인년당 1.25로 산출되었다. 노인 중에서는 연령이 증가함에 따라 발생률이 증가하는 경향이 있다. 스웨덴 연구에 따르면 1000인년당 70~79세는 17명, 79~85세에서는 44명의 발생률을 보였다. 이러한 우울증 발생 위험 요인으로는 치매, 사회적 네트워크의 부족, 우울 증상의 유병 등이 있을 수 있다. 또한 한국 자료와 비슷하게 여성, 기존의 장애, 애도 반응, 수면 장애, 이전의 우울증 병력 등이 메타분석에서도 유의한 연관성을 보였다(Cole and Dendukuri, 2003).

NCS-R에서는 60세 이상의 주요우울장애 평생 유병률이 10.6%로 보고되었고(Kessler et al., 2005b), NESARC에서 65세 이상을 조사했을 때는 약 8.2%로 나타났다(Hasin et al., 2005). 특히 여성 노인에서 주요우울장애 발생률이 더 높았다. 알려진 인구집단에서의 노인 역학 연구(Established Populations for Epidemiologic Studies of the Elderly: EPESE)에서는 CES-D를 이용하여 임상적으로 유의미한 우울 증상의 유병률은 약 8~16%였으며, 특히 히스패닉에서는 25.6%로 가장 높았다. 이에 비해 기분 부전증의 유병률은 0.2~1.8%이었고, 평생 유병률은 4.61%였다. 특히 주요우울장애를 겪는 노인 중 3분의 1은 기분 부전증을 동시에 앓고 있을 것으로 추정되었다. 1차 의료 상황에서 조사한 주요우울장애의 유병률은 6.5%였으나, 입원한 노인들에서는 이 수치가 약 11.5~44.5%로 크게 증가하는 경향이 있었다(Radloff, 1977; Cornoni-Huntley, 1993; Blazer, 1991).

2) 아증후 우울증

노인에서는 주요우울장애 기준을 충족시키지 못하지만 임상적으로 유의한 우울 증상이 있을 경우, 아증후 우울증(Subsyndromal depression)이라고 정의될 수 있다. ECA 조사 중 노스캐롤라이나에서 노인의 27%는 우울 증상이 있었지만, 주요우울장애는 0.8%만 가지고 있었다.

국내에서 2020년에 무작위로 추출된 60세 이상 노인인구 6640명을 대상으로 조사한 결과, 아증후군 우울증의 연령, 성별 보정 유병률은 9.24%로 주요우울증에 비해 2.4배 높았다. 아증후군 우울증 발병률은 1000인년당 21.7명으로 주요우울증 발병률보다 5배 높았다. 아증후군 우울증의 위험요인으로서 여성, 낮은 사회경제적 지위, 낮은 사회적 지지, 열악한 수면의 질을 들 수 있다(Oh et al., 2020).

미국에서 조사된 1차 의료 환자군에서 아증후 우울증의 유병률은 9.9%였다. 이들은 주요우울장애 환자만큼 의료 부담을 겪으면서, 정상군보다 기능적 장애(functional impairment)가 더 심각하게 나타났다. 많은 아증후 우울증 환자가 주요우울장애로 전환될 가능성이 있다.

3) 노인 우울증에 대한 위험요소

미국 듀크대학교의 EPESE 연구에 따르면, 우울증의 위험요소로 여성, 낮은 소득, 신체장애, 인지기능 저하, 사회적 고립 등이 지목되었다. 또한 스트레스 사건 경험, 사회적 지지의 부재, 신체질환, 신체 기능 문제, 낮은 삶의 만족, 신경증 등의 성격 특징도 관련이 있음이 보고되었다(Blazer et al. 1991; Black, Markides and Miller, 1998). 네덜란드의 암스테르담 종단노화연구(Longitudinal Aging Study Amsterdam: LASA)에서는 미혼 상태, 신체 기능 문제, 건강상태에 대한 부정적 인식, 낮은 신체적 지지, 고립감 및 통제 불능감 등이 위험요소로 지목되었다. 이 연구에서는 특히 신체질환이 있는 우울증 환자는 우울함을 자주 보고하지 않았으며, 만성 질환은 경도 우울증과 관련이 있지만, 중증 우울증과는 관련이 없었다는 결과도 제시되었다. 노인은 통증 및 기타 신체적 문제를 더 자주 보고하는 경향이 있으며, 기분장애는 중증 우울증과 유사한 위험요인을 가지고 있음이 확인되었다(Beekman, 1995). 스웨덴의 연구에서는 유전적 요인이 전체 CES-D 분산의 16%를 설명하였다고 보고되었다(Beekman et al., 1995).

4) 노인 우울증과 연관된 결과

LASA 연구에 따르면 노인 우울증의 예후는 다음과 같다(Beekman et al., 2002).

- 관해(remission) = 23%, 계속 변동(fluctuating) = 44%, 만성화 = 32% (LASA, 6년 추적 관찰)
- 관해 = 12%, 재발 = 84%, 비관해 = 2%(25년 추적 관찰)

우울의 만성화와 관련하여 여성성, 신체질환, 기능적 문제, 통제를 잃은 느낌, 증상의 심각도 등이 영향을 미친다고 알려져 있다. 또한 노인 우울증은 장기적으로 일상생활 활동(Activities of Daily Living: ADL)의 감소와 연관될 수 있다.

노인 우울증에서는 인지기능 저하가 발생할 가능성이 있다. 그러나 우울증 증상은 기본적인 인지기능과는 연관성이 있지만, 인지기능이 저하되는 속도와는 직접적인 관계가 없다고 여겨진다(Ganguli et al., 2006). 우울증과 사망 사이의 관계에 대한 연구 결과는 아직 명확하지 않다.

3. 치매

1) 유병률

WHO의 보고에 따르면 전 세계적으로 5500만 명이 치매를 앓고 있다. 그중

약 60%는 중저소득 국가에 거주하고 있다. 모든 국가에서 노인의 치매 유병률이 증가하고 있으며, 2030년에는 약 7800만 명, 2050년에는 1억 3900만 명이 치매 환자로 예상된다. 한국의 국민건강보험공단 노인 코호트에 따르면, 치매의 유병률은 2015년에 100만 명당 5319.01명으로, 2003년도의 178.11명에 비해 유의하게 증가했음을 알 수 있다(Jang et al., 2021). 또한 2018년도 중앙치매센터에 따르면 전국의 65세 이상 노인 인구 706만 6201명 가운데 치매환자는 70만 5473명으로 치매유병률은 약 10.0%로 나타났다(남효정 외, 2018). 미국에서 수행된 노화, 인구요인, 그리고 기억 연구(Aging, Demographics and Memory Study: ADAMS)에서는 71~79세에서 5.0%였던 유병률이 90세 이상에서는 37.4%로 크게 증가하였다(Plassman, 2007). 역시 캐나다 연구인 심혈관 건강과 노화연구(Canadian Study of Health and Aging: CHSA)에서는 65~74세에서 치매 유병률 2.4%였지만 85세 이상에서는 유병률 34.5%로 크게 증가하였다(Canadian Study of Health and Aging Working Group, 1994).

그러나 이러한 치매 사례의 진단 기준에 따라 유병률은 많이 바뀔 수 있다. ICD 진단 기준은 DSM에 비해 낮은 편이다(즉 ICD-10 = 3.1%, DSM-IV = 9.6%)(Erkinjuntti et al., 1997). 또한 알츠하이머 치매, 혈관성 치매, 루이소체 치매, 전두측두엽 치매 등의 다양한 치매 하위 유형들이 서로 겹칠 경우가 많다(예 알츠하이머 치매의 시점 유병률은 ADAMS: 9.7%, CSHA: 5.1%, East Boston EPESE: 10.3% / 혈관성 치매의 시점 유병률은 ADAMS: 2.4%).

2) 위험요인

2020년 랜싯 커미션에서는 낮은 교육년수, 청력 저하, 외상성 뇌손상, 고혈압, 음주, 비만, 흡연, 우울증, 사회적 고립, 신체운동 부족, 대기오염, 당뇨를 치매의 원인 요인으로 지목하였으며, 아직 밝혀지지 않은 위험요인이 60%를 차지한다고 발표하였다(Livingston et al., 2020). 이 중 최대 40%의 위험요인은 개입하여 관리할 수 있으며, 이런 개입을 통해 치매 예방 가능성을 계산하였다. 특히, 40세 전후부터 중년기에 수축기 혈압을 130mmHg 이하로 유지, 청력 상실 시 보청기 사용 권장, 대기오염 노출 억제, 머리 부상 예방, 절주, 금연, 모든 어린이에게 초등 및 중등 교육 제공, 비만과 당뇨병 관리, 노년기의 신체 활동 유지 및 수면 관리와 같은 생활습관 개선을 권고한다.

치매의 발병률은 저소득층과 중산층에서 더욱 증가하는 추세이며, 이런 예방적 조치들은 저소득 국가에서 더 큰 효과를 가져올 수 있다.

3) 경도인지장애

경도인지장애(Mild cognitive impairment: MCI)는 치매의 전 단계로, 치매보다는 심각하지 않지만 일반적으로 노화에 따른 인지 능력 저하가 평균보다 더 크게 나타나는 것을 지칭한다. 이는 연령 관련 기억 장애(age-associated memory impairment), 연령 관련 인지 저하(age-associated cognitive decline) 혹은 인지기능 저하이나 치매는 아닌 상태(Cognitive Impairment No Dementia: CIND)로도 불린다. 여기에는 **기억성 경도인지장애**(Amnestic MCI)가 포함되며, 이는 기억 저하가 있지만 일상생활에는 큰 영향을 미치지 않는다. 이 유형은 경도인지장애의 가장 흔한 형태이다(Gauthier et al., 2006; Panza et al., 2005).

반면, **비기억성 경도인지장애**(Non-amnestic MCI)는 기억력 외에 방향감각, 시공간 기능, 실행 기능, 언어 기능 등의 문제가 나타난다.

경도인지장애가 있는 경우 치매로 발전할 수 있다. 65세 이상 정상인의 경우 치매발병률이 매년 1~2%인 데 반해 경도인지장애 환자는 매년 10~15%가 치매로 발전한다(Grober et al., 2000).

한국에서 건강보험심사평가원 통계에 따르면 경도인지장애 환자수는 2011

년 약 3만 5000명에서 2021년 약 29만 9000명으로 최근 10년간 약 8배 이상 증가하였다(이지수 외, 2022).

경도인지장애의 유병률은 65세 이상에서 3~19%로 알려졌는데, 그 외에도 ADAMS의 22.2%(71세 이상), 캐나다 연구의 16.8%, 심혈관 건강 연구(Cardiovascular Health Study: CHS)의 19% 등 다양한 수치가 보고되어 있다. ADAMS 연구에서는 매년 11.7%의 CIND 환자가 치매로 진행한다고 발표했다(Lopez et al., 2003; Graham et al., 1997). 경도인지장애의 측정 방법에 따라, 어떤 연구에서는 서로 다른 하위 유형들이 함께 그룹화되기도 하며, 어떤 연구에서는 개별적 혹은 다양한 하위 유형을 결합하여 유병률을 추정한다. 그러므로 경도인지장애의 유병률은 연구에 따른 정의와 방법에 따라 다를 수 있음을 알아두어야 한다.

4) 치매와 경도인지장애의 발생률

치매의 발생률은 흑인에서 백인보다 높다고 알려져 있다. 또한 미국에서는 아시아계 사람들의 치매 유병률이 백인과 비슷하게 나타났다는 연구 결과가 있다(Kornblith et al., 2022). 치매 발생률은 연령이 증가함에 따라 증가하는데, 치매의 연간 발생률은 65~69세에서 0.6%였다가 70~74세에서는 1.0%, 75~79세에서는 2.0%, 80~84세=3.3%, 85세 이상에서는 8.4%로 나이에 따라 기하급수적으로 증가한다(Hebert et al., 1995). 하지만 85세 이후 발생률이 더는 증가하지 않으며, 몇몇 연구에서는 오히려 감소하는 것으로 보고되기도 했다(Hall et al., 2005). 이런 현상은 85세 이후의 높은 사망률 때문에 발생할 수 있으며, 생존 바이어스(survival bias)의 영향일 가능성이 있다.

미국 심혈관 건강 연구(Cardiovascular Health Study: CHS)의 인지 연구(Cognition Study)에서도 경도인지장애의 51%가 치매로 발전한다고 보고되었으며, 다중 도메인(multi- domain) 경도인지장애는 단순 기억성 경도인지장애에 비해 전환율이 높다고 밝혀졌다(1.3~5배). 그렇지만 경도인지장애에서 다시 정상 상태로 회복하는 경우도 있음이 확인되었다(예 CHS 인지 연구에서 경도인지장애 환자의 18%가 정상으로 전환됨)(Graham et al., 1997).

5) 치매와 연관된 결과

치매의 질병 부담은 폐암이나 뇌졸중과 비슷한 수준으로, ADL이 떨어진 이후에는 간병 부담이 점점 커지는 문제로 대두된다(Witthaus et al., 1999). 인지기능 저하가 심해질수록 신체 기능에 문제가 생기게 된다. 이런 인지기능 저하는 높은 사망률과 연관되어 있다. 인지기능 저하가 심할수록 그리고 저하 속도가 빠를수록 사망 위험이 높아진다(Korten, 1999). 치매 환자에게서의 사회적 지지는 생존 기간을 늘릴 수 있게 하는 요소로 알려져 있다.

4. 노인 자살

2005년 미국 통계에 따르면, 65~74세 자살률은 100만 명당 12.6명, 75~84세의 자살률은 100만 명당 16.9명이었다. 특히 65세 이상의 자살률은 시기에 따라 변하였는데, 1950년대에는 100만 명당 30.0명, 1970년에는 20.8명, 1990년에는 20.5명으로 나타났다. 최근 미국에서의 자살률 감소는 코호트 효과 때문이라는 해석이 있다. 일반 성인에 비해 노인들은 자살 의도를 덜 표현하나, 자살 성공률은 더 높다(Statistics, 2007).

북미의 연구보다 아시아 노인의 자살 연구는 상대적으로 적은데, 한국에서의 한 연구에서는 대상자 총 1548명 중 약 7.42%가 자살 의도를, 1.42%가 자살 시도의 과거 경험을 보고하였다(Shin et al., 2013). 자살에 대한 생각과 관련된 요인으로는 신체질환, 뇌졸중, 불안, 우울 등이 있으며, 특히 우울증은 연관성이 큰 것으로 나타났다.

더 읽을 거리

- Cho M. J, Lee J. Y, Kim B. S, Lee H. W, and Sohn J. H. "Prevalence of the major mental disorders among the Korean elderly." *J Korean Med Sci*. 2011 Jan, 26(1): 1~10. doi: 10.3346/jkms.2011.26.1.1. Epub 2010 Dec 22. PMID: 21218022; PMCID: PMC3012831.

12장

한국과 북유럽에서 인구집단 등록 자료의 정신역학적 이용

1. 들어가기

한국 보건의료 분야의 대표적 인구집단 등록 자료로 여겨지는 국민건강정보 데이터베이스(National Health Insurance Database: NHID)는 대표적인 청구 데이터이다. 이는 요양기관이 환자로부터 제공한 진료 서비스를 보험자에게 청구하면서 발생하게 되는 데이터를 뜻한다. NHID는 2001년부터 현재까지의 자료를 후향적 코호트 형태로 구축하였으며, 진단명, 진료 내역(처치, 시술, 검사), 환자 인구 특성 및 요양기관 정보 등을 포함한 다양한 정보를 가지고 있다. 이는 전국민 건강보험 체계하에서 한국 국민의 97%를 건강보험자로, 3%를 의료급여자로 포함하고 있다.

이러한 NHID는 2차 자료로서 결과 연구, 비교 유효성 연구, 의료의 질 평가 연구, 정책평가 연구 및 예측 모델링 등에 활발하게 사용되고 있다.

이러한 인구집단 등록 자료를 갖고 있는 나라로서, 북유럽 4대 국가인 덴마크(2022년 기준 인구 583만), 핀란드(553만), 노르웨이(538만), 스웨덴(1035만)은 역사와 사회 구조에서 매우 유사하고 상호 연결되어 있다. 이들 나라의 인구수는 비교적 안정적으로 유지되었으며, 국가 및 지역 차원의 행정과 이와 관련된 문서를 수백 년 동안 잘 개발하여 관련 데이터의 전산화가 잘 이루어져 있다.

1960년대 이후 모든 북유럽 국가에서 개인 식별 코드를 사용하여 국가 내에서 서로 다른 등록(register) 자료의 데이터를 연결할 수 있게 되었으며 거의 모든 행정적인 등록 체계가 이를 기반으로 작동한다. 앞으로 다른 자료들 간의 연결 범위가 더 확장될 가능성이 있다.

정신과 연구에 사용되는 주요 등록 자료는 환자 등록 자료와 행정 보건복지 등록 자료다. 환자 등록 자료는 일반적으로 지역에 보관된다. 예를 들어, 스톡홀름 카운티 입원 환자 등록 자료는 정신과 서비스로의 모든 의뢰(referral) 자료를 포함한다(Allebeck P, and B. Wistedt, 1986). 행정 등록 자료, 예를 들면 핀란드 병원 퇴원 등록 자료(Finnish Hospital Discharge Register: FHDR)는 과학적 목적으로도 사용되지만 주로 행정 목적으로 국가적으로 유지·관리되는 등록 자료다(Sund, 2012). 일상적으로 수집된 행정 데이터는 질병의 발병률 및 유병률, 치료 결과 및 서비스 이용과 같은 문제를 연구하는 데 사용할 수 있다.

등록 자료 연구는 통계적 검정력과 대표성과 관련하여 장점이 있으며, 노출 사건이 드물거나 장애 및 높은 중도 탈락률로 인해 접근하기 어려웠던 문제를 연구할 수 있다. 이 장에서는 정신역학 연구에서 사용되는 등록 자료 중 대표적인 한국의 NHID에 대해 설명하고, 북유럽 국가에서의 연구 사례를 검토할 것이다.

2. 정신역학 연구에서 등록 자료의 이용

1) 한국의 NHID

한국의 NHID는 청구데이터의 일종으로서, 요양기관에서 진료비 청구가 이루어지면 이를 건강보험심사평가원에서 수집하여 오류, 누락, 계산착오 등의 전산점검을 한 후에 전산심사, 정밀심사를 거쳐 요양기관과 건강보험공단에 통보하게 되는 과정에서 생성되는 자료이다. 여기에는 건강보험심사평가원 자료에도 존재하는 자격(자격 시군구 주소, 보험료 분위, 장애 중증도, 장애 유형), 진료, 요양기관, 요양급여 비용 청구 명세서 데이터베이스가 있으며, 여기에 국민건강보험공단에서는 건강검진(본인과 가족의 질병 과거력, 음주, 흡연, 키, 몸무게, 검사결과 값)과 통계청 사망 원인 코드를 연계하기도 한다.

표 12-1 NHID의 각 표 형식(테이블) 해당 변수

200 테이블 (명세서 일반내역)	300 테이블 (진료내역)	400 테이블 (상병내역)	530 테이블/600 테이블 (원외처방내역)	요양기관
• **명세서 조인 키** • 서식 구분 • 수진자 대체 키 • 수진자 연령(출생연도) • 성별 • **요양기호 대체 키** • 요양기관 소재지 • 종별 • 심결 총요양급여 비용 • 내원일수 등	• **명세서 조인 키** • 항목 코드 • 분류 코드 • 1회 투약량 • 1일 투약량 • 일반명 코드 • 총사용량 • 금액 • 가산적용 금약 • 일반명 코드 • 진료 예외 코드 등	• **명세서 조인 키** • 상병 일련번호 • 상병 코드 • 상병분류 코드 • 진료 과목 • 내과세부전문과목	• **명세서 조인 키** • 처방전 교부번호 • 분류 코드 • 1회 투약량 • 1일 투여 횟수 • 총투여일 수 • 총사용량 • 단가 • 금액 • 일반명 코드 등	• **요양기호 대체 키** • 의사 수 • 간호사 수 • 약사 수 • 병상 총수 • 허가 병상 수 등

이러한 청구 데이터는 정보에 따라 다른 표 형식(테이블)으로 나누어진다. 예를 들어 명세서 일반 내역을 포함하는 200 테이블은 수진자 연령, 성별, 요양기관소재지 등이 포함되며, 진료내역을 포함하는 300 테이블은 치료 재료 급여를 포함하는 정보들로 항목 코드나 분류 코드, 1회 투약량, 1일 투약량 등이 포함된다. 400 테이블은 상병 내역, 530/600 테이블은 원외처방 내역에 관련된 정보를 담고 있다. 자세한 사항은 표 12-1에 기술되어 있다.

이와 같은 시스템하에서, 표본코호트 데이터베이스, 건강검진코호트 데이터베이스, 노인코호트 데이터베이스가 개방되었다(표 12-2). 특히 표본 코호트에서 정신과 질환인 F 코드로 검색이 되는 질병은 467개로 ICD-10 코드 기준 F00-F99를 포함한다. 또한 연구자는 맞춤형 코호트를 신청하여 본인이 원하는 분석을 시도할 수 있다.

이러한 NHID의 데이터베이스는 단일 보험자료로서 전 국민 자료를 보유하고 있으며, 한국인의 사회경제적 수준 및 전체 의료수급자의 의료 서비스가 포함되어 있어 일반화하기에 용이하다. 행위별 수가제에 기반한 상세 진료행위 및 처방 내역을 보유하고 있으며, 제한적 또는 실험적 정보가 아닌 현실이 반영된 자료이다. 이는 2차 자료로서, 별도의 자료 수집 및 구축이 필요 없다는

표 12-2 국민건강보험공단이 개방한 데이터베이스

구분	표본 수	구축 기간	내용	제공 시작
표본 코호트 DB(ver 2.2)	1000 천 명	2002~2019 (18개 년)	2006년 기준 전 국민을 대표하는 약 100만 명의 건강보험 데이터(전 국민의 2%)	2017.6.~
건강 검진 코호트 DB (ver 1.0)	515 천 명	2002~2019 (18개 년)	만 40~79세의 건강검진 수검자 중심으로 의료 이용, 검진 결과 등 분석 가능(모집단의 10%)	2015.12 ~
노인 코호트 DB(ver 1.0)	510 천 명	2002~2019 (18개 년)	2008년 기준 만 60세~80세 노령층을 중심으로 구축한 연구용 DB(모집단의 8%)	2015.12. ~

표 12-3 북유럽 국가들에서 전국적 건강기록 레지스터의 시작년도

등록 자료	덴마크	노르웨이	스웨덴	핀란드
출생 기록	1973	1967	1973	1987
처방 기록	1994	2004	2005	1994
병원 퇴원 기록	1969[a]	1990[b]	1956[c]	1967[d]
장애연감 기록	1996	1967	1971	1962
암 등록 자료	1987	1953	1958	1953
사망 원인 기록	1970[e]	1951	1952	1969

a: 1989년부터는 자살 시도도 포함됨 b: 2007년부터 전체 기록 포함 c: 1987년부터 개인식별 기록 포함 d: 1972년부터 전체 기록 포함 e: 자살 포함
자료: Tsuang, Tohen and Zahner(1995).

장점이 있으며 통계청 자료 등 다양한 외부 데이터와 연계할 수 있다.

그러나 이 데이터베이스는 미용 목적의 성형, 예방진료 등 비급여 진료 자료가 포함되어 있지 않아 전체 의료이용을 반영한다고 할 수 없으며, 실시간 데이터가 아닌 청구데이터로, 실제 의료사용이 일어난 시점과 기록된 시점이 다를 수 있다. 만약 동일한 명세서에 기록된 의료이용이라면 청구의 순서를 확인할 수 없으며, 정신질환의 중증도를 직접적으로 알기는 어렵다. 또한 진단명 정확도의 문제가 제기되고 있다. 예를 들어 국내 3차 병원에서 확인한 두개내 출혈의 NHID의 정확도는 71.5%였다(Park, Kwon, Choi et al, 2019).

북유럽 국가들은 건강 및 질병 관리와 관련된 매우 유사한 행정 등록 자료 세트를 가지고 있다. 각 국가의 등록 자료 시작 날짜는 약간씩 다르다. 네 국가에서 선별된 건강 등록 자료 정보는 표 12-3에 요약되어 있다.

핀란드는 연구 목적의 대표적인 전국 표본으로 '인구정보 시스템'이라는 중앙 인구등록 자료를 보유하고 있다. 다른 북유럽 국가에도 유사한 기관이 있으며, 개인에 대해 등록된 데이터에는 이름 및 개인 식별 코드, 주소, 국적 및 모국어, 혼인 여부, 생년월일 및 이민 여부에 대한 정보가 포함된다. 정보는 주로

표 12-4 북유럽 등록 자료들의 홈페이지 주소

국가	기관	홈페이지
덴마크	National Centre for Register-based Research	www.ncrr.au.dk
	Centre for Suicide Research	www.selvmordsforskning.dk
	National Board of Health	www.sst.dk
	National Social Appeals Board	www.ast.dk
	Central Office of Civil Registration	www.cpr.dk
	Statistics Denmark	www.dst.dk
노르웨이	Norwegian Institute of Public Health	www.fhi.no
	Norwegian Labour and Welfare Service	www.nav.no
	Cancer Registry of Norway	www.kreftregisteret.no
	Statistics Norway	www.ssb.no
스웨덴	National Board of Health and Welfare (Centre for Epidemiology)	www.socialstyrelsen.se
	Social Insurance Agency	www.forsakringskassan.se
	Quality registers	www.kvalitetsregister.se
	Statistics Sweden	www.scb.se
핀란드	Finnish Information Centre for Register Research	www.rekisteritutkimus.fi
	National Institute for Welfare and Health	www.thl.fi
	Finnish Centre for Pensions	www.etk.fi
	Social Insurance Institution	www.kela.fi
	Statistics Finland	www.stat.fi

당국에서 업데이트하지만 주소 변경 정보는 개인이 직접 제공해야 하므로 일부 오류나 오분류가 발생할 수 있다. 이주민 또는 사망한 사람에 대한 정보도 등록 자료에 보관되며, 사망한 사람의 경우 사망 날짜가 기록된다.

북유럽 국가에서는 설문 기반 인구 조사를 등록 자료 기반 인구 조사로 대체할 수 있었다. 등록 자료에 연결된 단면 데이터 파일(예 인구 조사에 필요한 파일)은 지속적으로 업데이트되고 있다.

1) 병원 퇴원 등록 자료

가장 일반적으로 사용되는 의료 기록은 퇴원 기록이다. 예를 들어, 핀란드 국립 보건복지연구소(National Institute for Health and Welfare)에서 관리하는 FHDR은 1970년대 초부터 핀란드의 모든 공립 및 사립 병원의 치료 기간을 포함하고 있다(Sund, 2012; Pajunen et al., 2005). 각 입원의 시작과 종료에 대한 데이터와 1차 진단 및 최대 세 개의 보조 진단, 그리고 병원 식별 코드가 포함되어 있다. 퇴원 기록 및 사망 원인 기록은 ICD 분류를 사용하며, 이는 모든 진단 코드를 포함한다. 유사한 퇴원 기록은 모든 북유럽 국가에도 있다.

조현병 혹은 조현병 스펙트럼 정신병(ICD-9의 295 코드)의 FHDR 진단의 타당성과 신뢰성은 여러 연구에서 조사되었으며, 모든 정신병에 대한 임상 진단과 연구 진단 사이에는 일반적으로 상관관계가 크다는 것이 확인되었다. 덜 심각한 정신질환의 경우, 등록 자료를 활용한 연구에서는 병원에서 치료를 받은 환자만을 대상으로 하여 실제 질병 발생률과 유병률이 전체 등록 자료에서 과소평가될 수 있음을 기억해야 한다.

2) 약물 투약 정보 등록 자료

임상 시험은 약물 치료의 효능과 효과에 대한 정보의 주요 출처이지만 여러 한계점이 있다. 임상 연구 참여자의 특성은 일반적으로 테스트된 약물을 사용할 실제 인구집단의 특성과 동일하지 않으며, 대규모 임상 시험이라도 흔하지 않은 부작용까지 모두 감지하기에는 표본 수가 충분하지 않다. 무작위 배정 임상 시험은 인과성이 뚜렷한 결론을 낼 수 있다는 장점이 있지만 장기 시험 중에 선택적인 대규모 탈락(follow-up loss)이 발생하여 결론의 신뢰성을 저해한다는 것을 유념해야 한다(Pajunen et al., 2005). 이에 대한 대안으로 대규모 관찰 등록 자료 연결 연구가 약물 치료에 대한 귀중한 정보를 제공할 수 있다.

처방 등록 자료 및 기타 행정 데이터 출처는 약물역학 연구의 중요한 정보원으로 활용되고 있으며, 많은 인구에서 약물의 패턴을 연구하고 약물의 효과 및 안전성 평가를 위한 개별 노출을 알 수 있는 데이터를 산출한다. 약물 등록 자료는 처방 등록 자료와 약품 등록 자료의 두 가지 유형으로 나뉜다.

모든 북유럽 국가에는 처방 데이터베이스가 있으며 내용면에서 상당히 유사하다. 핀란드의 처방 등록 자료는 국가가 관리하며, 핀란드 사회 보험 기관(SII)에서 제공한다. 처방 데이터에는 약의 일반명과 ATC(해부 치료 화학 물질) 분류 시스템 코드, 구입한 브랜드 이름, 제형 및 패키지, 양, 약 구입 날짜 등이 포함되어 있다(Wettermark et al., 2013).

그러나 이 처방 데이터베이스에는 병원에서 사용하거나 병원 및 요양원에서 일상적으로 사용하는 약물의 데이터가 포함되어 있지 않다는 점, 그리고 일반약으로 오버더카운터(over-the-counter, 처방 없이 판매되는) 약물은 포함되지 않는다는 점을 유의해야 한다.

3) 사망 원인 등록 자료

사망 원인 등록 자료는 모든 북유럽 국가에서 가장 오래된 기록이다. 핀란드 통계청(Statistics Finland)에서 관리하는 핀란드 사망원인 등록 자료(Finnish Causes of Death Register: FCDR)는 날짜 및 사망 원인에 대한 데이터를 제공하고 또한 사망 증명서를 보관한다. 등록 자료에는 각 사망자의 개인 식별 번호, 성별, 연령, 거주지, 기본 및 추가 사망 원인이 포함된다. 이러한 사망 자료는 다양한 신체장애로 인한 사망, 특히 자살과 같은 주제를 연구하기 위해 정신병리학 연구에서 활용되었다. 이 데이터로 자살 행동을 연구할 때 자살 시도에 대한 데이터를 포함하는 것도 가능하며, 이는 입원의 외부 원인으로 퇴원 기록을 살핌으로써 확인할 수 있다(Sund, 2012).

4) 기타 등록 자료

북유럽 국가들은 독특한 바이오뱅크를 보유하고 있다. 예를 들어, 1983년에 시작된 핀란드 출산 코호트에는 현재 약 75만 명의 임산부(그 기간 동안의 모든 임신의 약 98%)가 포함되어 있으며, 보유한 혈청 샘플이 약 150만 개이다. 이 샘플들은 과학적 연구에 활용될 수 있으며, 개인식별번호, 임신 및 출산 횟수, 거주지 등 다른 데이터와 연결될 수 있다(Holl et al., 2008). 덴마크는 1982년부터 신생아 선별 프로그램의 일환으로 모든 신생아의 건조된 혈반 샘플을 보관하였고, 이 바이오뱅크는 1993년부터 특정 법률에 의해 규제되어 생물학적 표본 은행 중 독보적인 위치를 차지하게 되었다. 이 바이오뱅크의 샘플들은 연구에도 활용되었는데, 예를 들면 산전 및 신생아 감염과 조현병과의 연관성을 조사하는 데 사용되었다(Mortensen et al., 2006). 스웨덴은 다세대 등록 자료를 보유하며, 1932년 이후 출생하여 1960년 이후 스웨덴에 거주한 모든 사람과 그들의 친부모에 대한 정보를 제공한다. 이를 통해 1947년 이후 거주한 이들의 1촌 및 2촌 정보를 추적할 수 있다(Ekbom, 2011).

북유럽 국가들에서는 쌍둥이 연구가 활발하게 진행되었으며, 이 연구에도 등록 자료가 활용되었다. 예를 들면, 핀란드에서는 1970년대 초부터 인구 등록 데이터베이스에서 가족 구성원 정보를 활용하여 쌍둥이 여부를 확인할 수 있었다(Kaprio, 2013). 또한, 등록 자료는 입양 가족 연구에도 중요한 역할을 하였다. 덴마크와 핀란드에서의 조현병에 관한 입양 가족 연구는 조현병 환자로서 아동을 입양한 경우(핀란드 연구)나 입양 후 조현병이 발병한 개인(덴마크 연구)을 탐색하는 데 여러 등록 자료를 활용하였다. 이들의 생물학적 친족과 입양인들도 분석에 포함되었다(Rosenthal et al., 1971; David et al., 1997). 더불어, 정신역학 연구에 활용되는 여러 사회 복지 관련 기록이 있으며, (장애)연금, 사회 혜택, 병가, 실업, 근로 기간, 소득 및 주택 관련 등록 자료가 포함되어 있다. 범죄 기록은 법의학 및 정신의학 연구에서 일반적으로 활용되었으며, 출생 기록, 선천적 결함 데이터, 암 등록 자료 등의 기타 기록도 있다.

핀란드와 스웨덴의 징집 등록 자료도 연구 목적으로 활용되었다. 징집병들은 법적으로 건강 검진을 받게 되지만, 중증 장애나 만성 질환을 앓고 있는 남성은 일반적으로 징병 대상에서 제외된다. 이러한 징집 검진은 주로 17~19세에 시행되며, 건강 검진과 지적 능력 평가가 포함된다(David et al., 1997). 또한, 핀란드와 스웨덴의 학교 및 교육 등록 자료는 정신역학 연구에 활용되었다(Isohanni et al., 1998).

3. 등록 자료 활용의 한계

각국의 등록 자료는 전국적으로 수집된 데이터로, 입원율 연구와 특정 장애의 발병률 및 유병률 산출에 주로 이용되었다. 북유럽에서 병원 등록 자료는 조현병과 같은 심각한 장애의 사례 파악에 흔히 사용되었다. 출생 기록 등 초기 생활에 관한 자료는 다양한 기록이나 인터뷰 결과(예 자살)와 관련된 노출 변수의 근거로 활용되었다.

실제 환경에서의 등록 자료 활용은 실용적 및 방법론적 문제를 수반한다. 이러한 자료는 주로 행정이나 임상 목적으로 수집되기 때문이다. 때로는 데이터가 얕고, 노출 및 결과 정의가 애매할 수 있다. 사용된 변수는 간단한 이벤트를 나타낼 수 있지만, 정신의학 연구에 필요한 정밀한 측정은 아니다. 가족 및 사회적 배경에 관한 정보는 미비하며, 환자에게 처방된 약물에 대한 정보는 알 수 있지만 해당 약물을 선택한 이유는 알 수 없다. 이런 미측정된 교란 요인

(unmeasured confounder)들은 등록 자료 연구의 주요 한계 중 하나로 여겨진다. 대부분의 등록 자료에는 입원이나 의학적 치료가 필요한 심각한 정신질환을 가진 피험자만 포함되어 있어 선택 바이어스를 유발할 수 있다. 특히 우울장애나 A군 성격장애를 가진 사람들은 외래진료를 받거나 아예 치료를 받지 않는 경우도 많으며, 병원에서 치료를 받는 경우는 일부에 지나지 않는다(Parnas, Licht and Bovet, 2005). 이것은 등록 자료를 사용하는 연구의 상당 부분이 조현병 및 기타 정신병적 장애를 연구의 목표로 하는 것과 관련이 있다.

실제로, 대규모 등록 자료를 기반으로 한 관찰 연구는 인과 관계를 분석하는 것과 관련된 방법론적 문제가 여전히 많다. 그러나 최근 몇 년 동안 이를 해결하기 위한 모델링 기술 및 방법론들이 발전하고 있어, 이런 문제들을 해결할 것을 기대하고 있다.

과연 북유럽 나라들이 역학자들의 천국이라고 할 수 있을까? 북유럽 국가에서 사용하는 등록 자료를 이용한 연구는 높은 수준의 사례 확인을 가능하게 한다. 많은 역학 조사에서 정보 바이어스와 같은 공통적인 바이어스는 최소화되며, 추적관찰 중에 탈락하는 경우가 사망을 통해서만 발생하므로, 이는 이상적인 역학 연구의 데이터 셋이라고 할 수 있다. 설명 변수와 결과 데이터는 전향적으로 수집되며, 많은 사례 때문에 특정 출생 합병증과 같은 드문 노출 사건을 조사하고 조현병과 같은 드문 결과를 조사하는 것도 가능하다.

그러나 행정적 혹은 윤리적인 이유로 일부 등록 자료는 아직 연구 목적으로 활용될 수 없다. 그럼에도, 역학 연구에서 등록 자료의 활용에는 많은 장점이 있다. 예를 들면, 더 광범위한 외래 환자 등록 자료는 덜 심각한 정신질환을 가진 더 많은 피험자를 포함하게 된다. 축적된 약물 데이터는 앞으로 향정신성 약물에 대한 관찰, 인구 수준, 도구 변수상의 효능, 효과 및 안전성 연구에 활용될 것이다. 등록 자료 데이터는 인터뷰에서 수집된 데이터와 함께, 새로운 주제에 대한 연구의 가능성을 확대시킬 것이다.

13장

정신역학의 연구 윤리

윤리(ethics)라는 단어는 관습을 의미하는 그리스어 'ethos'에서 파생되었다. 윤리란 관습 또는 공동체의 행동을 안내하는 일반적인 신념, 태도 또는 표준을 나타낸다. 윤리는 인간 행위를 인도하는 원칙에 대한 이론적 연구를 포함하는 철학의 한 분야이다. 생물의학 연구는 그러한 분야 중 하나이다.

1. 생의학 윤리

생의학 윤리(biomedical ethics)는 의료윤리와 동의어로 사용될 수 있으며, 정신의학 연구 윤리의 틀을 만드는 데 도움을 줄 수 있다. 생물의학 윤리는 1960년대 미국에서 독립적인 학문으로 발전했다. 미국 철학자 보슘프(T. Beauchamp)와 차일드리스(J. Childress)가 처음 주창한 '원칙주의(Principalism)'는 생물의학 윤리 내에서 가장 대중적인 사고방식으로 부상했다. 이에 따라 모든 의료 윤리적 딜레마는 자율성 존중, 악행 금지의 원칙, 선행의 원칙, 정의라는 네 가지 원칙을 참조하여 분석할 수 있다(Beauchamp, T. Childress, 1989). 우리는 개인적 신념이 무엇이든 간에 이러한 원칙들에 헌신할 수 있어야 하며, 원칙 간의 충돌이 없는 한 각 원칙은 구속력을 가진다. 이들 원칙이 상충될 때 어떤 것을 우선시해야 하는지에 대한 정해진 방법은 없다.

(1) 자율성 존중

자율성(automnomy) 또는 자치는 모든 사람의 속성이다. 누군가 자율성을 가지고 있다면, 그는 숙고된 결정을 내릴 수 있다. 자율성 존중의 개념은 타인을 존중하는 도덕적 의무로 간주된다(단, 자율적인 선택이 아닌 것처럼 보이는 선택, 예를 들면 동의서를 읽지 않고 서명하는 것도 있을 수 있다는 점을 유의해야 한다).

의료 분야에서 자율성 존중의 원칙은 환자로부터 사전에 동의를 얻는 것, 의료 기밀을 유지하는 것, 환자나 연구 참가자에게 거짓말을 하지 않는 것 등의 주요 의무를 의사에게 부여한다(Das-Munshi et al., 2020).

(2) 악행 금지의 원칙과 선행의 원칙

악행 금지의 원칙은 '무엇보다도 해를 끼치지 않는다'는 고전적인 격언에서 잘 포착될 수 있다. 선행의 원칙은 다른 사람을 돕거나 좋은 것을 행하거나 촉진해야 한다는 생각을 나타낸다. 선행은 악행과는 별개로 다른 사람을 돕기 위한 개입이 해를 끼칠 위험이 있기 때문에 악행과는 다르게 작동한다.

연구 윤리를 고려할 때 두 가지 추가적인 사항이 중요하다. 첫째, 악행 금지의 원칙은 실제 피해뿐만 아니라 가능한 위험도 포함한다. 둘째, 의료에서는 환자의 복지와 건강을 증진하는 것이 목표로 가정되지만, 의료 연구에서는 유익한 목표 설정이 더 복잡하다.

(3) 정의

정의(justice)는 공정성, 기여 또는 자격의 관점에서 이해할 수 있다. 분배적 정의는 사회의 이익과 부담을 공정하게 분배하는 것을 의미한다. 이 원칙은 특히 의료의 자원 분배나 연구 자금의 분배를 결정할 때 중요하다. 그러나 정의의 원칙은 앞선 세 원칙만큼은 명확하지 않을 수 있다.

원칙주의의 한 가지 명백한 한계는 갈등이 발생할 때 어느 원칙을 우선해야 할지 결정하지 못한다는 것이다(Kessel, Crawford, 1997). 일부 사람들은 이 한계가 원칙주의가 의료 윤리를 단순히 의료 문제에 원칙을 적용하는 방식으로 접근하기 때문이라고 본다. 이에 대한 대안적인 접근법은 생명윤리의 내부와 외부 양쪽에서 제시되고 있다. 내러티브의 사용은 생명윤리 내의 특정 사례를 깊게 파고들면서 문제를 제기한다. 여기서의 도덕적 통찰력은 원칙보다는 사례 연구를 통해 얻을 수 있다. 이러한 접근 방식은 도덕성의 본질을 특정 상황에 따라 해석하게 만들어 상황윤리를 도출하게 한다(Prince M. et al., 2003).

2. 행동의 도덕성: 접근 방식

생명의학 윤리의 원칙을 검토한 후에는, 의료 연구에 대해 논의하기에 앞서 일반적인 행동의 도덕성에 관해 언급하겠다. 행동을 도덕적으로 수용 가능하다고 판단하는 데에는 세 가지 주요 접근 방식이 있다(Prince M. et al., 2003).

(1) 목표 기반 접근

목표 기반의 접근 방식은 공리주의에 기반을 둔 것이며, 대부분의 경제학자들이 선호한다. 이는 보통 '목적이 수단을 정당화한다'는 방식으로 표현된다.

이 접근에서는 행동의 결과를 중심으로 판단하며, 여러 기준을 통해 좋은 결과와 나쁜 결과를 비교한다.

(2) 의무 기반 접근

의무 기반의 접근 방식은 행동이 특정 원칙, 예를 들면 속임수나 거짓말과 같은 것들에 어긋나는지를 중점적으로 살펴본다. 결과가 얼마나 좋더라도, 원칙에 어긋나면 그 행동은 잘못된 것으로 간주된다. 이 접근법은 칸트의 철학에 기반을 둔 것이다.

(3) 권리 기반 접근

권리 기반의 접근 방식은 사회 내에서 '권리'로 인정받는 개인의 자유와 요구를 중심으로 본다. 예를 들어, 로크는 재산권에 대한 권리를 중요하게 여겼다. 건강관리에 이 접근법을 적용하면, 개인의 권리에 기반한 그들의 견해와 감정을 찾아내고 존중해야 한다. 하지만 이러한 개인의 권리를 보호하고 존중하는 것과 공동체의 이익 사이에는 갈등이 발생할 수 있다.

3. 윤리적 문제 유형

위의 세 가지 접근 방식을 사용해 의료 연구에서 발생하는 경향이 있는 윤리적 문제 유형을 분류할 수 있다(Prince M. et al., 2003).

(1) 목표 기반 질문

- 연구는 그 목적을 달성하기 위해 적절하게 설계되었는가?
- 해당 연구 질문에 대한 최적의 설계인가?

- 연구 결과의 도덕적 가치는 무엇인가?
- 이 연구는 의학 분야에 필요한가?

(2) 의무 기반 질문

- 연구 참여자는 어떻게 대우받아야 하는가?
- 연구 참여자는 어떤 위험에 노출되어 있는가?
- 연구자는 연구 과정에서의 위험을 수용할 수 있는가?

(3) 권리 기반 질문

이는 정보에 기반한 동의, 정보에 기반한 동의의 필요성 및 방법, 그리고 기밀성과 같은 인간의 존엄성과 관련된 문제들과 연결되어 있다.

4. 정신의학 연구를 위한 윤리적 평가

연구계획서를 평가할 때의 연구 윤리의 접근은 다음과 같다.

1) 연구의 타당도

- 연구 질문이 얼마나 중요한가?
- 해당 연구 질문은 누구에게 중요한가?
- 미래의 환자들에게 연구 결과는 중요한가?
- 그 질문에 대한 답이 다른 연구진에 의해 제공된 적이 있는가?
- 연구는 해당 질문에 답할 수 있을 것인가?
- 연구는 방법론적으로 최적으로 설계되었는가?

- 연구를 위한 적절한 환경과 시설은 구비되어 있는가? 연구원들은 적절한 자격을 갖추고 있는가?
- 연구 수행에 대한 보고 조치가 마련되어 있어, 진행 상황을 정기적으로 검토할 수 있는가? (다양한 이유로 연구를 조기에 중단할 수 있으므로, 이 점은 특히 중요하다.)

2) 연구 참여자들의 복지

- 연구 참여에 포함되는 것들은 무엇인가?
- 연구참여자에게 발생할 수 있는 위험은 필요하고 수용 가능한가?
- 안전 및 피해 방지: 연구 의약품이나 의료 기기의 규제 요구 사항이 충족되었는가? (회사가 연구를 후원하는 경우, 의약품법(1968)에 따라 임상 시험 증명서(CTX)나 면제 증명서(CTE)가 필요할 수 있다.)
- 연구 참여자의 입장에서 연구에 소요될 시간, 채취할 표본의 수 등을 점검하고, 새로운 치료법이나 절차가 도입될 경우 참가자의 동의를 받아 일반 개업 의사에게 정보를 제공할 수 있는가?

이러한 검토 작업은 일반적으로 '전문가'의 참여가 바람직하며, 이 경우에는 사회과학자의 참여가 필요하다.

3) 연구 참여자들의 존엄(비밀 유지 및 동의)

(1) 기밀성

연구 제안서는 환자의 기밀성을 중요하게 생각해야 한다. 가능한 모든 수단을 동원해 데이터의 기밀성을 보장해야 한다. 이는 데이터 수집 시 익명화나 명시된 데이터를 안전하게 보관하는 것을 포함할 수 있다. 데이터를 공개할 때는 환자의 허락을 받는 것이 그들의 존엄성을 가장 잘 존중하는 방법이다.

실제로, 연구 프로젝트의 정보는 절대 부주의하게 다루어져서는 안 되며, 문서는 안전하게 관리되어야 하고 보안에 대한 주의가 필요하다. 식별 가능한 데이터는 기밀문서에서 제외해야 하며, 이름과 번호의 목록은 안전한 장소에 보관해야 한다.

이를 위한 구체적인 지침은 아래와 같다.

- 이름과 번호의 목록을 작성하고 안전한 곳에 보관한다.
- 특정 개인에 대한 정보 접근은 제한되어야 한다.
- 기밀성을 지키는 것은 지정된 의사나 연구 책임자의 감독 아래 이루어져야 한다.
- 기관 생명윤리 위원회의 승인을 받아야 한다.
- 데이터 식별을 위해서는 숫자로만 구성된 별도의 데이터 세트가 필요하다.

(2) 동의

동의의 가장 중요한 요소는 그것이 자발적이며 충분한 정보를 기반으로 해야 한다는 것이다. 확신이 없을 때는 물어보는 것이 항상 좋다. 연구원이 명시적으로 동의를 받아야 하는지 확실하지 않은 경우, 존중의 원칙을 따라야 한다.

완전한 정보를 기반으로 한 동의를 얻는 것은 다음과 같은 이유로 어려울 수 있다.

- 의사는 환자에게 모든 정보를 전달하기 어렵다.
- 환자가 의사만큼 정보를 잘 알고 있지 않으며, 충분한 정보를 받았더라도 종종 조언을 필요로 한다.
- 환자에게 모든 것을 알려주는 것은 연구자가 책임감을 갖고 있지 않다는 인상을 줄 수 있다.

- 환자가 연구 프로젝트를 이해하는 능력은 개인마다 다르다.

정신 역학 연구에서 동의를 받을 때는 자율성의 원칙을 존중해야 한다. 참여자의 동의가 진정성 있게 이루어지려면 다음 조건을 만족해야 한다.

- 의도를 가진 동의
- 연구에 대한 충분한 이해
- 강압적인 상황 없이 동의를 얻음

영국 의학연구위원회(MRC)의 지침에 따르면, 동의를 할 수 없는 개인은 다음 조건에서만 비치료적 연구에 참여해야 한다(Medical Research Council Working Party on Research on the Mentally Incapacitated, 1993).

- 연구는 개인의 상태와 관련이 있으며, 이에 대한 지식은 동의 가능한 다른 사람으로부터 얻을 수 없다.
- 지역 연구 윤리 위원회의 승인을 얻는다.
- 해당 개인이 연구에 반대하지 않는다.
- 개인의 복지와 이익이 적절하게 보호되었다고 판단된다.
- 연구로 인한 위험이 미미하며, 참여가 해당 개인의 복지에 해가 되지 않는다.

5. 유전과 관련한 정신과 연구

정신의학의 유전 연구는 정신질환의 감수성(vulnerability)에 대한 깊은 이해를 제공할 수 있다. 이 연구에는 유전자 검사가 포함되어 유전 정보 저장소가 구축된다. 특히 모집, 연구 결과의 공개, 동의, 상업화와 같은 영역에서 정보의 관리와 활용에 주의가 필요하다.

(1) 모집

장애와 관련된 유전자좌(locus)를 식별하기 위해서는 소수의 가족에서 많은 인원이, 또는 많은 가족에서 소수의 친척이 참여해야 한다.

(2) 연구 결과 공개

연구자는 연구 참여자에게 연구를 시작하기 전에 연구 결과의 통보 여부를 알려주어야 한다.

(3) 동의

향후 분석을 위한 DNA 보관 시, 추가 유전자 연구를 위해 동의를 받아야 하며, 출처의 신원은 보호된다. 기밀성 위반의 위험이 있다고 판단되면, 해당 문제에 대한 이의를 제기할 수 있다. 식별자가 제거된 데이터에 대해서는 대체로 연구 사용에 큰 불만이 없다.

(4) 상업화

'상업적'인 목적으로 사용되는 데이터는 익명화되었더라도 제한될 수 있다.

의료 연구에서 발생하는 윤리적 문제에 대한 고려는 건전한 도덕적 토대 위에서 연구를 설계하고 실행하는 과정의 일부이다.

연구자는 윤리적 문제가 연구의 진행을 방해하는 것을 피하고, 과학적 방법론이 올바른지 점검해야 한다. 연구 윤리위원회를 장애물로 생각해서는 안 된다. 이러한 모든 점검 과정은 윤리적으로 수용 가능한 정신역학 연구의 진행을 위한 것이다.

정신의학 연구에서 발생하는 문제의 대부분은 의료 연구의 다른 분야와 유사하다. 그러나 정신의학 연구는 취약한 참가자들을 포함할 수 있기 때문에, 참가자의 인지 능력 등을 특별히 고려하고 동의를 확실히 받아야 한다. 정신역학 연구는 지속적으로 발전하고 있으며, 연구자들은 관련 기관의 새로운 지침이나 법률 변화에 대응할 준비가 되어 있어야 한다.

참고문헌

국가통계포털. 2020.「2020 고령자통계」. http://kostat.go.kr/portal/korea/kor_nw/1/1/index.board?bmode=read&aSeq=385322 (2021. 6. 6. 검색).

남효정·황성희·김유정·김기웅. 2018.「대한민국 치매현황 2018」. 보건복지부 중앙치매센터. NDR-1802-0023.

박승진·최혜라·최지혜·김건우·홍진표. 2010. 한글판「우울증 선별도구(Patient Health Questionnaire-9, PHQ-9)의 신뢰도와 타당도」.《대한불안의학회지(Anxiety and Mood)》, 6(2), 119~ 124쪽.

박준혁·김기웅. 2011.「한국의 우울증 역학에 대한 고찰」.《대한의사협회지(J Korean Med Assoc)》, 2011 April; 54(4): 362~369쪽. https://synapse.koreamed.org/upload/synapsedata/pdfdata/0119jkma /jkma-54-362.pdf.

성형모·김정범·박영남·배대석·이선희·안현희. 2008. 한국어판「백 우울 설문지 2판의 신뢰도 및 타당도 연구(A Study on the Reliability and the Validity of Korean Version of the Beck Depression Inventory-II(BDI-II))」.《생물치료정신의학(J Korean Soc Biol Ther Psychiatry)》, 2008; 14: 201~212쪽.

신원우. 2011.「노인의 신체 및 정신 건강 문제와 생활만족도 간의 관계」.《노인복지연구》, 54, 135~163쪽.

오영희. 2015.「노인의 건강실태와 정책과제」. 한국보건사회연구원.《보건복지포럼(Health and Welfare Policy Forum)》, 2015(5), 29~39쪽. https://doi.org/10.23062/2015.05.4.

이지수·강민지·이옥진·곽미영·서지원·고임석. 2022.「대한민국 치매현황 2021」. 보건복지부 중앙치매센터. NMC-2022-0031-10.

전겸구·최상진·양병창. 2001. 「통합적 한국판 CES-D 개발」. 《한국심리학회지: 건강》, 6(1), 59~76쪽.

질병관리청. 2022. 「국민건강영양조사 기반의 성인 정신건강 심층보고서」.

Abdelnour E, M. O. Jansen, and J. A. Gold. 2022. "ADHD Diagnostic Trends: Increased Recognition or Overdiagnosis?" *Mo Med*, Sep-Oct; 119(5): pp. 467~473.

Akosile W. et al. 2018. "The association between post-traumatic stress disorder and coronary artery disease: a meta-analysis." *Australas Psychiatry*, 2018 Oct: 26(5): 524~530.

Alegria, M. et al. 2004. "Considering context, place and culture: The National Latino and Asian American Study." *International Journal of Methods in Psychiatric Research*, 13(4): pp. 208~220.

______. 2008. "Prevalence of mental illness in immigrant and non-immigrant U.S. Latino groups." *The American Journal of Psychiatry*, 165(3): pp. 359~369.

Allebeck, P. and B. Wistedt. 1986. "Mortality in Schizophrenia: A Ten-Year Follow-up Based on the Stockholm County Inpatient Register." *Archives of General Psychiatry*, 43(7): pp. 650~653.

Alonso, J. and J. P. Lépine. 2007. "Overview of key data from the European Study of the Epidemiology of Mental Disorders(ESEMeD)." *The Journal of Clinical Psychiatry*, 68 Suppl 2: pp. 3~9.

Alonso, J. et al. 2004. "Prevalence of mental disorders in Europe: results from the European Study of the Epidemiology of Mental Disorders(ESEMeD) project." *Acta Psychiatrica Scandinavica Suppl*, 420: pp. 21~27.

American Psychiatric Association. 1994. *Diagnostic and Statistical Manual of Mental Disorders, 4th edn*, ed. A. P. A. Press. Washington, DC.

Amiri S. 2022. "Unemployment associated with major depression disorder and depressive symptoms: a systematic review and meta-analysis." *International Journal of Occupational Safety and Ergonomics*, Dec; 28(4): 2080~2092.

Andrade, L. et al. 2003. "The epidemiology of major depressive episodes: results from the International Consortium of Psychiatric Epidemiology(ICPE) Surveys." *International Journal of Methods in Psychiatric Research*, 12(1): pp. 3~21.

Andrade, L., W. W. Eaton, and H. Chilcoat. 1994. "Lifetime comorbidity of panic attacks and major depression in a population-based study. Symptom profiles." *The British Journal of Psychiatry*, 165(3): pp. 363~369.

Angst, J. and A. Dobler-Mikola. 1984. "The Zurich study. III. Diagnosis of depression." *European Archives of Psychiatry and Neurological Sciences*, 234(1): pp. 30~37.

Anthony, J. C. and A. Aboraya. 1992. *The epidemiology of selected mentl disorders in later life, Handbook of Mental Health and Aging*, 2nd edn, ed. J. L. Cirren, RB; Cohen, G. 1992, SAn Diego, CA: Academic Press.

Atwoli L. et al. 2013. "Trauma and posttraumatic stress disorder in South Africa: analysis from the South African Stress and Health Study." *BMC Psychiatry*, Jul 3; 13(182).

______. 2015. "Epidemiology of posttraumatic stress disorder: prevalence, correlates and consequences." *Current Opinion in Psychiatry*, Jul; 28(4): pp. 307~311.

Barker, D. J. et al. 2009. "Growth and chronic disease: findings in the Helsinki Birth Cohort." *Annals of Human Biology*, 36(5): pp. 445~458.

Bearden C. E. and Freimer N. B. 2006. "Endophenotypes for psychiatric disorders: ready for primetime?" *Trends Genet.* Jun; 22(6): 306~313.

Beauchamp, T. and J. Childress. 1989. *The principles of biomedical ethics*. Oxford University Press, New York.

Beck, A. T, R. A. Steer, and G. K. Brown. 1996. *Beck depression inventory*(2nd manual). San Antonio: The Psychological Corporation.

Beekman, A. T. et al. 1995. "Major and minor depression in later life: a study of prevalence and risk factors." *Journal of Affective Disorders*, 36(1~2): pp. 65~75.

______. 2002. "The natural history of late-life depression: a 6-year prospective study in the community." *Archives of General Psychiatry*, 59(7): pp. 605~611.

Benazzi F. 1999. "Prevalance of bipolar disorder in atypical depression." *European Archives of Psychiatry and Clinical Neuroscience*, 249: pp. 62~65.

Bijl, R. V. et al. 1998. "The Netherlands Mental Health Survey and Incidence Study(NEMESIS): objectives and design." *Social Psychiatry and Psychiatric Epidemiology*, 1998. 33(12): pp. 581~586.

______. 2002. "Gender and age-specific first incidence of DSM-III-R psychiatric disorders in the general population. Results from the Netherlands Mental Health Survey and Incidence Study(NEMESIS)." *Social Psychiatry and Psychiatric Epidemiology*, 37(8): pp. 372~379.

Black, S. A., K. S. Markides, and T. Q. Miller. 1998. "Correlates of depressive symptomatology among older community-dwelling Mexican Americans: the Hispanic EPESE." *The journals of gerontology. Series B, Psychological sciences and social sciences*, 53(4): pp. S198~208.

Bland, R. C., H. Orn, and S. C. Newman. 1988. "Lifetime prevalence of psychiatric disorders in Edmonton." *Acta Psychiatrica Scandinavica Suppl*, 338: pp. 24~32.

Blazer, D. G. et al. 1991. "The association of age and depression among the elderly: an epidemiologic exploration." *The Journals of Gerontology*, 46(6): pp. M210~215.

______. 1994. "The prevalence and distribution of major depression in a national community sample: the National Comorbidity Survey." *American Journal of Psychiatry*, 151(7): pp. 979~986.

Bourdon, K. H. et al. 1992. "Estimating the prevalence of mental disorders in U.S. adults from the Epidemiologic Catchment Area Survey." *Public Health Reports*, 107(6): pp. 663~668.

Breslau, N. et al. 1998. "Trauma and posttraumatic stress disorder in the community: the 1996 Detroit Area Survey of Trauma." *Archives Of General Psychiatry*, Jul; 55(7): 626~632.

Breslau, J. et al. 2017. "Racial/ethnic differences in perception of need for mental health treatment in a US national sample." *Social Psychiatry and Psychiatric Epidemiology*, 52(8): pp. 929~937.

Burnam, M. A. et al. 1987. "*Six-month prevalence of specific psychiatric disorders among Mexican Americans and non-Hispanic whites in Los Angeles.*" *Archives of General Psychiatry*, 44(8): pp. 687~694.

Cadoret, R. J. 1995. "Adoption Studies." *Alcohol Health and Research World*, 19(3): pp. 195~200.

Canadian Study of Health and Aging Working Group. 1994. "Canadian study of health and aging: study methods and prevalence of dementia." *CMAJ*. Mar 15; 150(6): pp. 899~913.

Canino, G. J. et al. 1987. "The prevalence of specific psychiatric disorders in Puerto Rico." *Archives of General Psychiatry*, 44(8): pp. 727~735.

Carmassi. C. et al. 2014. "Frequency of trauma exposure and Post-Traumatic Stress Disorder in Italy: analysis from the World Mental Health Survey Initiative." *Journal of Psychiatric Research*. Dec; 59: pp. 77~84.

Carragher, N. et al. 2009. "Subtypes of depression in a nationally representative sample." *Journal of Affective Disorders*, 113(1~2): pp. 88~99.

Chang, S. M. 2008. "Cross-national difference in the prevalence of depression caused by the diagnostic threshold." *Journal of Affective Disorders*, 106: pp. 159~167.

Cho, M. J. et al. 1993. "Diagnostic validity of the CES-D(Korean version) in the assessment of DSM-III-R major depression." *Journal of Korean Neuropsychiatric Association*, 32: pp. 381~399.

______. 2002. "Development of a Korean version of the Composite International Diagnostic Interview(K-CIDI)." *Journal of Korean Neuropsychiatric Association*, 41: pp. 123~137.

______. 2007. "Lifetime and 12-month prevalence of DSM-IV psychiatric disorders among Korean adults." *The Journal of Nervous and Mental Disease*, 195: pp. 203~210.

______. 2010. "Prevalence of DSM-IV major mental disorders among Korean adults: a 2006

National Epidemiologic Survey(KECA-R)." *Asian Journal of Psychiatry*, 3: pp. 26~30.

______. 2011. "Prevalence of the major mental disorders among the Korean elderly." *Journal of Korean Medical Science*. Jan; 26(1): pp. 1~10.

______. 2015. "Prevalence and Correlates of DSM-IV Mental Disorders in South Korean Adults: The Korean Epidemiologic Catchment Area Study 2011." *Psychiatry Investig*, Apr; 12(2): pp. 164~170.

Cole, M. G. and N. Dendukuri. 2003. "Risk factors for depression among elderly community subjects: a systematic review and meta-analysis." *American Journal of Psychiatry*, 160(6): pp. 1147~ 1156.

Colman I. et al. 2007. "A longitudinal typology of symptoms of depression and anxiety over the life course." *Biological Psychiatry*, Dec 1; 62(11): pp. 1265~1271.

Compton, W. M. et al. 2006. "Changes in the prevalence of major depression and comorbid substance use disorders in the United States between 1991-1992 and 2001-2002." *American Journal of Psychiatry*, 163(12): pp. 2141~2147.

Cornoni-Huntley, J. et al. 1993. *Established populations for epidemiologic studies of the elderly: study design and methodology*. Aging (Milano): Feb; 5(1): pp. 27~37.

Costello, E. J. et al. 2003. "Relationships between poverty and psychopathology: a natural experiment." *JAMA*, 290(15): pp. 2023~2029.

Dalman, C. et al. 1999. "Obstetric Complications and the Risk of Schizophrenia: A Longitudinal Study of a National Birth Cohort." *Archives of General Psychiatry*, 56(3): pp. 234~240.

Das-Munshi, J. et al. 2020. *Practical Psychiatric Epidemiology*; Second edition. Oxford University Press.

David, A. S. et al. 1997. "IQ and risk for schizophrenia: a population-based cohort study." *Psychological Medicine*, Nov; 27(6): pp.1311~1323.

Denihan, A. et al. 2000. "Three-year prognosis of depression in the community-dwelling elderly." *The British Journal of Psychiatry*, 176: pp. 453~457.

Dohrenwend, B. P. and B. S. Dohrenwend. 1982. "Perspectives on the past and future of psychiatric epidemiology. The 1981 Rema Lapouse Lecture." *American Journal of Public Health*, 72(11): pp. 1271~1279.

Edmondson, D. et al. 2013. "Posttraumatic stress disorder and risk for coronary heart disease: a meta-analytic review." *American Heart Journal. Nov*, 166(5): pp.806~814.

Ekbom, A. 2011. "The Swedish Multi-generation Register." *Methods in Molecular Biology*, 675: 215~220.

Emdin, C. A et al. 2016. "Meta-Analysis of Anxiety as a Risk Factor for Cardiovascular Disease." *American Journal of Cardiology*, Aug 15; 118(4): 511~519.

Erkinjuntti T. et al. 1997. "The effect of different diagnostic criteria on the prevalence of dementia." *New England Journal of Medicine.* Dec 4; 337(23): pp. 1667~1674.

Erlangsen, A., V. Canudas-Romo, and Y. Conwell. 2008. "Increased use of antidepressants and decreasing suicide rates: a population-based study using Danish register data." *Journal of Epidemiology and Community Health*, 62(5): pp. 448~454.

Faraone, S. V, M. T. Tsuang, and D. W. Tsuang. 1999. *Genetics of Mental Disorders. A Guide to Students, Clinicians, and Researchers.* New York: The Guilford Press.

Faravelli, C., B. Guerrini Degl'Innocenti, and L. Giardinelli. 1989. "Epidemiology of anxiety disorders in Florence." *Acta Psychiatrica Scandinavica*, 79(4): pp. 308~312.

Farewell, V. and T. Johnson. 2021. "Medical statistics, Austin Bradford Hill, and a celebration of 40 years of Statistics in Medicine." *Statistics in Medicine*, 40(1): pp. 17~28.

Farrer, L. A. et al. 1989. "Reliability of self-reported age at onset of major depression." *Journal of Psychiatric Research*, 23(1): pp. 35~47.

Fava, M. et al. 2000. "Anxiety disorders in major depression." *Comprehensive Psychiatry*, 41(2): pp. 97~102.

Ferry, F. et al. 2014. "Traumatic events and their relative PTSD burden in Northern Ireland: a consideration of the impact of the 'Troubles'." *Social Psychiatry and Psychiatric Epidemiology*, Mar; 49(3): pp. 435~446.

Ford, T., R. Goodman, and H. Meltzer. 2003. "The British Child and Adolescent Mental Health Survey 1999: the prevalence of DSM-IV disorders." *Journal of the American Academy of Child & Adolescent Psychiatry*, 42(10): pp. 1203~1211.

Gallo, J. J. and B. D. Lebowitz, "The epidemiology of common late-life mental disorders in the community: themes for the new century." *Psychiatric Services*, 1999. 50(9): pp. 1158~1166.

Ganguli M et al. 2006. "Depressive symptoms and cognitive decline in late life: a prospective epidemiological study." *Archives of General Psychiatry,* Feb; 63(2): pp. 153~160.

Gauthier S. et al. 2006. "Mild cognitive impairment." *Lancet*, Apr 15; 367(9518): 1262~ 1270.

Gilman, S. E. et al. 2002. "Socioeconomic status in childhood and the lifetime risk of major depression." *International Journal of Epidemiology*, 31(2): pp. 359~367.

Gissler, M., E. Hemminki, and J. Lönnqvist. 1996. "Suicides after pregnancy in Finland, 1987-94: register linkage study." *BMJ,* 313(7070): pp. 1431~1434.

Goldstein, J. M. et al. 2010. "Specificity of familial transmission of schizophrenia psychosis spectrum and affective psychoses in the New England family study's high-risk design." *Archives of General Psychiatry,* 67(5): pp. 458~467.

Graham, J. E. et al. 1997. "Prevalence and severity of cognitive impairment with and without dementia in an elderly population." *Lancet*, 349(9068), pp. 1793~1796.

Grant, B. F. and T. C. Harford. 1995. "Comorbidity between DSM-IV alcohol use disorders and major depression: results of a national survey." *Drug Alcohol Depend*, 39(3): pp. 197~206.

Grant, B. F. et al. 2005a. "The epidemiology of social anxiety disorder in the United States: results from the National Epidemiologic Survey on Alcohol and Related Conditions." *Journal of Clinical Psychiatry*, 66(11): pp. 1351~1361.

______. 2005b. "Prevalence, correlates, co-morbidity, and comparative disability of DSM-IV generalized anxiety disorder in the USA: results from the National Epidemiologic Survey on Alcohol and Related Conditions." *Psychological Medicine*, 35(12): pp. 1747~1759.

______. 2009. "Sociodemographic and psychopathologic predictors of first incidence of DSM-IV substance use, mood and anxiety disorders: Results from the Wave 2 National Epidemiologic Survey on Alcohol and Related Conditions." *Molecular Psychiatry*, 14(11): pp. 1051~1066.

Grober E. et al. 2000. "Memory impairment on free and cued selective reminding predicts dementia." *Neurology*, Feb 22; 54(4): pp. 827~832.

Hall, C. B. et al. 2005. "Dementia incidence may increase more slowly after age 90: results from the Bronx Aging Study." *Neurology*, 65(6): pp. 882~886.

Hanna, E. Z. and B. F. Grant. 1999. "Parallels to Early Onset Alcohol Use in the Relationship of Early Onset Smoking with Drug Use and DSM-IV Drug and Depressive Disorders: Findings From the National Longitudinal Epidemiologic Survey." *Alcoholism: Clinical and Experimental Research*, 23: pp. 513~522. https://doi.org/10.1111/j.1530-0277.1999.tb04146.x

Hansen, V., B. K. Jacobsen, and E. Arnesen. 2001. "Cause-specific mortality in psychiatric patients after deinstitutionalisation." *The British Journal of Psychiatry*, 179: pp. 438~443.

Hasin D. S. and B. F. Grant. 2015. "The National Epidemiologic Survey on Alcohol and Related Conditions(NESARC) Waves 1 and 2: review and summary of findings." *Social Psychiatry and Psychiatric Epidemiology*, Nov; 50(11): pp. 1609~1640.

Hasin D. S. et al. 2005. "Epidemiology of major depressive disorder: results from the National Epidemiologic Survey on Alcoholism and Related Conditions." *Archives of General Psychiatry*, Oct; 62(10): pp. 1097~1106.

______. 2007. "Prevalence, correlates, disability, and comorbidity of DSM-IV alcohol abuse and dependence in the United States: results from the National Epidemiologic Survey on Alcohol and Related Conditions." *Archives of General Psychiatry*, 64(7): pp. 830~842.

Hasin, D. and B. Link. 1988. "Age and recognition of depression: Implications for a cohort effect in major depression." *Psychological Medicine*, 18(3): pp. 683~688.

Hebert, L.E. et al. 1995. "Age-specific incidence of Alzheimer's disease in a community population." *JAMA*, 273(17): pp. 1354~1359.

Holl, K. et al. 2008. "Effect of long-term storage on hormone measurements in samples from pregnant women: the experience of the Finnish Maternity Cohort." *Acta Oncologica*, 47(3): 406~412.

Holmans, P. et al. 2007. "Genetics of recurrent early-onset major depression(GenRED): final genome scan report." *American Journal of Psychiatry*, 164(2): pp. 248~258.

Horwath, E. et al. 1992a. "Depressive symptoms as relative and attributable risk factors for first-onset major depression." *Archives of General Psychiatry*, 1992. 49(10): pp. 817~823.

______. 1992b. "The validity of major depression with atypical features based on a community study." *Journal of Affective Disorders*, Oct; 26(2): pp. 117~125.

Hruschka, D.J. and C. Hadley. 2008. "A glossary of culture in epidemiology." *Journal of Epidemiology and Community Health*, 62(11): pp. 947~951.

Huston, A.C. et al. 2001. "Work-based antipoverty programs for parents can enhance the school performance and social behavior of children." *Child Development*, 72(1): pp. 318~336.

Hwu, H.G., E.K. Yeh, and L.Y. Chang. 1989. "Prevalence of psychiatric disorders in Taiwan defined by the Chinese Diagnostic Interview Schedule." *Acta Psychiatrica Scandinavica*, 79(2): pp. 136~147.

Hyman, S.E. 2003. *Foreword, in Advancing DSM: Dilemmas in Psychiatric Diagnosis*. Washington, DC: American Psychiatric Association.

Institute of Health Metrics and Evaluation. 2023. Global Health Data Exchange(GHDx). https://vizhub.healthdata.org/gbd-results/ (Accessed 4 March 2023).

Isohanni I. et al. 1998. "School performance as a predictor of psychiatric hospitalization in adult life. A 28-year follow-up in the orthern Finland 1966 Birth Cohort." *Psychological Medicine*, Jul; 28(4): pp. 967~974.

Jacobson, S., J. Fasman, and A. DiMascio. 1975. "Deprivation in the childhood of depressed women." *The Journal of Nervous and Mental Disease*, 160(1): pp. 5~14.

Jane Costello, E., A. Erkanli, and A. Angold. 2006. "Is there an epidemic of child or adolescent depression?" *Journal of Child Psychology and Psychiatry*, 47(12): pp. 1263~1271.

Jang, J.W. et al. 2021. "Prevalence and Incidence of Dementia in South Korea: A Nationwide Analysis of the National Health Insurance Service Senior Cohort." *Journal of Clinical*

Neurology, 17(2): pp. 249~256.

Jayaram, G., R. Goud, and K. Srinivasan. 2011. "Overcoming cultural barriers to deliver comprehensive rural community mental health care in Southern India." *Asian Journal of Psychiatry*, 4(4): pp. 261~265.

Jenkins, R. et al. 1997. "The National Psychiatric Morbidity surveys of Great Britain--initial findings from the household survey." *Psychological Medicine*, 27(4): pp. 775~789.

Jeon, Y.J. et al. 2020. "Depressive symptoms, its sub-factors, and augmentation index: the modifying effects according to inflammatory markers." *Journal of Affective Disorders*, 272: pp. 380~387.

Johnson, J., E. Horwath, and M. M. Weissman. 1991. "The validity of major depression with psychotic features based on a community study." *Archives of General Psychiatry*, Dec; 48(12): pp. 1075~1081.

Joyce, P. R. et al. 1990. "Birth cohort trends in major depression: increasing rates and earlier onset in New Zealand." *Journal of Affective Disorders*, 18(2): pp. 83~89.

Jung, S.J., A. Winning et al. 2019. "Posttraumatic stress disorder symptoms and television viewing patterns in the Nurses' Health Study II: A longitudinal analysis." *PLoS One*. Mar 21; 14(3): e0213441.

Jung, S.J., J. H. Kang et al. 2019. "Posttraumatic stress disorder and incidence of thyroid dysfunction in women." *Psychological Medicine*, Nov; 49(15): pp. 2551~2560.

Jung, S.J. et al. 2020. "Stressful life events and augmentation index: results from the Cardiovascular and Metabolic Diseases Etiology Research Center." *Hypertension Research*, Jan; 43(1): pp. 45~54.

Kaplan, V. 2023. "Mental Health States of Housewives: an Evaluation in Terms of Self-perception and Codependency." *International Journal of Mental Health and Addiction*, 21(1): pp. 666~683.

Kaprio, J. 2013. "The Finnish Twin Cohort Study: an update." *Twin Research and Human Genetics*. Feb; 16(1): pp. 157~162.

Kawakami, N. et al. 2014. "World Mental Health Survey Japan. Trauma and posttraumatic stress disorder in Japan: results from the World Mental Health Japan Survey." *Journal of Psychiatric Research*. Jun; 53: pp. 157~165.

Kendler, K.S. 1990. "The super-normal control group in psychiatric genetics: Possible artifactual evidence for coaggregation." *Psychiatric Genetics*, 1, pp. 45~53.

Kendler, K. S. et al. 1995. "The structure of the genetic and environmental risk factors for six major psychiatric disorders in women. Phobia, generalized anxiety disorder, panic disorder, bulimia, major depression, and alcoholism." *Archives of General Psychiatry*, 52(5): pp. 374~383.

______. 2006. "A Swedish national twin study of lifetime major depression." *American Journal of Psychiatry*, 163(1): pp. 109~114.

Kessel, A. S. and M. J. Crawford. 1997. "Crawford MJ. Openness with patients: a categorical imperative to correct an imbalance." *Science and Engineering Ethics*, Jul; 3(3): pp. 297~304.

Kessler, R. C. and K. R. Merikangas. 2004. "The National Comorbidity Survey Replication (NCS-R): background and aims." *International Journal of Methods in Psychiatric Research*, 13(2): pp. 60~68.

Kessler, R. C. et al. 1993. "Sex and depression in the National Comorbidity Survey. I: Lifetime prevalence, chronicity and recurrence." *Journal of Affective Disorders*, 29(2~3): pp. 85~96.

______. 1994. "Lifetime and 12-month prevalence of DSM-III-R psychiatric disorders in the United States. Results from the National Comorbidity Survey." *Archives of General Psychiatry*, 51(1): pp. 8~19.

______. 1995. "Posttraumatic stress disorder in the National Comorbidity Survey." *Archives of General Psychiatry*, Dec; 52(12): pp. 1048~1060.

______. 1998. "Lifetime panic-depression comorbidity in the National Comorbidity Survey." *Archives of General Psychiatry*, 1998. 55(9): pp. 801~808.

______. 2003. "The epidemiology of major depressive disorder: results from the National Comorbidity Survey Replication(NCS-R)." *JAMA*, 2003. 289(23): pp. 3095~3105.

______. 2005a. "Prevalence, Severity, and Comorbidity of 12-Month DSM-IV Disorders in the National Comorbidity Survey Replication." *Archives of General Psychiatry*, Jun; 62(6): pp. 617~627.

______. 2005b. "Lifetime prevalence and age-of-onset distributions of DSM-IV disorders in the National Comorbidity Survey Replication." *Archives of General Psychiatry*, Jun; 62(6): pp. 593~602.

______. 2006. "Prevalence and effects of mood disorders on work performance in a nationally representative sample of U.S. workers." *American Journal of Psychiatry*, 163(9): pp. 1561~1568.

______. 2007. "Lifetime prevalence and age-of-onset distributions of mental disorders in the World Health Organization's World Mental Health Survey Initiative." *World Psychiatry*, 6(3): pp. 168~176.

______. 2017. "Trauma and PTSD in the WHO World Mental Health Surveys." *European Journal of Psychotraumatology*, Oct 27; 8(sup5): 1353383.

Keyes, K. M. et al. 2012. "Birth cohort effects on adolescent alcohol use: the influence of social norms from 1976 to 2007." *Archives of General Psychiatry*, 69(12): pp.

1304~1313.

Khoury, M. J. and S. Wacholder. 2009. "Invited commentary: from genome-wide association studies to gene-environment-wide interaction studies—challenges and opportunities." *American Journal of Epidemiology*, Jan 15; 169(2): pp. 227~230; discussion pp. 234~235.

Kibler. J. L., K. Joshi, and M. Ma. 2009. "Hypertension in relation to posttraumatic stress disorder and depression in the US National Comorbidity Survey." *Behavioral Medicine*, Winter; 34(4): pp. 125~132.

Kim, H., Y. J. Lee, and S. J. Jung. 2023. "Trends in Depressive Symptoms and Suicidality of South Korean Adolescents: Comparison of Expected and Observed Prevalence During the COVID-19 Pandemic." *Journal of Adolescent Health*, Jul; 73(1): pp. 79~87.

Kim, J. B., S. Y. Ryu, and H. Ahn. 2005. "A review of Korean mental health studies related to trauma and disasters." *Psychiatry Investigation*, 2005; 2 (2): pp. 22~30.

Kim, K., S. Kang et al. 2023. "A marginal structural model to estimate the effect of antidepressant medication treatment on major cardiovascular events among people with post-traumatic stress disorder." *Psychological Medicine*, Dec; 53(16): pp. 7837~7846.

Kim, K., A. C. Tsai et al. 2023. "Urbanicity, posttraumatic stress disorder, and effect modification by socioeconomic position: A nested case-control study of the Korean National Health Insurance Database." *Acta Psychiatrica Scandinavica*, Jan; 147(1): pp. 54~64.

Kim, S. 2021. "A study on the difference between the factors affecting happiness between the baby boom generation and the elderly generation." *The Journal of the Korea Contents Association*, 21, pp. 591~602.

Kim, W. and S. Kim. 2008. "Women's alcohol use and alcoholism in Korea." *Subst Use Misuse*, 43(8~9): pp. 1078~1087.

Klebanoff, M. A. 2009. "The Collaborative Perinatal Project: a 50-year retrospective." *Paediatr Perinat Epidemiol*, 23(1): pp. 2~8.

Klerman, G. L. and M. M. Weissman. 1989. "Increasing rates of depression." *JAMA*, 261(15): pp. 2229~2235.

Koch, T. and K. Denike. 2010. "Essential, Illustrative, or … Just Propaganda? Rethinking John Snow's Broad Street Map." *Cartographica: The International Journal for Geographic Information and Geovisualization*, 45(1): pp. 19~31.

Koenen, K.C. et al.(ed.). 2013. *A Life Course Approach to Mental Disorders*. Oxford University Press.

Kooij, J. J. S. et al. 2019. "Updated European Consensus Statement on diagnosis and treatment of adult ADHD." *European Psychiatry*, 56: pp. 14~34

Kornblith, E. et al. 2022. "Association of Race and Ethnicity With Incidence of Dementia Among Older Adults." *JAMA*, 2022; 327(15): pp. 1488~1495.

Korten, A. E et al. 1999. "Health, cognitive, and psychosocial factors as predictors of mortality in an elderly community sample." *Journal of Epidemiology and Community Health*, Feb; 53(2): pp. 83~88.

Lavori, P. W. et al. 1987. "Age-period-cohort analysis of secular trends in onset of major depression: findings in siblings of patients with major affective disorder." *Journal of Psychiatric Research*, 21(1): pp. 23~35.

Lee, C. K. 1998. "A nationwide epidemiological study of mental disorders in Korea." *Psychiatry and Clinical Neurosciences*, 1998. 52 Suppl: pp. S268~274.

Lee, C. K. et al. 1985. "The epidemiological study of mental disorders in Korea: lifetime prevalence of urban and rural area." *Journal of the Korean Medical Association*, 28: pp. 1223~1244.

______. 1990a. "Psychiatric epidemiology in Korea. Part I: Gender and age differences in Seoul." *The Journal of Nervous and Mental Disease*, 178(4): pp. 242~246.

______. 1990b. "Psychiatric epidemiology in Korea. Part II: Urban and rural differences." *The Journal of Nervous and Mental Disease*, 1990. 178(4): pp. 247~252.

Lee, D. W. et al. 2023. "The rocky road to freedom: number of countries transited during defection and risk of metabolic syndrome among North Korean Refugees in South Korea." *Public Health*, Aug; 221: pp. 208~215.

Lee, G. B. et al. 2021. "Association between socioeconomic status and longitudinal sleep quality patterns mediated by depressive symptoms." *Sleep*, 44(8).

Lee, S. et al. 2009. "The epidemiology of depression in metropolitan China." *Psychological Medicine*, 39(5): pp. 735~747.

Lee, Y. J., H. C. Kim, and S. J. Jung. 2021. "Depressive subfactors and cognitive function in midlife." *Journal of Affective Disorders*, 295: pp. 752~758.

Lee, Y. J. et al. 2020. "Heterogeneous association patterns of depressive subfactors in suicidality: The 2014 and 2016 Korea National Health and Nutrition Examination Surveys." *Journal of Affective Disorders*, 272: pp. 183~190.

Lewinsohn, P. M. et al. 1999. "Natural course of adolescent major depressive disorder: I. Continuity into young adulthood." *Journal of the American Academy of Child & Adolescent Psychiatry*, 38(1): pp. 56~63.

Lewinsohn, P. M., P. Rohde, and J. R. Seeley. 1995. "Adolescent Psychopathology: III. The Clinical Consequences of Comorbidity." *Journal of the American Academy of Child & Adolescent Psychiatry*, 34(4): pp. 510~519.

Livingston, G. et al. 2020. "Dementia prevention, intervention, and care: 2020 report of the Lancet Commission." *Lancet*, 396(10248): pp. 413~446.

Lopez, A. D. et al. 2006. "Global and regional burden of disease and risk factors, 2001: systematic analysis of population health data." *Lancet*, 2006. 367(9524): pp. 1747~1757.

Lopez, O. L. et al. 2003. "Prevalence and classification of mild cognitive impairment in the Cardiovascular Health Study Cognition Study: part 1." *Archives of neurology*, 60(10): pp. 1385~ 1389.

Lu, J. et al. 2008. "Major depression in Kunming: Prevalence, correlates and co-morbidity in a south-western city of China." *Journal of Affective Disorders*, 111(2): pp. 221~226.

Madsen, K. M. et al. 2002. "A population-based study of measles, mumps, and rubella vaccination and autism." *New England Journal of Medicine*, 347(19): pp. 1477~1482.

Maier, W. et al. 2005. "The impact of the endogenous subtype on the familial aggregation of unipolar depression." *European Archives of Psychiatry and Clinical Neuroscience*, 240: pp. 355~362.

Matza, L. S. et al. 2003. "Depression with atypical features in the National Comorbidity Survey: classification, description, and consequences." *Archives of General Psychiatry*, 60(8): pp. 817~826.

Ohayon, M. M. and Alan F. Schatzberg, M. D. 2002. "Prevalence of Depressive Episodes With Psychotic Features in the General Population." *American Journal of Psychiatry*, 159(11): pp. 1855~1861.

McFarlane, A. C. 2010. "The long-term costs of traumatic stress: intertwined physical and psychological consequences." *World Psychiatry*, Feb; 9(1): pp. 3~10.

Medical Research Council Working Party on Research on the Mentally Incapacitated. 1993. *The Ethical conduct of research on the mentally incapacitated.* Medical Research Council, London.

Mortensen, P. B. et al. 1999. "Effects of family history and place and season of birth on the risk of schizophrenia." *New England Journal of Medicine*, 340(8): pp. 603~608.

______. 2007. "Toxoplasma gondii as a risk factor for early-onset schizophrenia: analysis of filter paper blood samples obtained at birth." *Biological Psychiatry*, Mar 1; 61(5): pp. 688~693.

Murray, E. J. et al. 2020. "Is This A Portrait of John Graunt? An Art History Mystery." *American Journal of Epidemiology*, 189(10): pp. 1204~1207.

Neugebauer, R., H. W. Hoek, and E. Susser. 1999. "Prenatal exposure to wartime famine and development of antisocial personality disorder in early adulthood." *JAMA*, 282(5): pp. 455~462.

Newman, S. C. and R. C. Bland. 1998. "Incidence of mental disorders in Edmonton: estimates of rates and methodological issues." *Journal of Psychiatric Research*, 32(5): pp. 273~282.

Nicolson, R. et al. 1999. "Obstetrical complications and childhood-onset schizophrenia." *American Journal of Psychiatry*, 1999. 156(10): pp. 1650~1652.

Nierenberg, A. A. et al. 1989. "Course and treatment of atypical depression." *Journal of Clinical Psychiatry*, 59(suppl 18): pp. 5~9.

Oh, D. J. et al. 2020. "Epidemiological characteristics of subsyndromal depression in late life." *Australian & New Zealand Journal of Psychiatry*, 54(2): pp. 150~158.

Oldehinkel, A. J., H. U. Wittchen, and P. Schuster. 1999. "*Prevalence, 20-month incidence and outcome of unipolar depressive disorders in a community sample of adolescents.*" *Psychological Medicine*, 29(3): pp. 655~668.

Ospina-Romero, M. et al. 2020. "Association Between Alzheimer Disease and Cancer With Evaluation of Study Biases: A Systematic Review and Meta-analysis." *JAMA Netw Open*, Nov 2; 3(11): e2025515.

Pajunen P. et al. 2005. "The validity of the Finnish Hospital Discharge Register and Causes of Death Register data on coronary heart disease." *The European Journal of Cardiovascular Prevention & Rehabilitation*, Apr; 12(2): pp. 132~137.

Panza F. et al. 2005. "Current epidemiology of mild cognitive impairment and other pre-dementia syndromes." *The American Journal of Geriatric Psychiatry*, Aug; 13(8): pp. 633~644.

Park, J. et al. 2019. "Validation of diagnostic codes of major clinical outcomes in a National Health Insurance database. *International Journal of Arrhythmia,* 20, 5. https://doi.org/10.1186/s42444-019-0005-0.

Parnas, J., D. Licht, and P. Bovet. 2005. "Cluster A Personality Disorders: A Review." In M. Maj, H. S. Akiskal, J. E. Mezzich and A. Okasha(eds.). *Personality Disorders.* https://doi.org/ 10.1002/0470090383.ch1.

Plassman B. L. et al. 2007. "Prevalence of dementia in the United States: the aging, demographics, and memory study." *Neuroepidemiology*, 29(1~2): pp. 125~132.

Prince, M. 1998, "Is chronic low-level lead exposure in early life an etiologic factor in Alzheimer's disease?" *Epidemiology*, 9(6): pp. 618~621.

Prince M. et al. 2003. *Practical psychiatric Epidemiology*, New York: Oxford University Press.

Probst, J. C. et al. 2006. "Rural-urban differences in depression prevalence: implications for family medicine." *Family Medicine*, Oct; 38(9): pp. 653~660.

Radloff, L. S. 1977. "The CES-D Scale: A self-report depression scale for research in the general population." *Applied Psychological Measurement*, 1(3), pp. 385–401. https://

doi.org/10.1177/014662167700100306.
Regier, D. A. 1988. "One-month prevalence of mental disorders in the United States. Based on five Epidemiologic Catchment Area sites." *Archives of General Psychiatry,* Nov; 45(11): pp. 977~986.
Regier, D. A. et al. 1990. "Comorbidity of mental disorders with alcohol and other drug abuse. Results from the Epidemiologic Catchment Area(ECA) Study." *JAMA,* 264(19): pp. 2511~2518.
Remch. M. 2018. "Post-Traumatic Stress Disorder and Cardiovascular Diseases: A Cohort Study of Men and Women Involved in Cleaning the Debris of the World Trade Center Complex." *Circulation: Cardiovascular Quality and Outcomes,* Jul; 11(7): e004572.
Rice, J. P., N. L. Saccone and J. Corbett. 2001. "The lod score method." *Advanced Genetics,* 42: pp. 99~113.
Rim, S. J. et al. 2023. "Prevalence of Mental Disorders and Associated Factors in Korean Adults: National Mental Health Survey of Korea 2021." *Psychiatry Investigation,* 20(3): pp. 262~272.
Risch, N. et al. 2009. "Interaction between the serotonin transporter gene(5-HTTLPR), stressful life events, and risk of depression: a meta-analysis." *JAMA,* 301(23): pp. 2462~2471.
Ritsher, J. E. et al. 2001. "Inter-generational longitudinal study of social class and depression: a test of social causation and social selection models." *The British Journal of Psychiatry Suppl,* 40: s84~90.
Robins, E. and S. B. Guze. 1970. "Establishment of diagnostic validity in psychiatric illness: its application to schizophrenia." *American Journal of Psychiatry,* 126(7): pp. 983~987.
Rose G. 2001. "Sick individuals and sick populatons." *International Journal of Epidemiology,* June; 30(3), pp. 427~432.
Rosenthal, D. et al. 1971. "The adopted-away offspring of schizophrenics." *American Journal of Psychiatry,* Sep; 128(3): pp. 307~311.
Roy S. S. 2015. "Posttraumatic stress disorder and incident heart failure among a community-based sample of US veterans." *American Journal of Public Health,* Apr; 105(4): pp. 757~763.
Rutter M. 2008. "Biological implications of gene-environment interaction." *Journal of Abnormal Child Psychology,* Oct; 36(7): pp. 969~975.
Schwartz, C. C., J. K. Myers, and B. M. Astrachan. 1975. "Concordance of multiple assessments of the outcome of schizophrenia. On defining the dependent variable in outcome studies." *Archives of General Psychiatry,* 32(10): pp. 1221~1227.
Seo J. C. et al. 2022. "Prevalence and Comorbidities of Attention Deficit Hyperactivity

Disorder Among Adults and Children/Adolescents in Korea." *Clinical Psychopharmacology and Neuroscience*, Feb 28; 20(1): pp. 126~134.

Shin, K. M. et al. 2013. "Suicide among the elderly and associated factors in South Korea." *Aging & Mental Health*, 17(1): pp. 109~114.

Somervell, P. D. et al. 1989. "The prevalence of major depression in black and white adults in five United States communities." *American Journal of Epidemiology*, 130(4): pp. 725~735.

Spielman, R. S. 1993. "Transmission test for linkage disequilibrium: the insulin gene region and insulin-dependent diabetes mellitus(IDDM)." *The American Journal of Human Genetics*, Mar; 52(3): pp. 506~516.

Spitzer, R. L., K. Kroenke, and J. B. Wiliams. 1999. "Validation and utility of a self-report version of PRIME-MD: the PHQ primary care study. Primary Evaluation of Mental Disorders. Patient Health Questionnaire." *JAMA*, 282: pp. 1737~1744.

Statistics, N. C. f. H. 2007. *Health, United States 2007 With Chartbook on Trends in the Health of Americans*. Hyattsville, MD.

Stewart J. W., P. J. McGrath, and F. M. Quitkin. 2002. "Do age of onset and course of illness predict different treatment outcome among DSM IV depressive disorders with atypical features?" *Neuropsychopharmacology*, 26(2): pp. 237~245.

Stinson, F. S. et al. 2007. "The epidemiology of DSM-IV specific phobia in the USA: results from the National Epidemiologic Survey on Alcohol and Related Conditions." *Psychological Medicine*, 37(7): pp. 1047~1059.

Strand, B. H. and A. Kunst. 2006. "Childhood socioeconomic status and suicide mortality in early adulthood among Norwegian men and women. A prospective study of Norwegians born between 1955 and 1965 followed for suicide from 1990 to 2001." *Social Science & Medicine*, 63(11): pp. 2825~2834.

Streiner, D. L. 1993. "A Checklist for Evaluating the Usefulness of Rating Scales." *The Canadian Journal of Psychiatry*, 38(2): pp. 140~148.

Sullivan, P. F. et al. 2018. "Psychiatric Genomics: An Update and an Agenda." *American Journal of Psychiatry*, 175(1): pp. 15~27.

Sund, R. "Quality of the Finnish Hospital Discharge Register: a systematic review." *Scandinavian Journal of Public Health*. 2012 Aug; 40(6): pp. 505~515.

Takeuchi, D. T. et al. 2007. "Immigration and mental health: diverse findings in Asian, black, and Latino populations." *American Journal of Public Health*, 97(1): pp. 11~12.

Tiihonen, J. et al. 2006. "Antidepressants and the risk of suicide, attempted suicide, and overall mortality in a nationwide cohort." *Archives of General Psychiatry*, 63(12): pp. 1358~1367.

Tortella-Feliu, M. et al. 2019. "Risk factors for posttraumatic stress disorder: An umbrella review of systematic reviews and meta-analyses." *Neuroscience & Biobehavioral Reviews*, Dec; 107: pp. 154~165.

Tsuang, M.T., M. Tohen, and G.E.P. Zahner(eds.). 1995. *Textbook in psychiatric epidemiology. Third Ed.* Wiley-Liss.

Vancampfort, D. et al. 2016. "Type 2 Diabetes Among People With Posttraumatic Stress Disorder: Systematic Review and Meta-Analysis." *Psychosomatic Medicine*, May; 78(4): pp. 465~473.

Verma, R. et al. 2008. "Linkage disequilibrium mapping of a chromosome 15q25-26 major depression linkage region and sequencing of NTRK3." *Biological Psychiatry*, 63(12): pp. 1185~1189.

von dem Knesebeck, O. et al. 2003. "Socioeconomic status and health among the aged in the United States and Germany: a comparative cross-sectional study." *Social Science & Medicine*, 57(9): pp. 1643~1652.

von Känel, R. 2010. "Posttraumatic stress disorder and dyslipidemia: previous research and novel findings from patients with PTSD caused by myocardial infarction." *World J Biological Psychiatry*, Mar; 11(2): pp. 141~147.

Walker, E.F. et al. 1993. "Childhood precursors of schizophrenia: facial expressions of emotion." *American Journal of Psychiatry*, 150(11): pp. 1654~1660.

Ward, P.J. 1993. "Some developments on the affected-pedigree-member method of linkage analysis." *The American Journal of Human Genetics*, Jun; 52(6): pp. 1200~1215.

Weeks, D.E. et al. 1990. "Measuring the inflation of the lod score due to its maximization over model parameter values in human linkage analysis." *Genetic Epidemiology*, 7(4): pp. 237~243.

Weissman, M.M. et al. 1988. "Affective disorders in five United States communities." *Psychological Medicine*, 18(1): pp. 141~153.

______. 1993. "The relationship between panic disorder and major depression. A new family study." *Archives of General Psychiatry*, 50(10): pp. 767~780.

Weissman, M.M., K.K. Kidd, and B.A. Prusoff. 1982. "Variability in rates of affective disorders in relatives of depressed and normal probands." *Archives of General Psychiatry*, 39(12): pp. 1397~1403.

Wettermark, B. et al. 2013. "The Nordic prescription databases as a resource for pharmacoepidemiological research—a literature review." *Pharmacoepidemiology and Drug Safety*, Jul; 22(7): pp. 691~699.

WHO International Consortium in Psychiatric Epidemiology. 2000. "Cross-national comparisons of the prevalences and correlates of mental disorders. WHO International Consortium in Psychiatric Epidemiology." *Bull World Health Organ*, 78(4): pp. 413~426.

Wilhelm, K. et al. 2003. "Prevalence and correlates of DSM-IV major depression in an Australian national survey." *Journal of Affective Disorders*, 75(2): pp. 155~162.

Wilson, S. and N. M. Dumornay. 2022. "Rising Rates of Adolescent Depression in the United States: Challenges and Opportunities in the 2020s." *Journal of Adolescent Health*, Mar; 70(3): pp. 354~355.

Winokur, G. and J. Morrison. 1973. "The Iowa 500: follow-up of 225 depressives." *The British Journal of Psychiatry*, 123(576): pp. 543~548.

Witthaus, E. et al. 1999. "Burden of mortality and morbidity from dementia." *Alzheimer Disease & Associated Disorders*, Jul~Sep; 13(3): pp. 176~181.

World Health Organization. 2017. *Depression and Other Common Mental Disorders: Global Health Estimates.* Geneva.

Wu, Y., et al. 2023. "Urban-rural disparities in the prevalence and trends of depressive symptoms among Chinese elderly and their associated factors." *Journal of Affective Disorders*, 340: pp. 258~268.

Yamamoto, J. O. E. et al. 1998. "Cross-cultural epidemiology." *Psychiatry and Clinical Neurosciences*, 52(S6): S265~S267.

Yang J. S. et al. 2023. "Association between social networks and symptoms of post-traumatic stress during the pandemic: Cohort study in South Korea." *Comprehensive Psychiatry*, Nov; 127: p.152432.

Yang, F. et al. 2023. "Thirty-year trends of depressive disorders in 204 countries and territories from 1990 to 2019: An age-period-cohort analysis." *Psychiatry Research*, 328: p.115433.

Üstün, T. B. 2004. "Global burden of depressive disorders in the year 2000." *The British Journal of Psychiatry*, 184: pp. 386~392.

찾아보기

ㅅ

ㅇ

ㅈ

ㅊ

ㅋ

ㅌ

ㅍ

ㅎ

지은이_ 정 선 재

연세대학교 의과대학 부교수. 연세대학교 의과대학을 졸업하고 서울대학교 의과대학 예방의학교실에서 의과학 박사학위를 받았다. 하버드 T. H. 챈(Chan) 보건대학원에서 여비(Yerby) 펠로우십으로 정신역학 그룹에서 박사후과정을 지냈다. 최근에는 매사추세츠 종합병원(MGH) 및 하버드대학교 의과대학에서 방문연구원을 했으며, 현재 연세대학교 예방의학교실에서 연구하고 있다. 주로 인구집단 단위에서의 우울증과 외상 후 스트레스 장애, 수면, 불안 장애, 자살, 인지기능에 대한 역학 논문을 출판했고, 국가와 사회 수준에서의 트라우마와 차별이 인간의 신체에 새겨지는 생체적 메커니즘을 밝히기 위한 연구를 수행하고 있다. 역서로는 『사회 역학』(제2판)과 『역학연구와 임상시험에 대한 비판적 평가』가 있다. 국제레질리언스학회에서 2019년 젊은 연구자 상을 수상했으며, 한국역학회에서 2021년 젊은 역학자 상을, 한국여의사회에서 2024년 한미 젊은 의학자 학술상을 수상했다.

한울아카데미 2519

정신역학의 기초

방법과 활용

지은이 **정선재** | 펴낸이 **김종수** | 펴낸곳 **한울엠플러스(주)** | 편집책임 **조수임**

초판 1쇄 인쇄 **2024년 5월 20일** | 초판 1쇄 발행 **2024년 6월 10일**

주소 **10881 경기도 파주시 광인사길 153 한울시소빌딩 3층** | 전화 **031-955-0655** | 팩스 **031-955-0656**
홈페이지 **www.hanulmplus.kr** | 등록번호 **제406-2015-000143호**

Printed in Korea.
ISBN 978-89-460-7519-1 93950
* 책값은 겉표지에 표시되어 있습니다.